Forgotten People, Forgotten Diseases
The Neglected Tropical Diseases and Their Impact on Global Health and Development, second edition

顧みられない熱帯病
——グローバルヘルスへの挑戦

Peter J. Hotez
Kiyoshi Kita / BT Slingsby / Kei Katsuno

ピーター J ホッテズ——著
北 潔——監訳　BT スリングスビー／鹿角 契——訳

東京大学出版会

Forgotten People, Forgotten Diseases:
The Neglected Tropical Diseases and
Their Impact on Global Health and Development,
Second Edition
by Peter J. Hotez

Japanese translation rights arranged
with ASM Press, a division of American Society for Microbiology, Washington, DC, USA
through Japan UNI Agency, Inc., Tokyo

Translated by BT Slingby and Kei Katsuno
Supervised by Kiyoshi Kita

University of Tokyo Press, 2015
ISBN 978-4-13-060412-3

日本語版の序文

日本の科学者，医師，公衆衛生の専門家は20世紀から今世紀まで，世界的に問題となっている寄生虫感染症および熱帯感染症の研究において，常に第一線で活躍し，多大な貢献をしてきた．たとえば第二次世界大戦終結後の30年間で，日本は集団薬剤投与や清潔な水の供給，環境コントロールに統合的に取り組み，また経済発展を積極的に進めることで，マラリアや蠕虫感染症などの顧みられない熱帯病（NTDs）を排除できることを初めて証明した[1]．NTDsの発症は貧困の結果であると同時に，NTDs自体が貧困の原因ともなっており，1950年から1980年に至る戦後日本の飛躍的な経済発展はNTDsの排除によるところが大きいと考えられている[1]．NTDsを排除できることを現代の「概念実証」として初めて示したのは，さまざまな点において間違いなく日本政府と日本の科学者であった．

日本の科学者や公衆衛生の専門家は，日本固有の寄生虫感染症とNTDsとの闘いに向けて対処していく過程で，多くの知識と経験を蓄積したが，それらは1990年代には「橋本イニシアティブ」〔1997年のG8サミットで橋本龍太郎首相が提唱した国際寄生虫対策〕を通して，さらに2000年に発表された沖縄感染症対策イニシアティブを通して，低所得国に伝えられ活用されてきた[1]．日本政府はミレニアム開発目標設定後の2002年に設立された世界エイズ・結核・マラリア対策基金においても，方向性を示すリーダーとして重要な役割を果たしている．

日本はNTDsに有効な公衆衛生対策に限らず，NTDsの研究開発でも第一線に立ち続けている．日本は世界に先駆けてアジア型の住血吸虫症の排除に取り組んだだけではない（日本での感染例の報告は1977年が最後であった）．日本の桂田富士郎教授は1904年に日本住血吸虫症を引き起こす日本住血吸虫を発見し，病原体であることを特定した．また，日本住血吸虫の生活環全体を明らかにしたのも，巻貝が中間宿主であることを発見したのも日本人科学者である[2]．日本の科学者の素晴らしい功績の中には，たとえば，小林晴治郎（1915）の肝吸虫の第二中間宿主の魚類の発見，濃野垂（1922）による回虫症の幼虫の肺移行期の発見，松林久吉ら（1959）によるヒトの微胞子虫症の初めての報告などもある[3]．また2014年は目黒寄生虫館が『日本における寄生虫学の研究』第1巻の英文版（*Progress of Medical Parasitology in Japan*）を発行してから50周年という節目の年でもあった[4]．

私が本書，*Forgotten People, Forgotten Diseases*（忘れられた人々，忘れられた疾患）を上梓したのは，大学生や大学院生をはじめとする教養のある一般の人々に，グローバルヘルスと，世界各地で発生している主なNTDsの経済的影響について意識を高めてほしいと思ったからである．またこの恐ろしい貧困病をいずれ対策，あるいは排除できる可能性についても知ってもらいたかったからである．NTDsの対策や排除を実現するためには当然のことながら，NTDsのための治療薬や診断薬，ワクチンなど，たくさんの新しいツールを研究し，開発していく必要がある．

こうした観点から私はここで，日本政府が将来を見据えてグローバルヘルス技術振興基金（GHIT Fund）の設立に加わり，産学それぞれの新世代の科学者が研究開発に取り組むことを奨励，支援していることに感謝の意を表したい[5]．GHIT Fundは，NTDs，マラリア，結核のための新しい技術の発見のために，日本の国内と海外の組織が新しいパートナーシップ（非営利の製品開発パートナーシップ［PDP］など）を締結することを後押ししている．その成果として，すでに日本の研究機関と共同で新たな製品のための強力なポートフォリオが作られつつある．GHIT Fundはわずか2年で，数十の新しいスクリーニングプログラム〔Screening Platform: 病気に効果を発揮する化合物の探索に関するプログラム〕や「ヒット・トゥ・リード」プログラム〔Hit-to-Lead Platform: 探索で見つかった化合物［ヒット化合物］を改良し，最終的な医薬品により近い化合物［リード化合物］にする研究に関するプログラム〕を推進し，また同時に多様な医薬品やワクチンの開発も進めてきた．

優れた日本の科学がNTDsやマラリア，結核に関する研究開発に向けられ，今後数十年が病気と貧困と闘うための成果の時代となることを大いに期待している．

GHIT Fundの設立に対する感謝の意を込めて，日本政府と日本の皆様にこの日本語版を捧げる．臨床寄生虫学および熱帯医学に携わってきた日本の科学者たちのこの数十年間の実績に対しても本書を捧げたい．またGHIT Fundの黒川清氏（会長）とBT スリングスビー氏（CEO）には特に感謝を申し上げる．最後に，このような素晴らしい日本語版に仕上げてくださった東京大学出版会にもお礼を申し上げる．

ピーター・J・ホッテズ

注

1. **Takeuchi T, Nozaki S, Crump A.** 2007. Past Japanese successes show the way to accomplish future goals. *Trends Parasitol* **23**: 260–267.
2. **Tanaka H, Tsuji M.** 1997. From discovery to eradication of schistosomiasis in Japan: 1847–1996. *Int J Parasitol* **27**: 1465–1480.
3. **Cox FEG.** 2002. History of human parasitology. *Clin Microbiol Rev* **15**: 595–612.
4. jsp.tm.nagasaki-u.ac.jp/en/modules/tinyd0/index.php?id=1〔英語．以下で和文・英文が公開されている．kiseichu.org/Pages/books.aspx〕
5. ghitfund.org

訳者序文

本書は，Peter J. Hotez, *Forgotten People, Forgotten Diseases: The Neglected Tropical Diseases and Their Impact on Global Health and Development*, second edition（AMS Press, 2013）の全訳である．顧みられない熱帯病（neglected tropical diseases: NTDs）の全容を扱う初めての日本語の書籍であることから邦題は「顧みられない熱帯病」としたが，原題の「忘れられた人々，忘れられた病い」には，いまも熱帯病に苦しむ10億以上の人々に対するピーター・ホッテズ氏の思いが込められている．小児科医であり，そして感染症，特にNTDsの世界的権威であるホッテズ氏は，本書でNTDsに含まれる各感染症疾患の病態と疫学，貧困との関連，また具体的な対策や可能な解決法を詳細に説明している．本を読み進めると，各疾患の理解が深まるだけではなく，彼がまさに人生をかけて，世界が直面する感染症問題に国境を越えて取り組んでいる様子がありありと伝わってくる．

「顧みられない熱帯病（NTDs）」と聞いて，日本との関連性をすぐに見出す読者は，そう多くはないかもしれない．実は我が国もそう遠くはない過去に本書に登場する多くのNTDsによる感染症問題に直面していたが，高度経済成長とともに公衆衛生状態を急速に向上させ，NTDsを克服してきた歴史をもつ．そして現在も，日本は感染症問題と無関係とは全く言えない状況にある．2014年，エボラ出血熱が西アフリカを中心に大流行し世界的な脅威となり，また，日本においては約70年間も国内感染が見られなかったとされるデング熱の感染が東京を中心に全国で多数確認された．他にもまだまだ理解や対策が不十分な病気があり，また今後新たな感染症が発見される可能性もあり，もはや日本も感染症の脅威から逃れられない状況と言える．これからの感染症対策は，ホッテズ氏が本書で指摘している通り，国境と分野を越えた官民学の連携が必要となり，ここに日本も積極的に関わっていく必要がある．本書は，感染症の現状と対策，そして国境と分野を超えたパートナーシップの重要性を訴えており，我が国をはじめ世界がどのように感染症問題を克服できるかを具体的に示した，極めて示唆に富む書物と言えよう．

日本には困難な公衆衛生問題に立ち向い，解決してきた実績と経験がある．ホッテズ氏が具現化してきた，感染症対策のための国際的・分野横断的なグローバルヘルスのコラボレーションに日本も加わり，我が国が有するイノベーションを最大限活かすことで世界貢献をすることが可能であると私たちは強く信じている．日本は第二次世界大戦直後，劣悪な公衆衛生状態に直面していた．膨大な戦災と荒廃により食糧の生産・運搬・配給そして，公的な保険医療の提供が途絶し，感染病が急速に蔓延しやすい状況下で，国民の大半が土壌伝播寄生虫に感染し，マラリア，フィラリア症，住血吸虫症なども見られた．しかし，行政，専門家，住民が一体となった包括的な公衆衛生活動や寄生虫対策を実施した結果，日本はこれらの感染症の制圧や撲滅に成功した．一方，世界に目を向けると，本書でも詳細に説明されている通り，今なお開発途上国を中心に，NTDs は人々の健康に深刻な影響を及ぼし続けている．ホッテズ氏はまた，NTDs の多くが健康問題だけではなく，たとえば身体の変形により仕事ができない，あるいは極度の外見的変化によりスティグマを生む，といった複雑な社会，経済的影響・被害をもたらすことを強調している．

日本は，今まで政府開発援助（ODA）や無償技術供与などで開発途上国の発展に大きな貢献を果たして来た．また，国連などの国際機関への拠出金でも世界の中でもトップレベルである．その一方，保健医療分野に関する支援額は政府開発援助の一部に留まり，グローバルヘルスの研究開発分野における金額に関しても日本の存在感は決して大きくはなかった．対 GDP 比で見ても，日本はその国力と比較して十分な貢献ができていないという現状であった．しかし本書で紹介されているように，ハンセン病対策や坑フィラリア剤の無償提供などの努力が国際的に認められつつある．また，日本の研究開発能力が世界でもトップレベルであることに疑う余地はない．国際特許出願件数，新薬開発数のいずれにおいても，日本は世界の科学技術をリードしている国の１つである．その研究開発能力，すなわち我が国が有する技術とイノベーション創出能力を開発途上国の感染症対策のために活かすことは，今後の日本にとって大きな意味を持っている．

2013年4月に正式に設立された日本のグローバルヘルス分野で初の官民パートナーシップである，グローバルヘルス技術振興基金（GHIT Fund）は，開発途上国で蔓延する感染症という喫緊の課題に取り組むべく，創薬開発の促進及び支援を行っている．具体的には，外務省，厚生労働省，製薬企業，そしてビル＆メリンダ・ゲイツ財団による共同出資のもと，NTDs，マラリア，結核などの感染症に対する治療薬，ワクチン，診断薬の研究開発（日本と海外のパートナーシップであるもの）に助成金交付を行い，途上国で蔓延する感染症を克服するための製品開発の加速化を推進している．設立以来2年間で，GHIT Fundは合計30以上のプロジェクトに対して総額3,400万米ドル以上の投資をしている．GHIT Fundの製品開発パートナー（助成金受領者）には，国内外の様々な機関（研究機関，大学，民間企業，非営利組織，政府系機関など）がある．共同研究開発の形態も，たとえば日本の研究機関と途上国の大学，あるいは，日本の民間企業と海外の非営利組織など，組み合わせも多種多様だ．これは，本書でホッテズ氏が唱えるように，NTDsを乗り越えるためには国家・国境を越えて様々な機関，研究者，ステイクホルダーが一致団結して取り組む必要があるということをまさに具現化しているとも言える．

途上国の感染症対策に向け取り組むGHIT Fundにとって，ホッテズ氏の幅広い知見，凄まじいまでの行動力と国際的なネットワーク，そして世界が抱えるNTDsという困難な問題を乗り越えようとする揺らぎない意志は，極めて強い影響をもたらし続けている．

グローバルヘルスの領域において積極的に開発途上国の課題解決に貢献していくことは，日本の役割であり国際社会のリーダー国としての責任でもある．今まさに日本がグローバルヘルスの分野でも積極的にイニシアティブを取り，リーダーシップを発揮する重要な時を迎えていると我々は確信している．

本書で解説されるNTDsは現在，主にアフリカ，中南米，東南アジア地域にて蔓延する疾患である．したがって，「あまり日本とは関係ない」と感じる読者もいるかもしれないが，決してそんなことはない．冒頭でも述べたように，日本も遠くはない過去において，こういった感染症の蔓延国であったが，優れた技術，分野を越えた協力と連携を通じて国内の公衆衛生を急速に向上させ，困難な問題を解決してきた．このような経験，そして科学・技術立国としてのイノベーションを最大限活用することで，我が国が，途上国で蔓延する感染症対策を推進し，保健医療の面から国際的に貢献できる可能性は計り知れないほどあるのだ．

ここで，感染症に関連する重要な訳語について補足しておきたい．本書では “eradication”，“elimination”，“control” が多く出てくるが，その和訳に関してはかなり幅広い解釈と使用が行われている．そこで，ここでは基本的に “eradication” を「根絶」あるいは「撲滅」，“elimination” を「排除」，“control” を「対策」と訳した．特に “elimination” に関しては異なった意見もあるが，「伝播しない程度まで有病率が下がった状態を表している．ただし「根絶」とは異なり，公衆衛生対策を続ける必要が残る」（58 ページ）との著者による定義を採用した．これは “elimination” はその地域における「根絶」であり，他の地域から病原体を持ち込まれる危険性があり，その対策をやめる事はできないからである．この和訳に関しては医学に関する複数の辞書，また行政における使用に準じたものである．また “control” については，「制圧」と訳す場合もあるが，「制圧」は感染症を抑え込むと言う意味では “elimination” に近い場合もあり，「感染症に対応して介入を行う」との観点から「対策」とした．

最後になるが，本書の日本語翻訳版の出版にあたり，当初から最大限の理解と協力，そして惜しみない指導を与え続けてくださった，筆者のピーター・ホッテズ氏に改めて深い敬意と感謝の念を示したい．彼の NTDs 制圧に向けた比類なき情熱が，本書の日本語版出版に至る最大の原動力であったと言っても過言ではない．また，NTDs・顧みられない熱帯病という，日本ではまだ聞き慣れない疾患を説明する本書の重要性をいち早く認識し，日本語版の出版に理解を示してくださった東京大学出版会の小松美加氏，住田朋久氏にも感謝申し上げる．翻訳作業では，クリムゾンインタラクティブ・ジャパンの仁科夕子氏，金子利佳氏にもお世話になったことを感謝申し上げたい．また，一部の訳語に関して，小林知樹氏（国際協力機構南スーダン事務所）と山口カズコ氏（笹川記念保健協力財団）に助言をいただいた．しかし，訳語の最終的な選定は訳者が行った（とくに，ハンセン病対策ではeliminationは「制圧」と訳されるが，本書では「排除」に統一している）．

本書が，読者の方々にとってNTDsのより深い理解につながり，世界が抱えるNTDsという問題に我々が真っ向から向き合い，そして日本が有するイノベーション・開発能力により，この困難なグローバルヘルスの課題を積極的に解決することにつながることを願ってやまない．

北 潔
BT スリングスビー
鹿角 契

第2版の刊行に寄せて

ピーター・ホッテズ氏に会った人はきっと彼を「近所の優しいお医者さん」と思うだろう．洒落た丸眼鏡をかけて，いつも微笑みを浮かべている．そして自分で結んだ蝶ネクタイを付けて，白衣を羽織っている．彼がアイスキャンディーの棒のような器具を取り出し，患者の舌を押さえ，「『アー』と声を出してみてください」と話しかける姿を想像するかもしれない．しかしホッテズ氏の活躍を地域医療の中だけで語ることはできない．彼の患者は世界中にいるのである．彼の患者は，貧困と病気という切っても切り離せないものに苦しめられている，世界で最も弱い立場の人々である．そして彼は世界中のそうした人々に，深い思いやりの心と質の高い医療を届けたいと強く願っている．

彼はこの願いを叶える1つの方法として，貧困と病気の関連を世間の人々に伝えるという活動を行っている．ホッテズ氏によれば，顧みられない熱帯病（NTDs: neglected tropical diseases）は世界の最貧困層の人々に最もよく見られるというだけでなく，患者が働くこと，学ぶこと，家族の世話をすることを長期間にわたって妨げるため，貧困の原因ともなっている．たとえば農民が象皮病やトラコーマや河川盲目症になると貧困に陥る．こうした病気による農業生産の損失額は年間で数十億ドルに上る．また，子どもが鉤虫症などの腸管寄生虫感染症になると知的能力が低下し，学んだり働いたりするときに必要とされる認知的機能や論理的思考力が発達しにくくなる．NTDsは開発途上国の少女と女性に大きな影響を与える病気でもある．たとえば，住血吸虫症になった女性はHIV/エイズになりやすく，象皮病やリーシュマニア症やブルーリ潰瘍など，外見が変化する病気になった女性は差別を受け，結婚したり子どもを産んだりできにくくなる．

NTDsはアフリカやハイチなどの発展途上国の貧困地域で蔓延している病気だが，驚くことにブラジル，インド，中国などのBRICS諸国のように人口が多い中所得国でも貧困層で蔓延している．私自身が実際に見たり聞いたりした経験では，アメリカの地方や都市部でも貧困層の人種的，民族的マイノリティの間で発生し，彼らの生きる希望を打ち砕いている．テキサス州などアメリカ南部の州では，シャーガス病が人だけでなく動物でも広がっている．この病気は重い心臓病の原因でもあり，死亡することもある．北アメリカの何万人もの女性が妊娠中にシャーガス病にかかり，数千人の妊婦からこの病気に感染した新生児が生まれている．それにもかかわらず，現時点で手に入るシャーガス病の治療薬は毒性が強すぎて妊婦に投与することができない．この他にもアメリカで数百万人がかかっているNTDsが少なくとも5つある．NTDsにかかっている人々のほとんどは，アメリカにおける貧困基準以下で生活しており，声を上げることもできない忘れられた人々である．NTDsが移民によって発生する場合もあるが，国内が発生源となっていることを示す証拠も次々と得られている．つまりNTDsは外からもたらされる危機ではなく，国内で生じる危機なのである．

私もホッテズ氏と同じように，NTDsやNTDsと貧困のつながりについて何とかする必要があることをどう伝えるべきかを考えてきたが，彼はここに，科学や医学にあまり詳しくない人でも読みやすい本という形で，様々なことを伝えてくれることとなった．*Forgotten People, Forgotten Diseases*（忘れられた人々，忘れられた疾患）〔本書の原題〕はこれさえ読めばNTDsについて一通りのことがわかる素晴らしい入門書である．世界でよく見られ，大きな影響を与えるNTDsを中心に，NTDsが病気と貧困の両方を同時にもたらすことが説明されている．また，NTDs対策，あるいは完全な排除を目指す最近の取り組みとして，大手製薬企業から無償提供された薬剤を保健担当省庁，学校の教師，地域の薬剤配布担当者のネットワークを利用して集団投与していることについても紹介されている．現時点でNTDsの治療を受けているのは低所得国と中所得国で年間数億人に上るとされる．

本書では，非営利組織の製品開発パートナーシップ（PDPs: product development partnerships）がNTDsの治療薬やワクチンを開発している現状や，従来の概念にとらわれずに世界の貧困層向けの医薬品開発のビジネスモデルに変革をもたらしている状況も紹介されている．新しいNTDs治療薬とワクチンができるまでの筋書きはすべてここに示されている．このおかげでおそらく，今後 10 年間で十数種類以上の治療薬や予防薬などを新たに使えるようになるのではないだろうか．新しい薬剤の多くは，アメリカやヨーロッパの研究者とブラジルやインドなどの発展途上国の研究者が連携して開発している．これはホッテズ氏が「ワクチン外交」と呼ぶ新たな動きを象徴するものである．アメリカの国務省に作られたグローバルヘルス外交戦略局は今後，科学の技術革新をアメリカの外交手段の 1 つとして活用していくに違いない．

今後の数年間は NTDs との戦いにとって多いに進展が期待できる時期になると予想される．しかしそのためには，グローバルヘルスに関する政策決定機関が HIV/ エイズ，マラリア，がん，心臓疾患などと同じように NTDs 対策を重視する必要がある．この点において私は本書が，NTDs や貧困に対峙する際の指針として大いに役立ち，重要な 1 冊となると確信している．

本書を読むことで，アメリカの人々は NTDs が声を上げられず，代弁してくれる人もいない貧困層の人々の生活を脅かしているという事実を，そしてそうした人々が国内にもいるということを知ることになるだろう．この本はアメリカ国内で苦しんでいる 500 万人の患者の声を届ける 1 冊であり，ホッテズ氏が彼らの代弁者となって状況を伝える 1 冊である．私も彼らの代弁者の 1 人であるが，今後この声を広めてくれる人がさらに増えることだろう．本書の読者が次の代弁者になることを期待したい．

ソウルダッド・オブライエン
CNN（ケーブルニュースネットワーク）
〔テレビキャスター．2013 年に独立．
著書に *Latino in America*（Celebra, 2009）．〕

第2版の序文

2008年に *Forgotten People, Forgotten Diseases*（忘れられた人々，忘れられた疾患）〔本書の原題〕の初版が出版されてから5年が過ぎた．この間，顧みられない熱帯病（NTDs）について様々なことが起こった．発展途上国の公衆衛生対策が行われている地域では，米国国際開発庁（USAID）からの支援を受けて，約2億5,000万人が「速効パッケージ」に入っている4種類の薬剤をまとめて，あるいはその中の一部を使って治療を受けた．この4種類の薬剤はよく見られる7種類のNTDs（回虫症，鉤虫（こうちゅう）症，鞭虫（べんちゅう）症，リンパ系フィラリア症，オンコセルカ症，トラコーマ，住血吸虫症）の必須医薬品である．世界保健機関（WHO）の推定ではNTDsの必須医薬品を服用している人々は現時点で年間7億人を超えている．こうした人々のほとんどはアフリカ，アジア，アメリカ大陸の最貧困地域で，1日あたり1～2米ドル未満で生活している人々である．この中には一般に「最底辺の10億人」と呼ばれる人々も入っている．このように，NTDsの集団薬剤投与プログラムは過去に実施されたことのないほどの大規模なものである．たとえば集団薬剤投与を行うことで，リンパ系フィラリア症，オンコセルカ症，トラコーマ，ハンセン病は公衆衛生上の問題として排除されつつある．このような成功の多くは多国籍製薬企業や比較的小規模なジェネリック医薬品メーカーからの惜しみない薬剤の無償提供の上に成り立っている．2012年に発表されたNTDsに関するロンドン宣言では，排除という目標が達成されるまで製薬会社が薬剤を無償提供し続けることが約束された．

この他のNTDsは集団薬剤投与だけでは排除することができない．そのため非営利組織の製品開発パートナーシップを基盤としてNTDsワクチンの開発と試験が進められている．たとえば鉤虫症，住血吸虫症，シャーガス病のワクチンは私が所属するセービンワクチン研究所で，リーシュマニア症のワクチンは感染症研究所でというように，ワクチンの開発と試験が進められている．ワクチンだけでなくシャーガス病，ヒトアフリカトリパノソーマ症（睡眠病），ブルーリ潰瘍などの医薬品を開発するための創薬と薬剤を人々に届けるための研究も進められている．「顧みられない病気のための新薬開発イニシアティブ（DND*i*）」は国境なき医師団と連携して，多くの取り組みを牽引してきた．また製品開発パートナーシップを基盤として，近い将来に世界からNTDsを排除するためのツールも生み出されている．私は2011年12月の*Vaccine*誌でNTDsの主要17疾患すべてを排除するという「大胆な目標」を掲げた[1]（「大胆な目標」とは，ビル＆メリンダ・ゲイツ財団が数年前に提唱したマラリアの根絶に関するコンセプトを拝借したものである）．

集団薬剤投与と製品開発の成功は，製品開発パートナーシップや非政府系開発組織などの官民パートナーシップの強い連携のおかげである．これらの組織の活動については本書で詳しく紹介する．また同じように重要な活動として，NTDsの認知度を高める国際的なアドボカシー活動（顧みられない熱帯病に関するグローバルネットワークなどの活動）や，資金や人材などのリソースの確保に関する活動がある．現在の集団薬剤投与とNTDs治療薬等の開発に関わる資金のほとんどはビル＆メリンダ・ゲイツ財団，ウェルカム・トラスト，ロンドンに拠点をもつEND基金（顧みられない病気の撲滅のための基金）などの民間慈善団体と，アメリカ政府とヨーロッパ諸国政府の支援を受けている．

このように様々な成果が得られているが，やらなければならないことはまだ多く残っている．たとえば，今の公的資金援助のレベルでは集団薬剤投与の目標を達成するには不十分である．また集団薬剤投与の支援はアメリカ政府（大部分はUSAIDを通したもの）とイギリス政府（国際開発省を通したもの）に大きく依存した状況にある．今後は徐々にBRICS諸国（ブラジル，ロシア，インド，中国，南アフリカ），MIST諸国（メキシコ，インドネシア，韓国，タイ）などの新興市場諸国や中東諸国の新たな富に目を向け，支援を依頼していく必要がある．国際的な研究開発支援も同じような状況であり，ビル＆メリンダ・ゲイツ財団，ウェルカム・トラスト，アメリカ政府（大部分は国立衛生研究所を通したもの），ヨーロッパ諸国政府に依存しているため，新興市場諸国からの援助を増やす必要がある．私はファリード・ザカリア氏の「ポストアメリカの世界」というコンセプトに基づいて，2010年に新しい資金援助源を求めるべきだということを強く主張している[2]．

初版の出版後に起きたもう1つの大きな進歩は，NTDsが富裕国の貧困層の人々にも発生しているという認識が生まれたことである．特にアメリカに多く，またヨーロッパ諸国でも発生している[3,4]．昨年，私はこの問題に全力を傾け，十数名の研究員をテキサス州に招いた．それは，セービンワクチン研究所・テキサス子ども病院ワクチン開発センターを組織するためであり，またベイラー医科大学に国立熱帯医学校を新たに開設するためであった．新しい教員陣や研究員たちの懸命な努力のおかげで，テキサス州内や隣接するメキシコ湾沿岸地域の各州でシャーガス病，先天性サイトメガロウイルス感染症，デング熱，発疹熱，トキソカラ症，トリコモナス症，ウエストナイルウイルス感染症などのNTDsが蔓延していることがわかった．NTDsと貧困には密接なつながりがある．今日，2,000万人のアメリカ人が極度の貧困状態で生活している．このうち150万世帯が1日あたり2ドル未満で暮らしている．こうした人々がNTDsになるリスクは発展途上国の貧困層の人々がNTDsになるリスクとそれほど変わらないことを理解し始めたところである．本書の第2版ではこうした動かし難い事実に焦点を当てる．NTDsのこのような様相が私の執筆への強い原動力になっている．

最後になったが，私はNTDs対策とNTDsに関する研究開発が外交関係と外交政策に資する可能性が非常に大きいと考えており，初版ではとりわけ強調して述べた．このコンセプトはクリントン政権に受け入れられた後，ジョージ・W・ブッシュ政権で新たなレベルに進み，現在ではオバマ大統領とヒラリー・クリントン国務長官〔当時〕の発案で，米国国務省にグローバルヘルス外交戦略局が作られるに至っている．この新たな部局とその「ソフト・パワー」で世界の貧困国や発展途上国にどのような変革がもたらされるかを早く見てみたい[5]．今後の数年間で，海外でも我が国でもNTDsをめぐる大きな進展が期待される．私はそれを見るのが待ち遠しくてしかたがないのである．

注

1. **Hotez PJ.** 2011. Enlarging the "audacious goal": elimination of the world's high prevalence neglected tropical diseases. *Vaccine* **29**(Suppl 4) : D104–D110.
2. **Hotez PJ.** 2010. Neglected tropical diseases in the "post-American world." *PLOS NTDs* **4**: e812.
3. **Hotez PJ.** 2008. Neglected infections of poverty in the United States of America. *PLOS NTDs* **2**: e256.
4. **Hotez PJ.** 2011. Europe's neglected infections of poverty. *Int J Infect Dis* **15**: e611–e619.
5. **Hotez PJ.** 2011. Unleashing "civilian power": a new American diplomacy through neglected tropical disease control, elimination, research, and development. *PLOS NTDs* **5**: 1134.

初版の序文

私は中学生のころからずっと，世界的に大きな問題となっている熱帯地域の公衆衛生上の問題を科学の力で解決することに関心をもっていた．そして，1980年に医学士（M.D.）と博士号（Ph.D.）取得のための論文を書き始めたときからずっと鉤虫症の実験的なワクチンの開発に携わってきた．大学の研究者として25年以上研究を続けてきた後，幸せなことにビル＆メリンダ・ゲイツ財団の支援を受けられることになり，現在は学際的なチームを率いて活動している．このチームでは鉤虫症の実験的なワクチンを開発・作成し，鉤虫症のエンデミック（常在流行）が起きているブラジルのある地域で臨床試験を行っている．ここに至ったことには専門家としても個人的にも大いに満足している．しかし同時に，鉤虫症のような病気の新しい治療薬やワクチン等を開発し完成させるという作業はあらゆる点で比較的容易なことであり，出発点に過ぎないと自覚させられた．鉤虫症の患者は世界に約6億人いる．このほぼ全員がアフリカのサハラ以南，アジア，アメリカ大陸の熱帯の貧困地域の人々であり，1日あたりの生活費は2米ドル未満である．このため鉤虫に感染するリスクが高い人々は自分でワクチンの費用を払うことができない．しかし公衆衛生について一般的に広く知られ，鉤虫症などの寄生虫感染症が経済に大きな影響を及ぼすことが理解されない限り，鉤虫ワクチンや他の貧困病の治療薬を世界各地の人々の元に届けるための政治的意思決定が行われることはなく，大規模な財政投資も行われないだろう．またワクチンの開発には数十年かかることがわかっている．そのため，現時点で使用できる鉤虫症治療薬の効果が完璧ではないとしても，世界各地の貧困層の人々に対する支援を行い，これらの人々が現時点の治療をできる限り受けられるように様々な取り組みを行う必要がある．

必須医薬品の普及と革新を進めるために，私は様々な人々と連携を始めた．人々と協力して，鉤虫症などの寄生虫感染症について一般の人々に広く知らせ，エンデミックが起きている僻地に暮らし，声を上げることのない貧困層の人々の代弁者になろうとしたのである．ただし，この活動を始めることができたのは3人の「良きパートナー」に出会えたからだと言える．3人は医学寄生虫学者であり，同時期にそれぞれがアドボカシー活動に取り組み始めていたのである．そして私は，寄生虫感染症に対する関心が高まっているそのときこそ活動を飛躍的に前進させる重要な時機だと感じた．私は2003年以降，デビッド・H・モリヌー教授，アラン・フェンウィック教授，ロレンゾ・サビオリ博士の3人と，貧困層の人々がかかる寄生虫感染症に共通の特徴について活発に意見交換を行った．モリヌー教授はリバプール熱帯医学校の教授であると同時に，リンパ系フィラリア症排除のためのグローバルアライアンスの責任者だった．また，フェンウィック教授はインペリアルカレッジロンドンの教授であると同時に，住血吸虫症制圧イニシアティブの責任者だった．サビオリ博士は世界保健機関（WHO）を活動の場としており，博士の同僚であるデニス・ダウメリー博士，ディルク・エンゲルス博士，ジャン・ジャニン博士も意見交換に加わった．ワシントンD.C.，アトランタ，ニューヨーク，ロンドン，リバプール，グラスゴー，ジュネーブ，ベルリン，ストックホルムの各地で，内容の濃い充実した意見交換を長期間続けた結果，我々は主な寄生虫感染症と一部の細菌感染症とウイルス感染症を顧みられない熱帯病（NTDs）という1つのグループにまとめられると考えるようになった．NTDsは貧困層の人々に最もよく見られる感染症である．また健康と経済に影響を与えるという点からも注目する必要のある感染症である．NTDsがもたらす作用は多くの面でHIV/エイズなどのよく知られている病気と変わりがない．それにもかかわらず，ほとんどの人々がNTDsについて見聞きしたことがないのは驚きである．NTDsは古代から何世紀もの間ずっと人類を悩ませてきた病気である（医学について書かれたエジプトのパピルス文書，聖書などの宗教的文書など多くの古代文書に記録が残っている）．またアフリカ，アジア，中南米の低所得国の人々が，貧困と困窮と絶望という悪循環から抜け出せない最大の理由にもなっている．北アメリカにNTDs患者がいるということは，衛生上の大きな格差が存在していることを示している．また北アメリカのNTDsは，15～19世紀に行われた中央航路での大西洋奴隷貿易の負の遺産とも言われている．

すでに名前を挙げたメンバーに加えて，その後コロンビア大学地球研究所のジェフリー・サックス教授とソニア・エーリック・サックス博士，エリック・オッテセン博士（当時はエモリー大学に在籍）が我々の非公式なNTDsワーキンググループに加わった．また*PLoS*と*New England Journal of Medicine*に発表した我々の論文で，NTDsという概念をはっきりと示すとともに，必須医薬品の普及率を世界全体で大きく高めることでNTDs対策や排除を実現できることも提言した．我々の指針を述べたこれらの論文では，NTDsに関するグローバルネットワークを新たに設立する理由も示している．この組織の設立は，NTDsに関する国際的なアドボカシー活動や資金や人材といったリソースの確保の調整を行うことを目的としているのである．

本書*Forgotten People, Forgotten Diseases*（忘れられた人々，忘れられた疾患）では，NTDsの主な特徴，NTDsによる人々の苦しみ，国際社会におけるNTDs対策の重要性について，専門用語をできるだけ使わずに説明する．そして今こそが低コストで費用対効果に優れた方法を使って，世界の最貧困層の人々を救う絶好の機会であることを伝えたいと思っている．

ピーター・ホッテズ

ワシントンD.C.にて

謝辞

私がこの本を書くことができたのも熱帯病の研究を続けてこられたのも，多くの方々に支えられてきたおかげである．私は2011年の米国熱帯医学衛生学会の学会長講演で，大勢の方々に感謝を述べる貴重な機会をもつことができた[1]．ここではそのうちのごく一部の方々を紹介する．

まず，私には誰もがうらやむような素晴らしい上司がいる．その一人一人のおかげで，顧みられない熱帯病（NTDs）を専門とする学校（ベイラー医科大学の国立熱帯医学校［NSTM］）や研究所（セービンワクチン研究所・テキサス子ども病院ワクチン開発センター）の統括，そしてライス大学ジェイムズ・A・ベイカー3世研究所での政策の実現という長年の夢を叶えることができた．これらの施設はすべてテキサス州のヒューストンにある．ポール・クロットマン博士，マーク・クライン博士，マーク・ウォレス，マイケル・マリーン大使，ブライアン・デイビス，エドワード・ジェレジアン大使に感謝する．セービンワクチン研究所の評議会長のモート・ハイマンとクリス・ハイマン夫妻は私の研究仲間を常に支えてくれている．この点ではセービンワクチン研究所の評議会にも感謝する．評議会のフィル・ラッセル少将は私にとってかけがえのない科学の師であると同時に友人でもある．またシロ・デ・クアドロス博士，マイク・ウィッタム，ピーター・トレン，マーク・シャピロ（ベイラー医科大学の代表者），ゲイリー・ローゼンタール（テキサス子ども病院の代表者）もかけがえのない存在である．この他，ベイラー医科大学，テキサス子ども病院，ジェイムズ・A・ベイカー3世研究所の評議会のメンバーも素晴らしい方々で，私を支えてくれている．

NSTMの副学長でセービンワクチン研究所の製品開発部門長も務めるマリア・エレナ・ボッタッツィ博士は重要な英知の源であり，大きな支えである．NSTMの設立に携わった以下の教職員にも感謝する．まず教授陣としてビン・チャン教授，エレナ・カーティ教授，マイケル・ヘファーナン教授，キャスリン・ジョーンズ教授，ロジェリオ・メヒア教授，クリスティー・マーリー教授，レベッカ・リコ・ヘッセ教授，オルワトイン・アソジョ教授，ジョセ・セルパ教授，ライラ・ウォック・コルバーン教授である．さらに設立に携わった研究者とサポートスタッフとして，コリーン・ビューミエー博士，クリス・セイド博士，ブライアン・キーガン，ポーシャ・ガレスピー，クリフ・クィチン，ローリ・センター，ミーガン・バリー，シェリル・バジーレ，モニカ・カザレス，ローリ・センター，シャイバリ・チャグ，ウェン・チェン，アシシュ・ダミアナ，ラリー・エリングスワース博士，ラジオン・ゴルカチェフ，アンナ・グローブ，シーラ・ガーウィッチ，モリー・ハモンド，エリッサ・ハドスペス，アラン・ケラハー，ジョスリン・ケンプ，メイリーン・ロイ・ベント，ジュウユイ・リウ，ブランドン・マーロン，サンドラ・トレス，ダイアン・ニノ，メリッサ・ノーラン，ジェロエン・ポレ，ワンダーソン・レゼンデ，シモーヌ・チュー，チエン・ワン，ジュインフェイ・ウェイである．ワシントンD.C.でバックアップに努めてくれているメンバーも優秀な研究者ばかりである．セービンワクチン研究所本部やジョージ・ワシントン大学にも大勢のスタッフがおり，全員の名前を挙げることができないのが残念である．また，表紙〔原書〕の写真として"Colors of Poverty"（貧困の色彩）コレクションの中から素晴らしい写真を提供してくれたエリザベス・ジョーダンと，NTDsに積極的に取り組んでくれているCNNのソウルダッド・オブライエンに深く感謝する．アリッサ・ミラノ，レン・ベンケンスタイン夫妻（サウスウェストエレクトリックエナジー医療研究所），ハワード・ハープスター夫妻も強い信念をもった方々である．私の最も近くでNTDsの研究に携わっている同僚や師として尊敬するジャン・アゴスティー，ミゲル・ベタンクール，アンソニー・フォーシ，アラン・フェンウィック，ロジャー・グラス，ランス・ゴードン，デビッド・モリヌー，トレバー・マンデル，エリック・オッテセン，マーク・ローゼンバーグ，レジナ・ラビノビッチ，ロベルト・タピア，マルコ・アントニオ・スリムも信念を持って取り組んでくれている．タラ・ヘイワードとエリン・ニーベルはセービンワクチン研究所の同僚として心強い存在である．さらに私個人として，国立アレルギー感染病研究所，米国国立衛生研究所のフォガーティ国際センター，ビル＆メリンダ・ゲイツ財団，カルロス・スリム保健研究所，サウスウェストエレクトリックエナジー医療研究所，ブラバトニクチャリタブルトラスト，レン・ブラバトニク氏，ゲイリー・マイケルソン博士からの長期間に及ぶ支援に感謝の意を表する．ナサニエル・ウォルフの途方もなく膨大な手助けがなければこの本の編集と執筆は不可能だったし，素晴らしい助手であるエスター・インマンの貢献も大きい．

最後に，私に対して献身的に愛情を与え，大きな支えとなってくれているかけがえのない家族と親戚に感謝する．

ピーター・J・ホッテズ

テキサス州ヒューストンにて

注

1. **Hotez PJ.** 2012. ASTMH Presidential Address. Four Horsemen of the Apocalypse. *Am J Trop Med Hyg* **87:** 3-10.

目次

日本語版の序文　i
訳者序文　iv
第 2 版の刊行に寄せて　ソウルダッド・オブライエン　ix
第 2 版の序文　xii
初版の序文　xvi
謝辞　xix

第 1 章　顧みられない熱帯病
偏見と貧困を生む古代からの苦しみ　1
第 2 章　「神聖ならざる三位一体」
土壌伝播性蠕虫感染症（回虫症，鞭虫症，鉤虫症）　21
第 3 章　住血吸虫症（巻貝症）　47
第 4 章　フィラリア感染症
リンパ系フィラリア症（象皮症）と
メジナ虫症（ギニア虫症）　65
第 5 章　失明に至る顧みられない熱帯病
オンコセルカ症（河川盲目症）とトラコーマ　89
第 6 章　マイコバクテリア感染症
ブルーリ潰瘍とハンセン病　113
第 7 章　キネトプラスト類による感染症
ヒトアフリカトリパノソーマ症（睡眠病），
シャーガス病，リーシュマニア症　135

第 8 章　都市部における顧みられない熱帯病
レプトスピラ症，デング熱，狂犬病　178

第 9 章　北アメリカの顧みられない熱帯病　196

第 10 章　顧みられない熱帯病に関する
グローバルネットワーク　224

第 11 章　顧みられない熱帯病対策の今後の展望と
貧困対策ワクチン　254

第 12 章　世界を修復する　277

索引　289

著者・監訳者・訳者紹介　305

第1章

顧みられない熱帯病

偏見と貧困を生む古代からの苦しみ

偽善の時代の後には，無関心の時代が到来する．無関心は偽善にまして，人々を堕落させる．苦痛すら感じさせなくさせるのだ．無関心は身体より先に精神をむしばむ．多くの先人たちが述べているが，改めて言おう．愛の反対は憎しみではなく，無関心である．

エリ・ビーゼル　*A Jew Today*（ユダヤ人の現状）

言い古された表現だが，世の中の半分の人々は残りの半分の人々の生活を知らない．どんな苦しみを癒やせるのか．どんな痛みを取り除くことができるのか．世の中の半分の人々の行動が残りの半分の人々に伝わり，本当に理解されているのか．それは誰にもわからない．

マハトマ・ガンジー

21世紀に入り，私たちは発展途上国の最貧困層の人々が，緊急の対策が必要な極度の貧困状況にあることを知った．北側の国々（北米，欧州，日本）で平均的な教育を受けた普通の人々が，南側の国々（アフリカのサハラ以南，アジア，アメリカ大陸の発展途上国）の人々について知り得る情報は，以前に比べて格段に増えている．こうして世界各地で発展途上国の保健の問題に関心が高まったのは，「21世紀の疫病」と呼ばれるHIV/エイズへの感染がアフリカのサハラ以南で拡大したためであり，インフルエンザや重症急性呼吸器症候群（SARS）が世界的に大流行するのではないかという懸念が生じたためでもあろう[1]．

また，国際的な指導者や著名人が，かつてない大規模なアドボカシー活動を行ったことも，21世紀に入ってから始まったグローバルヘルスの取り組みを後押ししたと言える．ボノ，アンジェリーナ・ジョリー，ブラッド・ピット，ジョージ・クルーニー，オプラ・ウィンフリー，アニー・レノックス，ボブ・ゲルドフをはじめとする俳優，著名人，ミュージシャン．ビル・ゲイツとメリンダ・ゲイツ，ウォーレン・バフェット，カルロス・スリム一族をはじめとする慈善活動家．経済学者ジェフリー・サックス．歴代の英国首相であるトニー・ブレア，ゴードン・ブラウン，デビッド・キャメロン．ヒラリー・クリントン米国国務長官，歴代の米国大統領ジミー・カーター，ビル・クリントン，ジョージ・W・ブッシュ，バラク・オバマ．これらの人々が，世界各地の最貧困層の健康問題を取り上げ，アドボカシー活動に時間とエネルギーを注いでいる．こうした取り組みは世界的に注目され，グローバルヘルス問題を解決しようという気運を高めている．2005年から2006年の出来事だけを挙げても数え切れないほどである．たとえば，ボノ，ビル・ゲイツ，メリンダ・ゲイツは，*TIME* 誌の「今年の顔」に名を連ねた．ニューヨークで開催された「TIME グローバルヘルスサミット」は「グローバルヘルスにおけるウッドストック」と評された．ブラッド・ピットは，米国の公共放送ネットワーク PBS で6時間にわたって放送されたドキュメンタリー番組 *Rx for Survival, a Global Health Challenge*（命を救う処方箋—グローバルヘルスが抱える課題）のナレーションを務めた．クリントン元大統領は，自身が関与するクリントングローバルイニシアティブの年次集会で，グローバルヘルス問題を取り上げた．ボノとボビー・シュライバーは，スイスのダボスで開催された2006年の世界経済フォーラムで，HIV/エイズ，マラリア，結核で苦しむ人々を救う活動をサポートする「プロダクト RED」というプログラムを立ち上げた．

　私は大学教授として勤務し，現在は学部長も務めている．大学での仕事を通して感じるのは，公衆衛生学や医学を専攻する学部生，大学院生がこうした活動に刺激され，グローバルヘルス問題への関心を高めているということである．現在，ほぼ毎週のように学生が私のところに来ては，発展途上国の保健問題の解決にどうしたら貢献できるかを尋ねてくる．他の大学の教員も同じような状況にあるのだろう．学生のこうした関心に応えるように，グローバルヘルス問題を検討する大学規模の研究所の設立が，デューク大学，バンダービルト大学，ハーバード大学，エモリー大学，ワシントン大学などで続いている．

グローバルヘルス活動の進展には，マニフェストが大きな役割を果たしたと言えるだろう．マニフェストはウェブスター辞典の定義によれば「政府，個人，または団体が公表する彼らの目的や意図のことで，公的に重要視されるもの」であるが[1]，様々な活動の発展に影響を与えている．グローバルヘルス活動に影響を与えたマニフェストとして，21世紀を代表する3つの指針を挙げることができるだろう．

1つ目は2000年1月に世界保健機関（WHO）事務局長グロ・ハーレム・ブルントラントがマクロ経済と健康に関する委員会（CMH）を組織し，国際的なマクロ経済学者のジェフリー・サックスを委員長に指名したことに端を発する．この委員会は健康が経済発展に及ぼす影響を分析し，報告書にまとめた．その報告書 *Report of the CMH*（マクロ経済と健康に関する委員会報告書）では，健康問題に対して投資を行うことで経済的発展がもたらされる例が示され，疾患と慢性的貧困に密接なつながりがあることが理路整然と説明されている．この報告を受けて，各国の財務大臣や世界的な政策決定機関が，グローバルヘルスに対する投資は貧困を減らす重要な手段であると考えるようになった．2つ目のマニフェストも2000年に端を発する．この年，ニューヨークで開催された国連の総会で，国連ミレニアム宣言が採択された．これは，持続可能な発展と貧困の根絶に向けた新たな提案であり，8つの具体的なミレニアム開発目標（MDGs）と，これに対応する2015年までの具体的なターゲットが提示されている．表1.1のとおり，8つの目標のうちの

表 1.1　ミレニアム開発目標（MDGs）

1. 極度の貧困と飢餓の撲滅
2. 初等教育の完全普及の達成
3. ジェンダー平等推進と女性の地位向上
4. 乳幼児死亡率の削減
5. 妊産婦の健康の改善
6. HIV/エイズ，マラリア，その他の疾病の蔓延の防止
7. 環境の持続可能性確保
8. 開発のためのグローバルなパートナーシップの推進

3つ（目標4〜6）までが健康に関するものである．3つ目のマニフェストは *Our Common Interest: Report of the Commission for Africa*（私たちの共通の利益：アフリカ委員会報告書）である．アフリカ委員会とは，英国首相トニー・ブレアが立ち上げた組織であり，アフリカの開発を加速し，貧困を減らすための具体的な提言を行った．この報告書は，2005年にスコットランドのグレンイーグルで開催された先進8か国首脳会議（G8サミット）で決定された公約の重要なたたき台となっている．

署名と同時に国際社会から忘れ去られる国連宣言や国際宣言も多いが，CMHの報告書，MDGs，「アフリカ委員会報告書」は，世界中の政策決定機関に多大な影響を与えている．国際的な指導者や著名人による新たなアドボカシー活動と同様に，これらグローバルヘルスに関するマニフェストは，疾患の根絶に向けた活動を支える財政基盤を確立するうえで，重要な役割を果たしている．マニフェストにより実現した例として，ビル＆メリンダ・ゲイツ財団をはじめとする著名な民間慈善団体やG8諸国からの多額の資金提供が挙げられる．

新たに投入されたこれらの資金は，特にMDGsの目標6（HIV/エイズ，マラリア，その他の疾病の蔓延の防止）のために使われている．たとえば，米国連邦議会は現在，米国グローバルヘルスイニシアティブを通じて，HIV/エイズ，マラリア，その他の疾病のために毎年約100億ドルを支出している（ghi.govを参照）．大統領エイズ救済緊急計画（PEPFAR）や大統領マラリアイニシアティブ（PMI）はこの一環である．国際的組織としては，世界エイズ・結核・マラリア対策基金（Global Fund）があり，これらの感染症対策を支援するために，過去10年間で約170億ドルが投じられている（theglobalfund.orgを参照）．また，ビル＆メリンダ・ゲイツ財団による資金提供は10億ドルを超えている[2]．このように巨額の資金が新たに提供されたことにより，アフリカをはじめとする世界各地の貧困層の人々が抗レトロウイルス薬によるHIV/エイズ治療を受けられるようになり，多くの命が救われている．また，マラリアの治療薬や，マラリア予防のための蚊帳も手に入れることができるようになっている．このような取り組みのおかげで，今後10年間，グローバルヘルスは非常に良い方向に向かっていくと予想されている．

ここ数年，グローバルヘルスに関するアドボカシー活動が活発になり，グローバルヘルスに関わるリソース〔資金や人材など〕も集まるようになってきた．しかし残念なことに，その多くがごく最近までMDGsの目標6で3番目に挙げられている「その他の疾病」を対象としていなかった．唯一の例外が，ビル＆メリンダ・ゲイツ財団による支援だった．熱帯感染症は，健康面でも社会経済面でも非常に大きな問題となっているにもかかわらず，自分たちとは関係のない疾病と見なされ，顧みられない状況に陥っているのである．しかし最近，世界的指導者やグローバルヘルスに関するアドボカシー活動家が，熱帯感染症に注意を向け始めている．「顧みられない熱帯病」（NTDs: neglected tropical diseases）という名称が使われ始めたのは2005年初めのことだが，その当時はNTDsの主要疾患として13の疾患が挙げられていた[3]．しかし，その後WHOが主要17疾患のリスト（表1.2）を公表している．主要17疾患には，寄生虫感染症（回虫症，鉤虫症，鞭虫症，

表1.2　顧みられない熱帯病（主要17疾患）[a]

感染症の種類	疾患名または病原体名
蠕虫（寄生虫）感染症	
土壌伝播性蠕虫感染症	回虫症，鉤虫症，鞭虫症
その他の蠕虫感染症	住血吸虫症（巻貝熱）
	リンパ系フィラリア症（象皮病）
	オンコセルカ症（河川盲目症）
	食物由来吸虫感染症（肝吸虫，肺吸虫，腸吸虫）
	嚢虫症
	エキノコックス症（包虫症）
	メジナ虫症（ギニア虫症）
原虫感染症	リーシュマニア症
	シャーガス病
	ヒトアフリカトリパノソーマ症（睡眠病）
細菌感染症	トラコーマ
	ブルーリ潰瘍
	ハンセン病
	いちご腫および風土性トレポネーマ症
ウイルス感染症	デング熱
	狂犬病

[a] Molyneux et al., 2005, Hotez et al., 2006a, Hotez et al., 2007, World Health Organization, 2010より編集．

リンパ系フィラリア症［LFまたは象皮病］，住血吸虫症［巻貝熱］，オンコセルカ症［河川盲目症］，食物由来吸虫感染症［肝吸虫，肺吸虫，腸吸虫］，嚢虫症，エキノコックス症［包虫症］，メジナ虫症［ギニア虫症］），原虫を原因とする重篤な感染症（シャーガス病，リーシュマニア症，ヒトアフリカトリパノソーマ症［睡眠病］），非定型細菌感染症（トラコーマ，いちご腫および風土性トレポネーマ症，マイコバクテリア感染症のブルーリ潰瘍，ハンセン病），ウイルス感染症（デング熱および狂犬病）が含まれる．

今日ではアフリカなどの発展途上地域におけるHIV/エイズおよびマラリアの状況やその脅威については広く知られている．ところがNTDsの主要疾患についてはあまり知られていない．そのため，NTDsが最貧困層の人々に最もよく見られる感染症だと知ると驚くのである．現在の世界総人口の約70億人のうち，世界銀行が貧困の基準とする1日あたり1.25米ドル未満で暮らす人々は約13億人（約20%）と推定されている．オックスフォード大学の経済学者ポール・コリアーは，社会の最貧困層で暮らす人々のことを「最底辺の10億人」と呼び，その概念を広めた．表1.3に示す通り，「最底辺の10億人」のほとんどが，回虫症，鞭虫症，鉤虫症のいずれかに罹患している．これらの寄生虫感染症は，熱帯地域の発展途上国において，寄生虫の幼虫がいる温暖，湿潤な土壌に触れることで伝播する（このため土壌伝播性蠕虫感染症とも呼ばれる）．また，世界の最貧困層の約3人に1人が住血吸虫症，約10人に1人がリンパ系フィラリア症にかかっている[3,4]．このため「最底辺の10億人」の全員が，最もよく見られる8つのNTDs，すなわち回虫症，鞭虫症，鉤虫症，住血吸虫症，リンパ系フィラリア症，食物由来吸虫感染症，トラコーマ，オンコセルカ症のいずれか，あるいはこのうちの複数の疾患にかかっている．なお，ウイルス感染症のデング熱患者のほとんどは貧困層の人々だが，富裕国の人々がかかる場合もある．

図1.1はNTDsが発生している国々を示している[3]．多くの地域で複数のNTDsが同時に発生しており，数多くのコエンデミック（同時常在流行）が起きていることがわかる．また，貧困層の人々が複数のNTDsにかかっていることもうかがえる．5つ以上のコエンデミックが同時に発生している国が56か国あるが，そのうち40か国がアフリカにあり，9か国がアジア，5

表 1.3　NTDs 主要 17 疾患：有病者数が多い順[a]

疾患	全世界の推定有病者数	有病者数が最も多い地域
土壌伝播性蠕虫感染症		
回虫症	8 ～ 9 億人	東南アジア，アフリカ，ラテンアメリカ
鉤虫症	6 ～ 7 億人	東南アジア，アフリカ，ラテンアメリカ
鞭虫症	5 ～ 6 億人	東南アジア，アフリカ，ラテンアメリカ
住血吸虫症	2 ～ 6 億人	アフリカ
リンパ系フィラリア症	1 億人	東南アジア，アフリカ
デング熱	5,000 万～ 1 億人	東南アジア
食物由来吸虫感染症	5,000 ～ 6,000 万人	東アジア
オンコセルカ症	2,000 ～ 3,000 万人	アフリカ
トラコーマ	2,000 万人	アフリカ，中東，アジア
リーシュマニア症	1,000 万人	南アジア，アフリカ，中東，ラテンアメリカ
シャーガス病	1,000 万人	ラテンアメリカ
嚢虫症	200 ～ 300 万人（てんかんを呈する患者）	アジア，ラテンアメリカ，アフリカ
ハンセン病	50 万人	南アジア，アフリカ，ラテンアメリカ
エキノコックス症	30 万人	アジア，アフリカ，中東，ラテンアメリカ
狂犬病	10 万人未満	南アジア，アフリカ
ヒトアフリカトリパノソーマ症	10 万人未満	アフリカ
ブルーリ潰瘍	10 万人未満	アフリカ
いちご腫および風土性トレポネーマ症	調べられていない	アフリカ，東南アジア，ラテンアメリカ
メジナ虫症	ほぼ根絶されている	アフリカ

[a] Hotez et al., 2007, Hotez, 2012, Bethony et al., 2006, Furst et al., 2012, Nash and Garcia, 2011, Rajshekhar et al., 2003, Budke et al., 2006, who.int/blindness/causes/priority/en/index2.html より編集.

か国がアメリカ大陸，2 か国が中東にある．たとえば現在，メジナ虫症の発生はわずかであるが，そのわずかな発生のすべてがアフリカで起こっている．またオンコセルカ症の 99%，住血吸虫症の 90% 以上，リンパ系フィラリア症の約 40%，トラコーマの約 40%，鉤虫症の約 33% もアフリカで発生している[5]．鉤虫症，回虫症，リンパ系フィラリア症の半数以上が，アジアの貧困地域，特に東南アジアとインド亜大陸で発生している．さらに，鉤虫症，住血吸虫症，リンパ系フィラリア症，オンコセルカ症は，アメリカ大陸の熱帯および亜熱帯域で起こり，特に中央アメリカとブラジルの一部の地域では

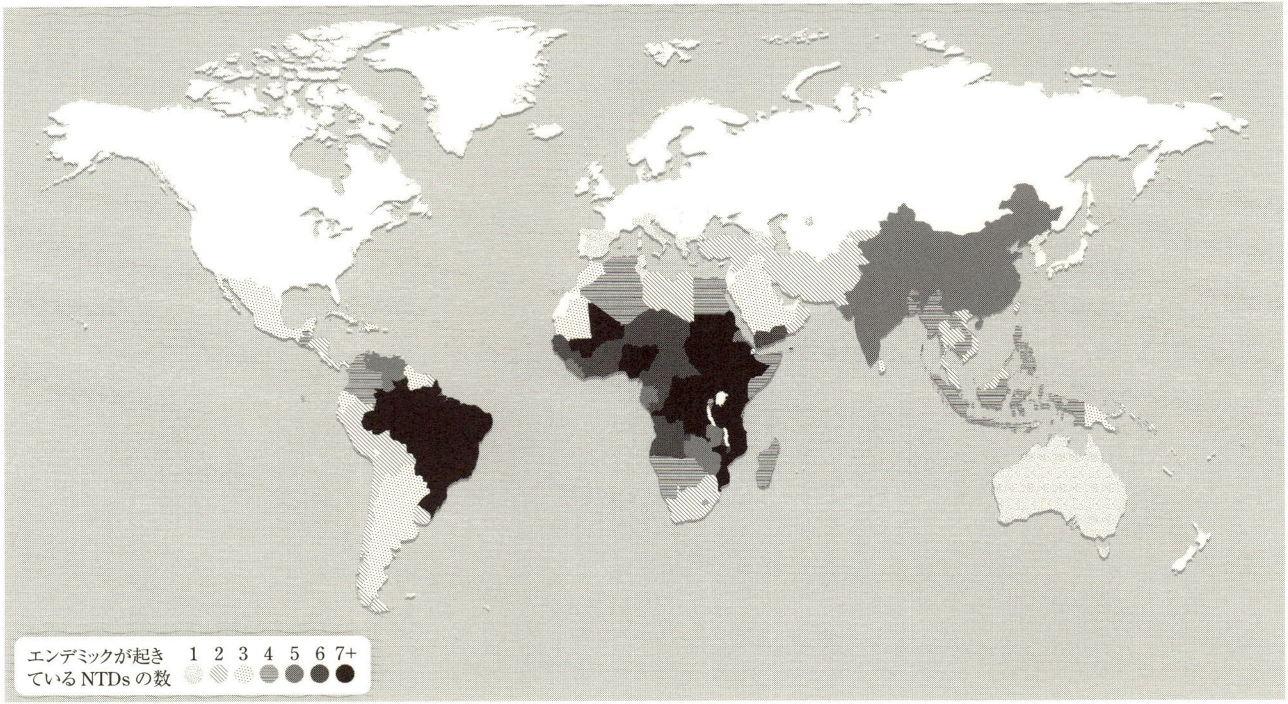

図1.1　NTDsの発生状況．エンデミック（常在流行）が起きている国をその数別に色分けして地図に示す．NTDsとはここでは以下の9つの疾患を指す．失明につながるトラコーマ，河川盲目症，シャーガス病，土壌伝播性蠕虫感染症，メジナ虫症，住血吸虫症，睡眠病，内臓リーシュマニア症，リンパ系フィラリア症．データおよび国境は2009～2010年の情報に基づいている（© Global Health Strategies/Neglected Tropical Diseases, WHO〔最新版はunitingtocombatntds.org/resource/burden-map-neglected-tropical-diseasesを参照〕）．

依然としてエンデミック（常在流行）が頻繁に起こっている．これらの発生を大西洋航路の奴隷貿易の負の遺産と考える人々もいる[5]．NTDsは現在でも，地域社会から取り残された貧困層の人々を苦しめ続けているのである[5]．

NTDsのコエンデミックが特定の地域で起きているという状況は，これらの疾患の大きな特徴であるが，その他の特徴も世界の最貧困層の人々の健康と社会経済状況に大きな影響を及ぼしている（表1.4）[6]．

NTDsの特徴をまとめると，以下のようになる．

1. **おびただしい数の患者**　すでに述べたように，NTDsは，現在，発展途上国の最貧困層に最もよく見られる感染症である[3]．
2. **僻地の貧困との関連**　政策決定機関のほとんどが，NTDsの患者数を把握していない．また，エンデミックが起きている国の政府関係者さえ，その事実を知らないこともある．政府関係者が勤務し，生活する都市部ではNTDsがほとんど見られないことがその大きな原因である．NTDsは僻地の貧しい農業地域，特に自給自足で作物を育てているような地域に多く見られる[6]．このため，HIV/エイズのような感染症と違って，顧みられない状況に陥ってしまうのである．NTDsはまさに，忘れられた人々（forgotten people）を苦しめる，忘れられた疾患（forgotten diseases）である．ただし，デング熱やレプトスピラ症などは例外的に都市部のスラム街でも発生する．本書では，都市部でも発生するNTDsについては，僻地の貧困地域で発生するNTDsとは別に，第8章で論じる．

表1.4　NTDsの主な特徴

貧困層の人々の有病者数が最も多い
低所得国の僻地（一部，都市部の貧困地域）でエンデミックが起きている
古くから存在する（聖書にも書かれている疾患）
慢性的である
心身をむしばむ（発育遅延，失明，外見の変化など）
疾病負荷は大きいが，死亡者数は少ない
偏見の原因となる
貧困を助長する

3. 古代から存在する疾患　新たに発生したのではなく，古くからの疾患であるということもNTDsの大きな特徴である．つまり，鳥インフルエンザ，SARS，エボラ出血熱，ライム病，HIV/エイズなどの新興感染症のように，特定の集団で新たに発見されたり，患者が急増したり，発症地域が急激に拡大したりする感染症とは異なり，NTDsは基本的に古代から存在し，何世紀にもわたって人類を苦しめてきた．NTDsが古くから存在する証拠として，古代文書にすでにNTDsの臨床症状の記述が見られることが挙げられる．具体的には，聖書，タルムード〔ユダヤ教の口伝律法〕，ヴェーダ〔バラモン教の聖典〕，ヒポクラテスの著作物や，エジプトのパピルス文書に，ハンセン病，メジナ虫症，住血吸虫症，鉤虫症，トラコーマなどに関する記述が見られる[7]．ただし，古代からずっと存在するのではなく，いったんほぼ見られなくなり，その後再び発生するようになったNTDsもある．いわゆる再興感染症で，ほぼ根絶されたにもかかわらず，内戦や国際紛争をきっかけとして公衆衛生が悪化した場合などである．第7章では，アンゴラ，コンゴ民主共和国，スーダンなどで起きた内戦や国際紛争と，その後のヒトアフリカトリパノソーマ症および内臓リーシュマニア症（カラアザール）の再興について述べる．

4. 長期にわたる慢性疾患　通常の感染症と違い，NTDsはそのほとんどが数年にわたって症状が続く慢性感染症である．数十年にわたって症状が続く場合もある．ときには，貧困層の人々が一生涯NTDsに苦しむことさえある[6]．

5. 心身の障害と外見の変化　NTDsの原因は病原性の微生物や多細胞生物であるが，これらの病原体がヒトからヒトへ，あるいは媒介節足動物（蚊，サシチョウバエ，サシガメ，カイアシ類など）を介して感染したり，病原体がいる土壌や水に触れたときに感染したりする．NTDsは紛れもなく感染症だが，ほとんどの感染症に見られる症状を示さないことが多い．つまり，一般に急性熱性疾患とはならないのである（急性熱性疾患では回復する場合と死亡する場合がある）．その代わり，長期的に心身をむしばむ慢性疾患になることが多く，外見の変化を伴うこともある[6]．第2章から第9章では，それぞれのNTDsの特徴を説明し，心身への影響を詳細に述べるが，ここでもいくつかの例を示しておく．たとえば小児期の慢性的鉤虫症および住血吸虫症は，長期の貧血を伴うため，身体の成長の遅れ，記憶障害，認知発達の遅れを引き起こす．また，妊婦が鉤虫症や住血吸虫症に罹患し，貧血状態になると，低体重児の出産，母体罹患率および死亡率の上昇など，分娩転帰不良に至る．オンコセルカ症とトラコーマは視覚障害や失明を引き起こす．シャーガス病は心臓に慢性的で重篤な障害を引き起こす．リンパ系フィラリア症，オンコセルカ症，メジナ虫症，リーシュマニア症，ブルーリ潰瘍，ハンセン病に罹患すると，手足を動かしにくくなったり，手足が大きく変形したりする（生殖器が変形することもある）ため，患者が就労できなくなったり，解雇されることになる（図1.2）．

6. **大きな疾病負荷と少ない死亡者数**　NTDsによる死亡者数は年間約53万人と推定されている[8]．この数は，たとえば2004年12月26日に起きたスマトラ島沖地震による津波の推定死亡者数の2倍以上にあたる．しかし実際には，HIV/エイズやマラリアによる年間死亡者数と比較すると少ない（どちらも年間約100～200万人と推定されている）．このため，世界的な指導者や政策決定機関がグローバルヘルスの問題として実際にNTDs対策を実施するよう働きかけるためには，死亡者数以外の部分に目を向けたアドボカシー活動が必要である．たとえば，慢性的なNTDsのために図1.2の写真のような症状の人々が生活に支障を来しているのは明らかだが，このような衝撃的な写真を見せるだけでは，国際社会からの投資の必要性を訴えることはできない．国際社会に，HIV/エイズやマラリアと同じレベルで「その他の疾病」に注視させるためには，別のやり方で政策決定機関に訴える必要がある．

NTDsが及ぼす大きな影響を示す指標として，障害調整生存年数（DALYs: disability-adjusted life years）を使うことが考えられる．DALYsは，疾患による早期死亡や障害によって失われた健康な生存年数を考慮して決定される．NTDsは慢性的な疾患であり，心身をむしばみ，外見を変化させるため，DALYsの値が非常に大きくなる．表

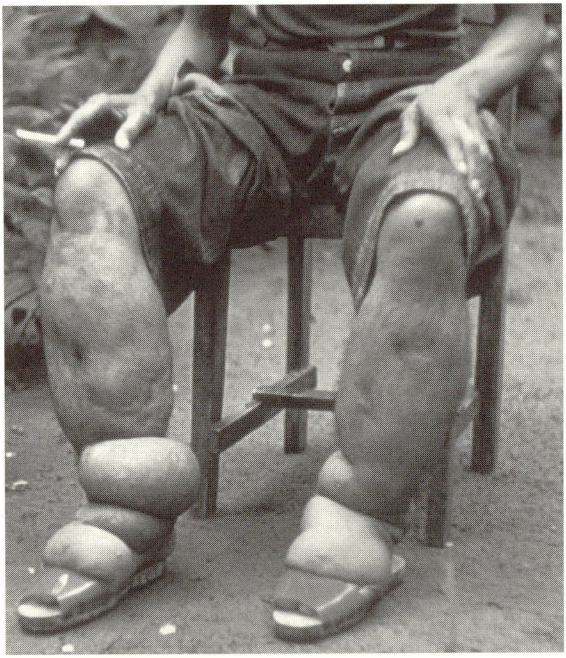

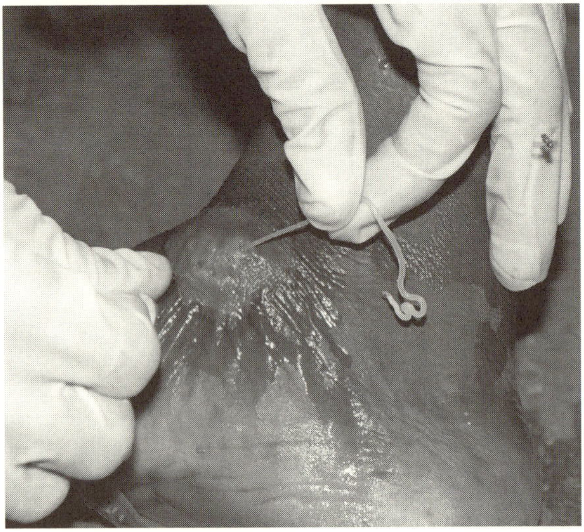

図 1.2　NTDs による外見の変化．（上）フィラリア症による脚の象皮病．フィリピン，ルソン島．（下）メジナ虫症．雌のメジナ虫が患者の脚から出てきている．（写真は CDC の Public Health Image Library［phil.cdc.gov］より．）

1.5は，HIV/エイズ，マラリア，結核，NTDsをDALYsの順に示したものである．DALYsは疾患を互いに比較できるという点で非常に優れた指標である．このデータを見ると，NTDsのDALYsの合計値は，HIV/エイズの値には及ばないが，マラリアと結核の値を上回っていることがわかる[8]．また，ワシントン大学の保健指標評価研究所が示した最近の推計値（表1.5の右側の列）ではNTDsのDALYsの値はやや小さくなっているが，それでも非常に大きな値であることに変わりはない．

NTDsと，HIV/エイズ，マラリア，結核という三大疾患を比較したこの結果は衝撃的なものであり，感染症の対策と排除に向けた国際的な取り組みに様々な影響を与えることが予想される．たとえば，感染症に取り組む世界的企業のほとんどは，主にHIV/エイズ，マラリア，結核をターゲットとしているが，DALYsの値を見る限り，「椅子を支える4本目の脚」として，三大疾患と同様にNTDsに対処する必要があることがわかる．しかしNTDsへの対策が必要なのは，NTDsの疾病負荷が高いためだけではない．NTDsが，ある地域で複数発生し，コエンデミックが起きているだけでなく，NTDsとエイズや，NTDsとマラリアのコエンデミックが起きていることもわかってきたのである．NTDsとマラリアおよびHIV/エイズが，ある地域で同時に発生し，コエンデミックが起きている状況については，第10章で詳しく説明するため，ここでは概要にとどめる．NTDsはマラリアの症状を悪化させたり，HIV/エイズに感染しやすくすることが指摘されている．そのため，世界エイズ・結核・マラリア対策基金やPEPFAR，PMIのように三大疾患だけを対象としたアドボカシー活動ではなく，NTDsを追加した四大

表 1.5 「四大疾患」：DALYsの大きい順

疾患	DALYs（ホッテズ試算）[a]	DALYs（ワシントン大学試算）[b]
HIV/エイズ	8,450万人	8,150万人
NTDs	5,660万人	2,610万人
マラリア	4,650万人	8,270万人
結核	3,470万人	4,940万人

[a] Hotez et al., 2006aによる
[b] Murray et al., 2012による

疾患を対象とするアドボカシー活動が必要なのである．マラリア，HIV/エイズの対策とNTDsの対策を同時に行うことについては，NTDsに対する戦略を紹介する第10章で詳細に述べる．また，NTDs，HIV/エイズ，マラリアに対して統合的な治療戦略を展開する理由についても説明する（世界エイズ・結核・マラリア対策基金のプログラムになぜNTDsの対策を組み込むべきかもわかるだろう）．

7. **偏見の原因**　NTDsによる失明や外見の変化が偏見を生み，患者が家族や地域社会からだけでなく，医療従事者からも遠ざけられることが頻繁に起こっている[6]．NTDsを呪いにかけられたしるしと見なし，「邪悪な目」でにらまれるとNTDsにかかってしまうと恐れる地域もある．NTDsにかかった若い女性に対する社会的な偏見はとりわけ強く，夫に見捨てられたり，子どもを抱いたり，触れることを禁止されたり，結婚できなくなったりすることが実際に起こっている．NTDsを原因とする偏見の例は，リンパ系フィラリア症（第4章），ブルーリ潰瘍（第6章），リーシュマニア症（第7章）の各章で紹介する．

8. **貧困の助長と社会経済的影響**　健康への打撃は，NTDsが世界成長にもたらす悪影響の1つの側面に過ぎない．NTDsは慢性的な疾患であり，心身をむしばむ．そのため，NTDsが蔓延している地域は貧困から抜け出すことができず，社会経済的にも深刻な状況に陥る．つまり，NTDsは貧困下で発生する疾患というだけでなく，貧困を助長する疾患でもある．たとえば，鉤虫症を原因とする鉄欠乏症や貧血のために認知障害や知的障害が起こると，学校を休みがちになり，学校の成績が低下する．こうした状況は小児期の教育に大きな影を落とすことになる．学校に行く日数が減れば，将来，稼ぐ力の低下にもつながる．また，アフリカ，アジア，アメリカ大陸の農業従事者に，慢性的な鉤虫症が見られると生産性が低下することもわかっている．またリンパ系フィラリア症も生産力を大幅に低下させるが，この疾患によるインドの損失は，国民総生産のかなりの割合を占めている．トラコーマによる全世界の年間損失額は53億ドルに上り，仏領ギアナのリーシュマニア症関連の予算は社会保障関連費用の0.43%を占めている[9]．NTDsが経済全般に与える影響についてはまだ詳細には検討されていないが，こうした研究結果は，NTDsが経済的に大きな影響を及ぼしている可能性を示唆している．

NTDsが心身をむしばみ，外見を変え，経済に大きな影響を及ぼすことを理解したとしても，それでNTDsによって起こるすべてを把握できたとは言えない．リンパ系フィラリア症のために脚が大きく変形したスリランカ人女性のインタビューを読むと，脚と生殖器の変形のために差別を受け，貧困に陥る様子を知ることができる[10]．

> 脚が今のように太くなったのは，婚約していたときです．そして，その原因がフィラリア症だとわかると，婚約を破棄されました．当時，縫製の仕事をしており，1か月の収入が2,500ルピー（25米ドル）ありましたが，脚が悪くなると，医師からミシンのペダルを踏むのを避けるよう言われ，収入も得られなくなりました．両親が亡くなり，姉が結婚し，兄と二人暮らしになりました．その後，兄が結婚して家を出ましたが，姉が夫を亡くし，子どもを連れて戻り，一緒に暮らすようになりました．姉もお金がなかったので，医師に言われた包帯を買うことができませんでした．それで，私はある家庭で食事の支度をする仕事を見つけました．しかし，その人たちは私の脚を見るなり，もう来ないでくれと言いました．さらにこんなに酷い病気を隠していたと文句まで言われました．熱があるときは，病院まで歩いて行くことができません．ですから，2日間パラセタモールを飲み，痛みが少し治まってから行くようにしています．

リンパ系フィラリア症の患者について調査したスリランカのヘルスケアチームの報告によると，この女性は病気になる前は1日あたり約1米ドルの収入を得て生活していたが，病気になったためにこのわずかな収入も失い，義兄に頼るようになったとのことだった[10]．第2章以降では，NTDsによる差別が患者の病状を悪化させ，身動きのとれない状態にさせるだけでなく，患者とその家族が社会的にも経済的にも悪循環に陥る状況について述べる．スイス熱帯公衆衛生研究所のミッチェル・ワイスは，NTDsによる偏見を原因とする負の連鎖として，まず患者が困難な状況に陥り，支援を求めるのが遅れることを挙げている．そして，治療を積極的に受けず，さらに家族や地域社会に影響が及び，医療サービス，対策に向けた活動，研究へのサポートも減少すると述べている[11]．リーシュマニア症など一部のNTDsでは特に若い女性に対する差別が強く，言葉による虐待や身体的虐待も多い．これについては第7章で述べる．また，ブルーリ潰瘍を原因とする偏見と魔力に関する迷信については第6章で触れる．

これまで述べたように，NTDsは慢性的な疾患であり，心身をむしばみ，健康的な生活を奪ってしまう．また，教育にも社会経済にも大きな影響を与える．NTDsが顧みられない状況は様々なレベルで見られるが，地域社会レベルではNTDsが人々の恐怖心をかきたて，患者に対する差別を生み，患者が周囲の人々から遠ざけられる状況になる．国家レベルでは，NTDsが都市部から遠い僻地で発生するため，保健担当大臣が適切な対応を怠り，NTDs対策が進められないままになる．また，国際レベルでは，死亡率が高い三大疾患に比較して，グローバルヘルスの脅威としての認識が不十分であり，アドボカシー活動の対象とならない[12]．最高水準の健康に恵まれる権利に関する国連特別報告者のポール・ハントは，NTDsのもたらす苦しみから解放されることは基本的人権の1つであるが，残念ながらこの権利はないがしろにされていると指摘している[13]．NTDsは，全世界で緊急に対策を講じるべき疾患である．しかし，ボノがHIV/エイズ，マラリア，結核に対して取ったような行動はいまだ見られていない．NTDsに苦しむ世界の最貧困層10億人への支援活動はまだこれからなのである．NTDsの根絶に向けた活動に対して現在までに投じられた総額は数百万ドル規模であり，数十億ドルにははるかに及ばない．

しかし，NTDsが顧みられない状況が将来大きく変わる兆しも見えている．WHOと各国の保健担当大臣がNTDsに関する新たな決議を採択し，複数の官民パートナーシップがNTDsの対策に向けた取り組みを始めている．さらに，NTDsの対策に取り組む組織が，「顧みられない熱帯病に関するグローバルネットワーク」（第10章参照）という新たな連携を作ってパートナー関係を結び，活動を開始している[14]．グローバルネットワークは，NTDsに関するリソースを集め，国際的な指導者や著名人による積極的なアドボカシー活動の促進を進めている．このような活動の1つに，最もよく見られる7

つの NTDs の終息を目的とした END7 と呼ばれる啓蒙キャンペーンがある[15]．また，NTDs 対策を早急に進めることを訴える活動を行っている学生のグループもある[15]．このような活動はまだ始まったばかりだが，どれもたいへん重要な活動であり，グローバルヘルスに小さな変革を起こしているだけでなく，世界の最貧困層の人々に非常に大きな影響を与えている．

要点：顧みられない熱帯病の概要

- NTDs は，1 日あたりの生活費が 1.25 米ドル未満の世界の最貧困層で最もよく見られる感染症である．
- 新たに発生したものではなく，古代から存在する．
- 慢性的な疾患であり，心身をむしばむ．
- 有病者数は多いが，死亡者数は少ない．
- DALYs の値は，HIV/ エイズ，マラリア，結核に匹敵するほど大きい．
- NTDs のコエンデミックが起きているだけでなく，HIV/ エイズ，マラリアと NTDs とのコエンデミックも起きている．
- 四大疾患の 1 つである．
- 貧困を助長する疾患であり，NTDs が蔓延している地域は貧困から抜け出すことができなくなる．
- 強い偏見を生む．
- 早急に対処する必要があるため，アドボカシー活動を積極的に実施し，リソースを集める必要がある．

注

1. HIV/ エイズに対する「21 世紀の疫病」という呼称は Skolnik, 2007 の 191 ページに記載されている．「マニフェスト」の定義は Agnes, 2000 の 874 ページによる．
2. HIV/ エイズおよびマラリアに対して資金が提供されたプログラムの詳細と顧みられない熱帯病との関係については，Hotez, 2011 および Hotez et al., 2011 を参照．
3. NTDs の主要 13 疾患のリストは，Molyneux et al., 2005, Hotez et al., 2006a, Hotez et al., 2007 に挙げられ，改訂されている．WHO の主要 17 疾患のリストは World Health Organization, 2010 で初めて報告された．
4. NTDs 患者数は，参考文献に記載されている数値をそのまま引用したものと，改変して引用したものがある．参考文献として，Hotez et al., 2007, Hotez, 2012,

Bethony et al., 2006, Furst et al., 2012, Nash and Garcia, 2011, Rajshekhar et al., 2003, Budke et al., 2006, who.int/blindness/causes/priority/en/index2.html を使用した．ただし，新たな研究が行われ，対策が進むことにより，常に更新していかなければならない．

5. アフリカの疾病負荷の詳細については，Molyneux et al., 2005 および Hotez and Kamath, 2009 を参照．NTDs とアフリカ系住人の奴隷制度との関連については，Lammie et al., 2007 を参照．
6. これらの特徴については，World Health Organization, 2003 にわかりやすくまとめられている．
7. 古代文書に見られる NTDs の記述については Hotez et al., 2006b を参照．
8. NTDs による死亡者数の推定値および NTDs の DALYs の推定値の詳細については，Hotez et al., 2006a および Murray et al., 2012 を参照．
9. これらのデータについては，Hotez et al., 2007, Hotez and Ferris, 2006 および Hotez et al., 2009 を参照．
10. リンパ系フィラリア症患者のインタビューと定性分析は Perera et al., 2007 に報告されている．
11. 偏見と健康との関係の詳細については Weiss and Ramakrishna, 2006 を参照．また，NTDs が偏見を生むことに関しては，World Health Organization, 2003 に詳しい記述がある．*PLoS Neglected Tropical Diseases* の 2008 年 5 月特集号は偏見と NTDs との関係を取り上げており，巻頭論文をミッチェル・ワイスが執筆している（Weiss, 2008）．NTDs が精神保健全般に与える影響および特定の部分に与える影響については，Litt et al., 2012 を参照．
12. 顧みられない状況の 3 つのレベルについては World Health Organization, 2006 の 3 ページを参照．
13. Hunt, 2006.
14. Hotez et al., 2007.
15. END7 キャンペーンの詳細については end7.org および globalnetwork.org を参照．学生が進めている取り組みについては Kishore and Dhadialla, 2007 を参照．

文献

Agnes M (ed). 2000. *Webster's New World College Dictionary*, 4th ed. Wiley, New York, NY.

Bethony J, Brooker S, Albonico M, Geiger SF, Loukas A, Dimert D, Hotez PJ. 2006. Soil-transmitted helminth infections: ascariasis, Trichuriasis, and hookworm. *Lancet* **367:** 1521–1532.

Budke CM, Deplazes P, Torgerson PR. 2006. Global socioeconomic impact of cystic echinococcosis. *Emerg Infect Dis* **12:** 296–303.

Furst T, Keiser J, Utzinger J. 2012. Global burden of human food-borne trematodiases: a systematic review and meta-analysis. *Lancet Infect Dis* **12:** 210–221.

Gandhi MK. 1906. The bond of sympathy. *Indian Opinion* **1906** (June 2).

Hotez PJ. 2011. New antipoverty drugs, vaccines, and diagnostics: a research agenda for the US President's Global Health Initiative (GHI). *PLoS Negl Trop Dis* **5:** e1133.

Hotez PJ. 2012. The Four Horsemen of the Apocalypse: tropical medicine in the fight against plague, death, famine and war. *Am J Trop Med Hyg* **87:** 3–10.

Hotez PJ, Fenwick A, Savioli L, Molyneux DH. 2009. Rescuing the bottom billion through control of neglected tropical diseases. *Lancet* **373:** 1570–1575.

Hotez PJ, Ferris MT. 2006. The antipoverty vaccines. *Vaccine* **24:** 5787–5799.

Hotez PJ, Kamath A. 2009. Neglected tropical diseases in sub-Saharan Africa: review of their prevalence, distribution, and disease burden. *PLoS Negl Trop Dis* **3:** e412.

Hotez PJ, Mistry N, Rubinstein J, Sachs JD. 2011. Integrating neglected tropical diseases into AIDS, tuberculosis, and malaria control. *N Engl J Med* **364:** 2086–2089.

Hotez PJ, Molyneux DH, Fenwick A, Kumaresan J, Ehrlich Sachs S, Sachs JD, Savioli L. 2007. Control of neglected tropical diseases. *N Engl J Med* **357:** 1018–1027.

Hotez PJ, Molyneux DH, Fenwick A, Ottesen E, Ehrlich Sachs S, Sachs JD. 2006a. Incorporating a rapid-impact package for neglected tropical diseases with programs for HIV/AIDS, tuberculosis, and malaria. *PLoS Med* **3:** e102.

Hotez PJ, Ottesen E, Fenwick A, Molyneux D. 2006b. The neglected tropical diseases: the ancient afflictions of stigma and poverty and the prospects for their control and elimination. *Adv Exp Med Biol* **582:** 23–33.

Hunt P. 2006. The human right to the highest attainable standard of health: new opportunities and challenges. *Trans R Soc Trop Med Hyg* **100:** 603–607.

Kishore SP, Dhadialla PS. 2007. A student-led campaign to help tackle neglected tropical diseases. *PLoS Med* **4:** e241.

Lammie PJ, Lindo JF, Secor WE, Vasquez J, Ault SK, Eberhard ML. 2007. Eliminating lymphatic filariasis, onchocerciasis and schistosomiasis from the Americas: breaking a historical legacy of slavery. *PLoS Negl Trop Dis* **1:** e71.

Litt E, Baker MC, Molyneux D. 2012. Neglected tropical diseases and mental health: a perspective on comorbidity. *Trends Parasitol* **28:** 195–201.

Molyneux DH, Hotez PJ, Fenwick A. 2005. "Rapid-impact interventions": how a policy of integrated control for Africa's neglected tropical diseases could benefit the poor. *PLoS Med* **2:** e336.

Molyneux DH, Malecela MN. 2011. Neglected tropical diseases and the Millennium Development Goals—why the "other diseases" matter: reality versus rhetoric. *Parasit Vectors* **4:** 234.

Murray CJ, Vos T, Lozano R, Naghavi M, Flaxman AD, Michaud C, Ezzati M, Shibuya K, Salomon JA, et al. 2012. Disability-adjusted life years (DALYs) for 291 diseases and injuries in 21 regions, 1990–2010: a systematic analysis for the Global Burden of Disease Study 2010. *Lancet* **380:** 2197–2223.

Nash TE, Garcia HH. 2011. Diagnosis and treatment of neurocysticercosis. *Nat Rev Neurol* **7:** 584–594.

Perera M, Whitehead M, Molyneux D, Weerasooriya M, Gunatilleke G. 2007. Neglected patients in neglected disease? A qualitative study of lymphatic filariasis. *PLoS Negl Trop Dis* **1:** e128.

Rajshekhar V, Joshi DD, Doanh NQ, van De N, Xiaonong Z. 2003. *Taenia solium* taeniosis/cysticercosis in Asia: epidemiology, impact and issues. *Acta Trop* **87**: 53–60.

Skolnik R. 2007. *Essentials of Global Health.* Jones and Bartlett Publishers, Sudbury, MA.

Weiss MG. 2008. Stigma and the social burden of neglected tropical diseases. *PLoS Negl Trop Dis* **2**: e237.

Weiss MG, Ramakrishna J. 2006. Stigma interventions and research for international health. *Lancet* **367**: 536–538.

Wiesel E. 1978. *A Jew Today.* Vintage Books, New York, NY.

World Health Organization. 2003. Neglected diseases that disable millions, p 104–153. *In* Kindhauser MK (ed), *Communicable Diseases 2002: Global Defence against the Infectious Disease Threat.* World Health Organization, Geneva, Switzerland.

World Health Organization. 2006. *Neglected Tropical Diseases: Hidden Successes, Emerging Opportunities.* World Health Organization, Geneva, Switzerland.

World Health Organization. 2010. *Working to Overcome the Global Impact of Neglected Tropical Disease: First WHO Report on Neglected Tropical Diseases.* World Health Organization, Geneva, Switzerland. whqlibdoc.who.int/publications/2010/9789241564090_en

第2章

「神聖ならざる三位一体」

土壌伝播性蠕虫感染症（回虫症，鞭虫症，鉤虫症）

初めて鉤虫症を見たときもそうだったが，この感染症は今でも人々にとって最悪の感染症と言えるだろう．フィラリア症や住血吸虫症のように目立った症状は現れないが，知らぬ間にじわじわと身体をむしばむ．マラリア対策が進み，現在，鉤虫症は人類が早急に対策を講じるべき感染症となっている．他の寄生虫症をすべて合わせたとしても，鉤虫症の深刻さには及ばないだろう……熱帯地域に大勢の感染者がいるにもかかわらず，感染の実態がわかりにくい．それは感染者が衰弱し，感染者自身がその苦痛を訴えることができなくなってしまうからである．

ノーマン・ストール　1962年

顧みられない熱帯病（NTDs）は世界の最貧困層の人々に最もよく見られる感染症であるが，この中で最もよく見られるNTDsは土壌伝播性蠕虫（ぜんちゅう）（STH: soil-transmitted helminth）感染症である．蠕虫を表す*helminth*という単語の語源は「虫」という意味のギリシャ語 ἑλμίνς である[1]．また，土壌伝播性という言葉が示すとおり，ヒトは虫卵や幼虫がいる土に触れると感染する．ヒトの消化管（胃腸管）にSTHの成虫が寄生するため，腸管寄生蠕虫，あるいは腸管寄生虫と呼ばれることもある．STHは，線虫と呼ばれる細長い円柱状の形をした寄生虫の総称でもある．

有病率と世界疾病負荷をもとに，対策が最も必要なSTH感染症として，次の3つを挙げることができる．

・回虫症（回虫感染症）
・鞭虫症（鞭虫感染症）

・鉤虫症（鉤虫感染症）

これらの感染症患者は主に発展途上国の人々であり，その数は10億人を超える．

人類は古代からSTHに感染してきた．これは，エジプトのパピルス文書や紀元前5世紀に記されたヒポクラテスの著作物に，感染者から出てきた大きな回虫や鉤虫症患者の特徴である蒼白く血色の悪い顔色について詳細に書かれていることからわかる[1]．また，世界各地で見つかったコプロライト（数千年前の動物の糞の化石）からはSTHの虫卵が発見されている[1]．現在の回虫症患者数は8～9億人，鞭虫症患者数は5～6億人，鉤虫症患者数は6～7億人と推定されている（表2.1）[2]．発展途上国では，これら3つのSTHのうち2つあるいは3つすべてに同時に感染している場合もある．つまり，アフリカ，アジア，アメリカ大陸に住んでいる数億人の子どもの腸内は寄生虫の動物園ということになる．コロンビア大学の医学部で寄生虫学の教授を務めていた故ハロルド・ブラウンは，回虫，鞭虫，鉤虫の3つに同時に感染する子どもが非常に多いため，これらを「神聖ならざる三位一体」と呼んでいた．一般に，回虫と鉤虫は小腸に寄生し，鞭虫は大腸に寄生する．

約10億人がSTHに感染している状況を，目で見ることなく理解するこ

表2.1 「神聖ならざる三位一体」

種	一般名	成虫の体長（雄および雌）	消化管内の主な寄生場所	世界全体の患者数	子どもの成長障害および発達障害以外の主な疾患	世界的分布
ヒト回虫	回虫	15～35 cm（5～14インチ）	小腸	8～9億人	腸閉塞	アジア，アフリカ，アメリカ大陸
鞭虫	鞭虫	3～5 cm（1～2インチ）	大腸（結腸）	5～6億人	結腸炎，赤痢	アフリカ，アジア，アメリカ大陸
アメリカ鉤虫およびズビニ鉤虫	鉤虫	7～13 mm（0.3～0.5インチ）	小腸	6～7億人（アメリカ鉤虫が5～6億人）	鉄欠乏性貧血	アフリカ，アジア，アメリカ大陸

とはできるだろうか．やはり実態を知るためには，エンデミックが起きている開発途上国を訪れるべきである．なお，エンデミックは，特定の地域で感染症が常に発生している状態のことである．図 2.1 の写真はブラジル，ミナスジェライス州の僻地の村に住む子どもたちであり，家族は自分たちで食べるマニオク（キャッサバ）と豆類を栽培して暮らしている．子どもたちを見ただけでは，まさか深刻な病気にかかっているとは思わないだろう．医師が診察しなければわからない病気なのである．しかし実際，STH に感染したこの村の子どもたちの発達には遅れが見られ，子どもたちの身長は低く，体重も少ない．また，認知テスト，記憶テスト，知能テストの成績も悪い．現在では，腸内に寄生虫がいるためにこのような心身の障害が起きるということが確かめられている[3]．

ブラジル，ミナスジェライス州 Americaninhas 村のほとんどの子どもの腸内には寄生虫がいるとされているが，これは便を顕微鏡で見て，STH 感染症と診断できるためにわかるのである．回虫，鞭虫，鉤虫の雄と雌の成虫

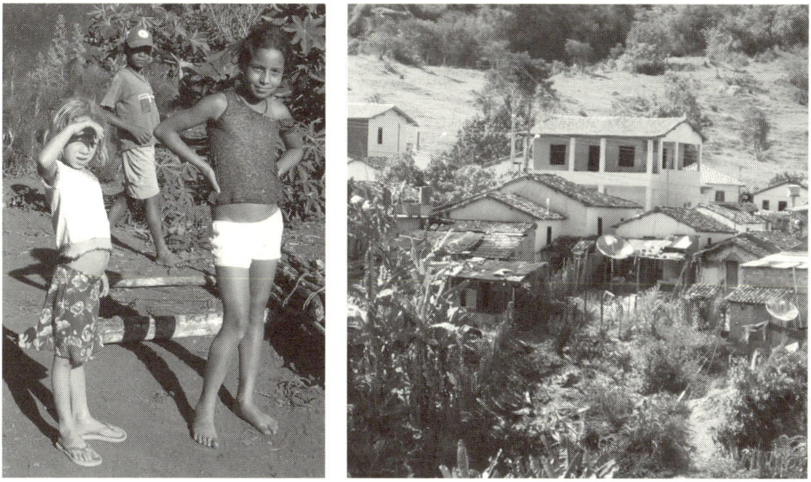

図 2.1　ブラジル，ミナスジェライス州 Americaninhas 村（右）の周辺地域に住んでいる子どもたち（左）．この地域の住民の約 75% が鉤虫に感染している．感染すると栄養失調と貧血を起こすが，子どものほうが重症になりやすい．（子どもの写真は National Public Radio の Brigid McCarthy 提供［© 2005 NPR］．）

が腸内で交尾して産卵すると，虫卵は便とともに排出されて体内から出る．回虫，鞭虫，鉤虫の虫卵はそれぞれが特徴的な形をしているため，顕微鏡で見ると簡単に見分けることができる．もしこの村の子ども全員の便を顕微鏡で検査したならば，図 2.2 に示すように，5 ～ 11 歳の子どもの 70% 以上が回虫と鉤虫に感染しているという結果になるだろう．ブラジル僻地の他の村や中央アメリカなどアメリカ大陸の熱帯地域の僻地の村で検査をしても，おそらく同じような結果になるだろう．鞭虫に感染している子どもが同程度いることもわかるかもしれない．さらに，アフリカのサハラ以南，インド亜大陸，または東南アジアの僻地の村で検査をしても，同じような結果になるだろう．これらの村に共通しているのは，人々は貧しく，自給自作の農作物で何とか暮らしていることであり，また土壌と気候が虫卵と未成熟な幼虫に適していることである（一般的に，熱帯の温暖で湿潤な土壌が適している）．これまでの調査結果は，何億もの人々の腸内に「神聖ならざる三位一体」が寄生していることを示唆している．

1980 年代後半から，中国予防医学科学院（現在の中国疾病対策予防センター）の寄生虫学者が，腸内寄生虫に関して 4 年間にわたる大規模調査を中国全省で実施し，147 万 7,742 人の便の検査を行ったが，その結果は衝撃的

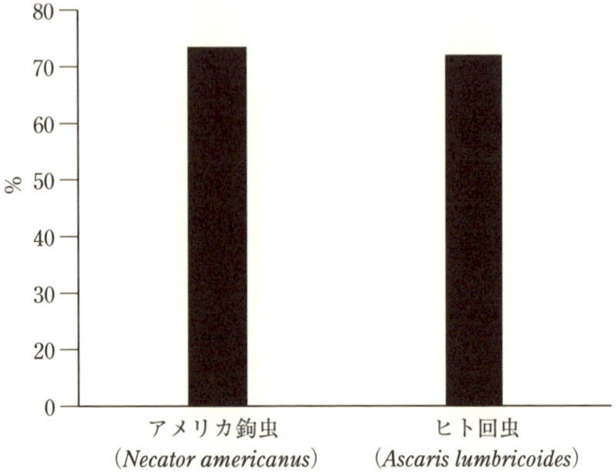

図 2.2　ブラジル Americaninhas 村の学齢期の子どもの STH 感染症有病率．（データは Human Hookworm Vaccine Initiative の Jeff Bethony および David Diemert 提供．Sophia Raff が作成したグラフを改変引用．）

なものであった．中国国民の約5億3,100万人が回虫症，約2億1,200万人が鞭虫症，約1億9,400万人が鉤虫症に罹患していると推定された[4]．私は，この調査終了直後から，上海の寄生虫症研究所〔当時〕との共同研究を開始した．この共同研究を通して，中国の僻地で頻繁に発生しているSTH感染症のエンデミックと経済的発展の遅れには強い関係があることを知り，驚愕した[5]．貧しい僻地で，人々が自給自作で農作物を作り，温度と湿度がSTHの虫卵と幼虫に適している場合，鉤虫などのSTHの感染率は確実に高かった．一方，経済的に急成長した地域ではSTH感染症が見られなくなっていた．私は1990年代後半に上海から程近い江蘇省のある村を訪れたことがあるが，この村では過去10年間で鉤虫症の有病率は急激に低下していた[6]．有病率が低下した時期は，ちょうど新しい工場ができ，地域で農作物を作る人々が少なくなった時期に重なる．このころにはケンタッキーフライドチキンもできていた（よく似た赤と白の配色のロゴを掲げた店まであったが，それはKFCではなく，KCFだった！）．鉤虫症は貧しい地域のみで発生し，工場やKFC，あるいはKCFの存在は経済的発展を示す指標とも言えるのである．

図2.3からもわかるように，STH感染症の有病率と貧困には強い関連があるため[7]，経済的発展の状況を反映する「寄生虫指標」のようなものを作れば，貧困の指標として使えると考えられる．ただし，現在のところ，STH感染症の有病率の高さと貧困を関連づける要因がはっきりわかっているわけではない．しかし少なくとも3つの要因が考えられる[8]．(i) 下水設備が十分に整備されていない（ヒトの便がなければSTHはヒトの体外で生き続けられない），(ii) 家屋が貧弱である（家屋の床が土の場合は家族間でSTHが伝播するが，床をコンクリートで覆うと伝播を防ぐことができる），(iii) 必須医薬品が十分に手に入らない（裕福な家庭は駆虫薬を手に入れることができる）．都市化もSTH感染症の有病率を下げる強力な要因の1つである．中国の東部地域では経済の急成長とともにSTH感染症の有病率が大幅に下がった．一方，海南省，四川省，雲南省，貴州省，広西チワン族自治区など，南部や南西部にあり，貧しく，都市から遠く離れた地域では，鉤虫症などのSTH感染症のエンデミックが依然として頻繁に起きている[5,8]．

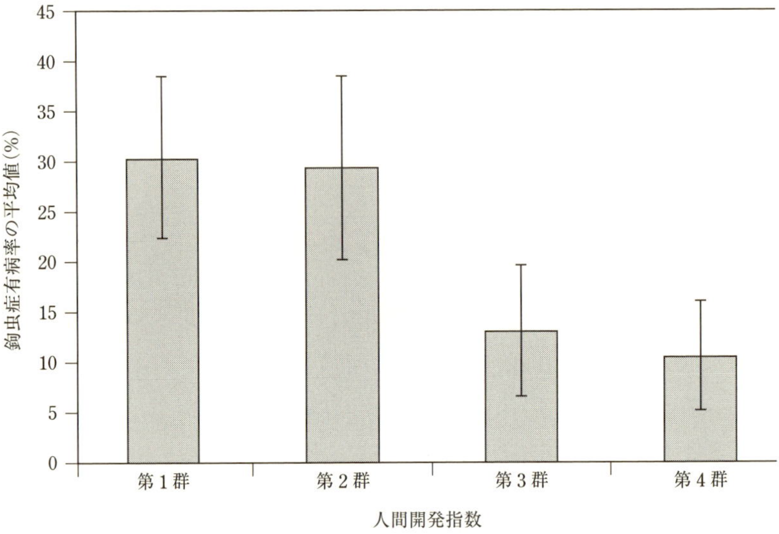

図 2.3　鉤虫症の有病率と貧困の関連．一般に使用されている複数の指標に基づいて 94 か国の社会経済的状況を評価し，貧困の程度によって，最も貧しい国（第 1 群），非常に貧しい国（第 2 群），貧しい国（第 3 群），やや貧しい国（第 4 群）の 4 群に分類した．（元データは de Silva et al., 2003 による．その後，Hotez et al., 2005 において改変引用．）

STH 感染症には有病者数が多い，僻地の貧困と密接に関連しているということに加えて，大人より子どものほうが影響を受けやすいという特徴がある．理由はわからないが，4 ～ 15 歳の子どもの体内にいる STH 数は他の年齢層より多い．つまり，子どもに寄生している STH は大人より多いことになる．この傾向は特に回虫と鞭虫に見られ，鉤虫ではそれほどでもない．図 2.4 は，やせているにもかかわらず，腹部だけが膨らんだパラグアイの少女の写真である．このような子どもの腹部を丁寧に触診すると，腸内に寄生虫がいるとわかることがある．図 2.4 右は，この少女に抗蠕虫薬を投与（いわゆる駆虫）した後で排出された回虫である．これだけの回虫が腹部に残ったまま腸を塞いでいたら，あるいは腸から肝臓や膵臓に移動したら，この少女に健康上の問題が起こることは容易に想像できるだろう．

このような臨床症状は見てはっきりとわかるものだが，こうした症状は STH に感染している子どもに見られるごく一部の症状に過ぎない．STH が

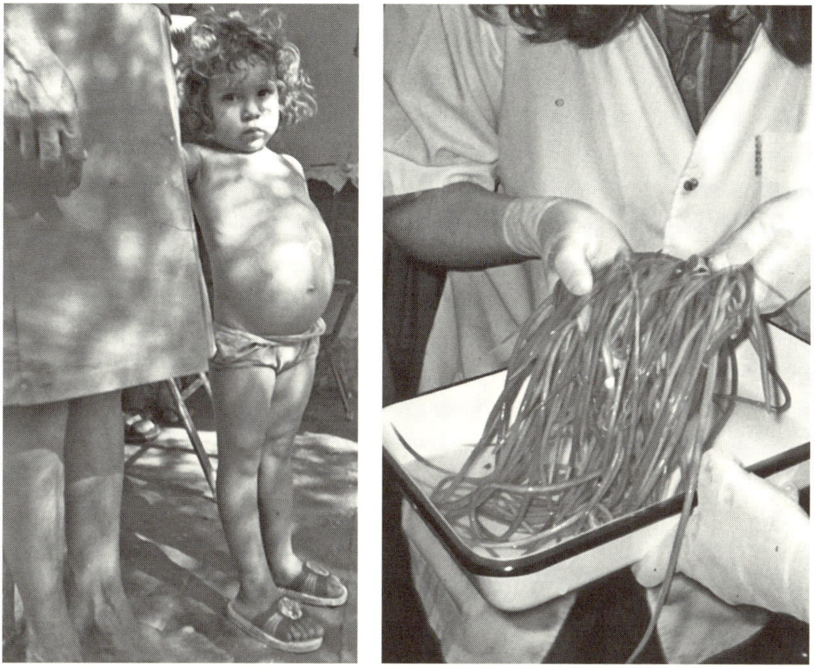

図 2.4　（左）重い回虫感染症にかかっているパラグアイの少女.（右）抗蠕虫薬の投与後に排出された回虫.（写真は Nora Labiano 提供． Despommier et al., 2006 に転載.）

何億人もの子どもの成長を阻害し，体力を低下させ，発達障害を起こしていることのほうがはるかに深刻である．代表的な 3 つの STH はすべて子どもの腸内に数年間寄生し，子どもの発達に必要な栄養を横取りし続けるため，子どもが栄養失調になってしまう．これが STH に感染した子どもの成長阻害，体力低下，発達障害の原因の 1 つと思われる．たとえば，回虫症ではタンパク質の消化が妨げられ，脂肪，乳糖，ビタミン A が十分に吸収されず，食欲も低下するため，成長が遅れてしまう．鞭虫症でも同じように食欲が低下し，タンパク質が不足する．鉤虫症では失血のためにタンパク質と鉄分が極度に不足して貧血が起こり，成長が阻害される[9]．世界で見られる STH による成長の遅れと阻害の原因は，こうした栄養不足にあると考えられる．

「神聖ならざる三位一体」は子どもの精神面にも影響を与え，子どもの学校の成績が下がったり，出席日数が減ったりする[10,11]．学校の成績が下がる原因ははっきりとはわかっていないが，STH が記憶力や認知機能を低下させる可能性があること，さらには知能を低下させる可能性もあることが複数の臨床試験で報告されている[11]．子どもが慢性的に STH に感染していることにより寿命が短くなることはないが，身体の成長，精神の発達が遅れ，学習に必要とされる様々な能力が低下し，子どもの生活に問題が生じる．NTDs は貧困地域で発生するというだけでなく，その貧困を助長する病気でもある．STH 感染症の場合，回虫，鞭虫，鉤虫が子どもの発達全般に影響を及ぼし，貧困が助長される．幼少期に鉤虫に慢性的に感染していると将来の収入が 43% 減少するという調査結果があるが[12]，それもここまでに述べたことで説明できるだろう（回虫症と鞭虫症についてはまだ同様の調査は行われていない）．このように STH 感染症は健康を損なうだけでなく，教育にも大きな影を落とし，他の NTDs と同様に経済的脅威となるのである．

この章の冒頭で引用した故ノーマン・ストールの言葉のとおり，鉤虫はおそらく STH の中で最大の脅威である．このことは最新の 2010 年世界疾病負荷に関する報告（2012 年末に公表）からもわかる．予備的な分析によれば，STH 感染症全体で失われる障害調整生存年数（DALYs）の約 3 分の 2 が鉤虫によるとされている[13]．鉤虫は体長 1 cm 程度の寄生虫で小腸に寄生し，小腸の粘膜と粘膜下組織に沿って走る細い血管から血を吸う．世界の最貧困層の約半数に相当する 6 ～ 7 億人が鉤虫に感染している．また，アフリカのサハラ以南，東アジアおよび太平洋地域，インド亜大陸，アメリカ大陸の熱帯地域（特にブラジルと中央アメリカ）の僻地でこの感染症が集中的に発生している（図 2.5）[2,14]．また沿岸地域の感染率が高くなることが多いが，これは鉤虫の幼虫が土壌中で成長する際に必要な条件が関係していると考えられる．

鉤虫症の有病率が発展途上国で高い一方，アメリカなどの高度先進国で全く鉤虫症が発生していないことも注目される．ただしアメリカ南部では，1930 年代まで鉤虫症のエンデミックが起きていた（マラリア，腸チフスやその他の NTDs のエンデミックも起きていた）[15]．図 2.6 は 20 世紀初めのアメリカ南部の鉤虫症の分布図である．このころはメキシコ湾沿岸地域と大西

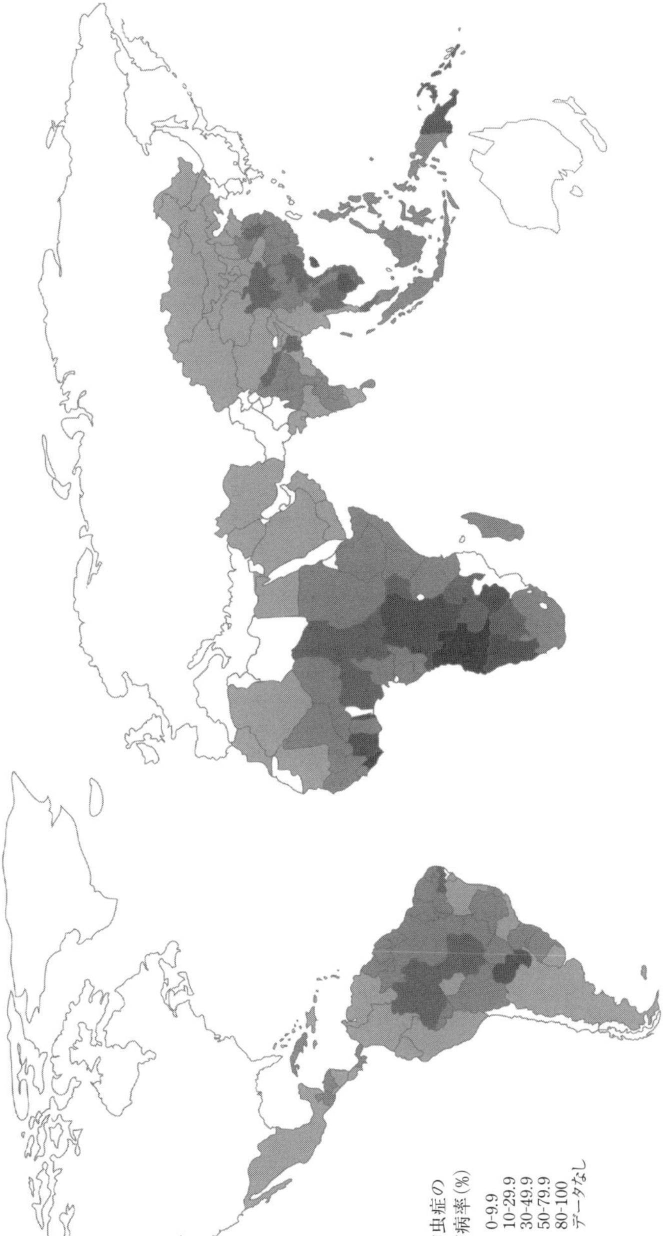

図 2.5　鉤虫症の有病率の世界分布．（Hotez et al., 2005 による．）

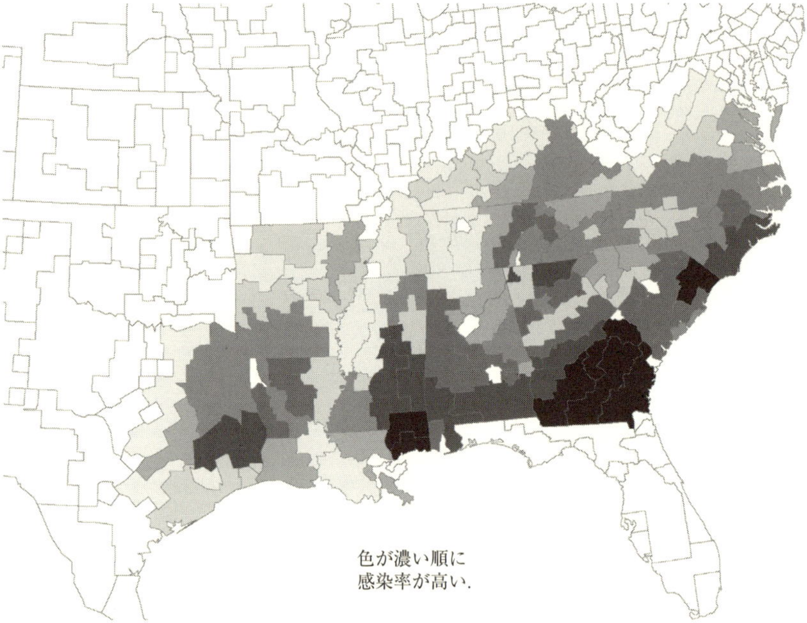

図 2.6　20 世紀初めのアメリカ南部の鉤虫症分布図．鉤虫症の子どもの感染率が郡ごとに示されている．（データは Bleakley, 2006 より．）

洋沿岸地域の鉤虫症の発生率が高かった（沿岸地域で発生率が高い理由は，鉤虫の生活環について述べる際に説明する）．子どもの半数以上が鉤虫に感染した地域では子どもの栄養失調，成長阻害，ならびに学校での成績低下や子どもが将来的に得る収入の減少が生じるが，その主な原因が鉤虫であったことが示されている[12,15]．

チャールズ・ワーデル・スタイルズとベイリー・K・アシュフォードがアメリカを中心に発生したアメリカ鉤虫を発見したが，アメリカ鉤虫はその後「怠惰の病原体」あるいは「南部の吸血鬼」と呼ばれるようになった[1,15]．鉤虫症は，17 ～ 19 世紀にアフリカのサハラ以南から連れてこられた奴隷がアメリカ鉤虫に感染していたために，アメリカに持ち込まれたと考えられている[1,15]．アメリカと同じように日本と韓国でも 1950 年代まで鉤虫症はよく見られた．先進国と呼ばれる国々で，現在，熱帯感染症の有病率が下がった理由は，貧困の減少と都市化経済への移行だとされている．医学史家のマーガレット・ハンフリーズは著書 *Malaria: Poverty, Race, and Public Health in the United States*（マラリア：アメリカにおける貧困，人種，そして公衆衛生）の中で，1933年にアメリカ連邦議会で可決された農業調整法などのニューディール政策を受けて農業機械が大量に購入された結果，地主が雇っていた農業従事者が綿花農場やタバコ農場で働けなくなり，農業地域の人口が減少したと指摘している[16]．また，地主が農業地域に建てていた農業従事者用の住居を取り壊したため，住人が北部や南部の都市へ流出したと述べている[16]．ロックフェラー財団とその前身のロックフェラー衛生委員会は20世紀初めの20年間に，アメリカ南部，アジアや南アメリカの一部で下水設備の工事を積極的に進めると同時に靴を配布して普及させ，こうした地域の鉤虫症の根絶に貢献したと一般的には考えられている．しかし，これは誤りである．理由は後で詳しく説明するが，靴を履いても鉤虫症を予防できるわけではなく，下水設備を整えても経済的発展が同時に進まなければSTH感染症の伝播を防ぐことはまずできないことがわかっている[17]．1930年代のアメリカと第二次世界大戦後の日本・韓国でSTH感染症対策が成功した主な要因は上記の対策ではなく，農業地域の人口減少，都市化，経済的発展だと考えられる．第一世代の抗蠕虫薬を使用して大々的に駆虫を行ったアジアでは，対策がより速く進んだ．中国の東部地域のSTH感染症がこの20年間で減少していることも，おそらく同じような経済的変化で説明できるだろう．このように都市化と経済的発展は，鉤虫症などのNTDs排除を強力に押し進める大きな要因である．ジョン・ロックフェラーが衛生問題について成し遂げた大きな功績はロックフェラー衛生委員会を創立したことではなく，生物医学研究の中心的存在となるロックフェラー大学を設立したことであり，またアメリカの第一世代の公衆衛生関連学部に寄付を行ったことである（最初はジョンズホプキンス大学公衆衛生学部設立のための寄付だった）．

ヒトは，土壌中の鉤虫の幼虫に触れると鉤虫に感染する[18]．鉤虫症を起こす寄生虫で最も多いものは線虫類のアメリカ鉤虫であり，次いでズビニ鉤虫である．アメリカ鉤虫の生活環を図2.7に示す．土壌中の鉤虫の幼虫は，ヒトの皮膚を突き破って体内に直接侵入する．幼虫の体長は1 cm未満（図

2.8）なので，屋外で作業する人や地面に触れて遊ぶ子どもはほとんど気づかない．幼虫は，皮膚が剥き出しになっている場所があれば，手，腕，尻，脚，さらに足の甲や足の裏など，どこからでも体内に侵入する．鉤虫症が発生している地域社会で靴を履くことによって有病率が下がるとしても，わずかな効果しか期待できないのは，このようにアメリカ鉤虫の幼虫が皮膚のあらゆる場所から侵入できるためである．また鉤虫症の感染率が沿岸地域で高いのは，これらの地域に砂地が多いためである．鉤虫の幼虫の移動速度は，粘土質の土に比べて，砂地の中のほうが速くなる[19]．

ヒトが土壌中の鉤虫の幼虫に繰り返し触れると，皮膚に掻痒性の炎症が起こる．この皮膚炎は，土かぶれまたは露かゆみ症と呼ばれる．その後，幼虫

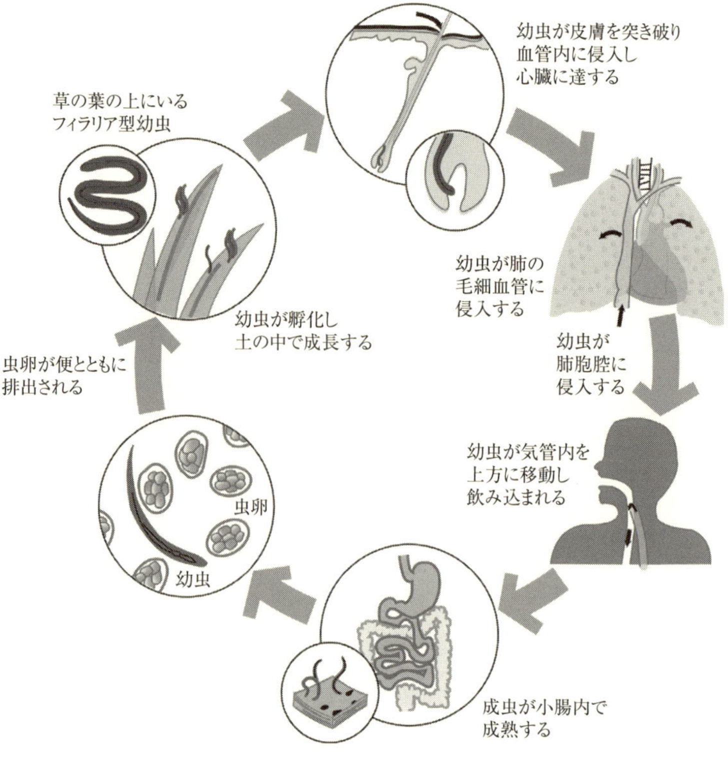

図 2.7　アメリカ鉤虫の生活環．（Hotez et al., 2005 より．）

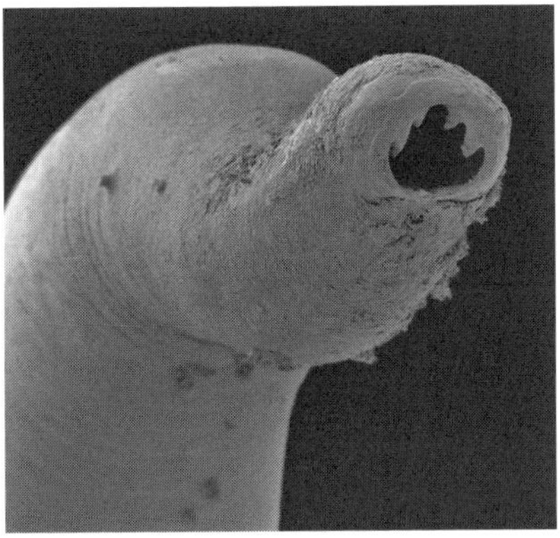

図 2.8　鉤虫の成虫.（写真は David Sharf［sharfphoto.com］提供.）

は5～8週間かけて体内の様々な組織を移動する．このとき肺を必ず通るため，咳が出るようになる（一方，回虫の幼虫が肺を通るときには，ゼーゼーというような音がする喘鳴（ぜんめい）など喘息のようなアレルギー症状が起こる）．感染力のある鉤虫の幼虫は肺を通過した後で気管の中を上方に移動し，気管と食道に分かれる辺りの喉頭蓋を通過して食道方向に飲み込まれる．そして最終的に腸で成虫に成長する．幼虫から成虫に成長するときには初期症状として好酸球性腸炎の症状が現れ，下腹部に痛みを感じる．痛みはしばらくすると治まるが，そのころには成熟した寄生虫が血を吸い始めている．鉤虫の成虫は腸壁に深く侵入して身体をしっかりと固定して，血を吸うことができる．そして赤血球を溶解してヘモグロビンを消化し，栄養として吸収する[20]．成虫の雄と雌は血を吸っているこの時期に交尾し，雌が1日あたり数千個の虫卵を産んで，虫卵が便とともに体外へ排出される．僻地の貧困地域では下水設備が十分に整っておらず，便が適切に処理されない．また，農作物の肥料として人糞を使用する地域もある（人糞肥料と呼ばれる）．土の温度と湿度が適度な状態にあり，その上に便が放置されると虫卵が孵化（ふか）し，まず未成熟な幼虫になるが，その後脱皮して感染力のある幼虫になる．

ヒトが鉤虫に感染すると腸からの失血のために体調が悪くなる．腸内にアメリカ鉤虫が25匹いるだけで，1日で約1 mLの血液を失う[21]．約1 mLの血液中には約0.5 mgの鉄分が含まれている．これは子どもが1日に必要とする量に相当する．このように成長期の子どもが必要とする1日の鉄分を鉤虫が横取りするため，子どもは鉄欠乏性貧血になる[21]．鉤虫が多いほど失血量も増え，貧血がひどくなる．このように慢性的に鉤虫に感染していることで起こる病気（鉤虫症）では長期間にわたって鉄欠乏性貧血になり，成長の遅れ，知的障害，認知障害が見られる．子どもの鉄分貯蔵量はもともと少ないため，鉤虫に血を吸われて失血した場合，特にダメージを受けやすい．また，血液にはタンパク質も豊富に含まれているため，慢性的に失血することで重いタンパク質栄養失調になる．この場合，顔や腕や脚に浮腫が見られる（図 2.9）．このような状態の子どもの顔色は黄色がかっていたり，土色がかっていたりするため，鉤虫症を「黄色病」と呼ぶ地域や「黄色腫れ病」と呼ぶ地域がある（中国語の *huang zhong bing*，ブラジルポルトガル語の *amarelao*）．「黄色病」について書かれた古代文書は多数あるが，英語の医学文献でもこの病気に「萎黄病（いおうびょう）」という名が使われている[18]．慢性的に鉤虫に感染している際にまれに見られる症状として異食症がある．異食症は，土やゴワゴワした物を食べたくなる病気であり，ヒポクラテスは鉤虫症を「肌が黄色くなり，腸の具合が悪くなり，土を食べたくなる」病気と記している．また，アメリカ南部の風土について書かれた古い文献の中には，土を食べる行為を書いたものが多数ある[1]．土には鉄分が豊富に含まれるため，土を食べて鉄分を補っていた可能性がある[1]．

鉤虫は妊娠中の感染にも十分に注意しなければならない．全世界で約 4,400 万人の妊婦が鉤虫症になっていると推定されている．また，アフリカのサハラ以南では約 700 万人の妊婦（妊婦全体の約 3 分の 1 ）が鉤虫に感染しているとされている[22]．胎児の成長には鉄分が使われるため，妊婦の鉄分貯蔵量はもともと少なく，鉄分が不足する妊婦は多い．妊婦が鉤虫に感染して鉄分をさらに失い貧血になることと，子どもが未熟児や低体重児として生まれたり，母親が病気になったりすることには強い関係がある[21,22]．また，農業従事者が鉤虫に感染して慢性的に鉄分が不足すると生産性が下がり，収穫が減る．20 世紀初めにブラジル人作家モンテイロ・ロバートが生み出したキャラクター，ジェカ・タッツは怠惰で元気のない人物だったが，鉤虫症が治った後は社会問題に取り組み始める（図 2.10）．これまで述べてきたように，鉤虫症は子どもの発達障害，妊婦への悪影響，生産性の低下を招く．

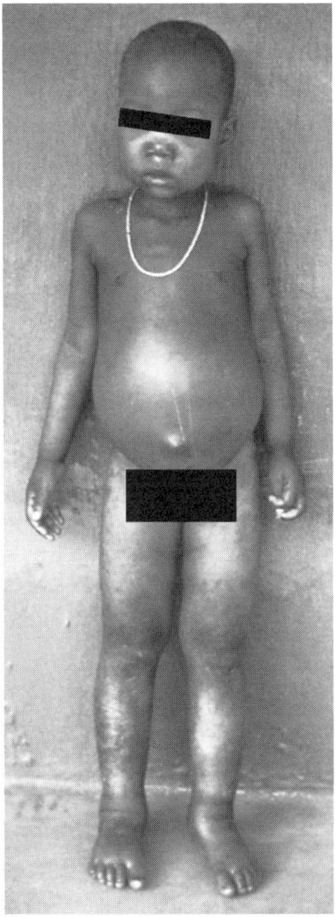

図 2.9　重い鉤虫症の子ども．顔色が悪く，浮腫（むくみ）もある．これは，ひどい鉄分欠乏とタンパク質欠乏による症状である．（写真は CDC の Public Health Image Library［phil.cdc.gov］より．）

この感染症は長期に及ぶため，他の寄生虫感染症に比べて何らかの障害によって失われる健康生存年数が長くなる[23]．

靴を履いても鉤虫に感染してしまうとすれば，発展途上国で鉤虫症の対策，あるいは予防のためにはどうしたらよいのだろうか．トイレの使用率を高めて衛生的に便を処理すると，鉤虫症などの STH 感染症の有病率が大幅に下がる可能性がある．ただし，実際的な貧困対策と都市化が同時に進められず，トイレの使用率を高めるだけでは，鉤虫症などの STH 感染症の伝播にごくわずかしか影響しないことがわかっている[17]．現時点で最も効果的な STH 感染症対策は，集団薬剤投与により 3 つの代表的な寄生虫すべてに効果のあ

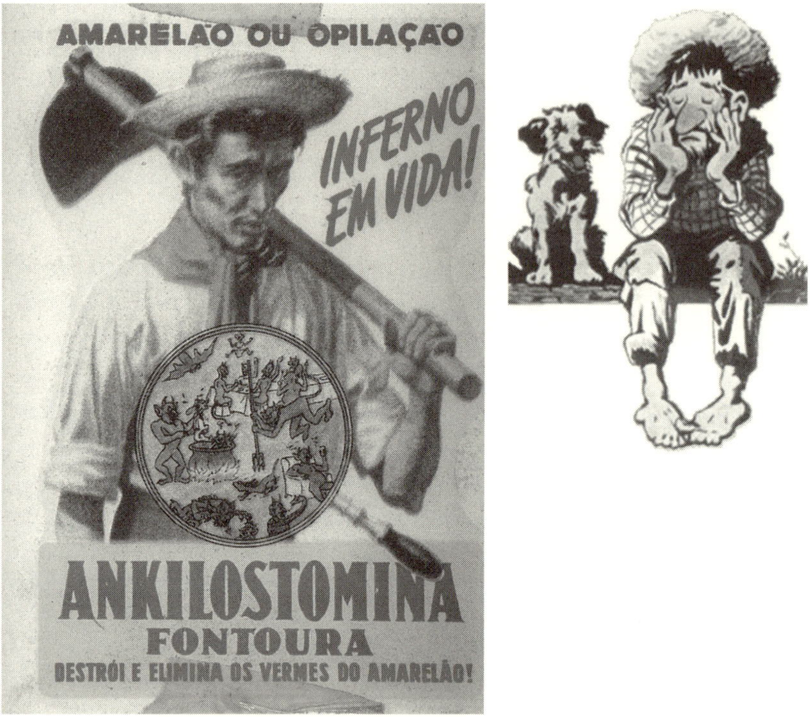

図 2.10 （左）慢性鉤虫症（amarelao）のブラジル人農業従事者（Klintowitz, 1989, TAM Airlines Magazine より）.（右）ジェカ・タッツ.

る抗蠕虫薬を，より多くの人々に投与し，駆虫を行うことである．この方法は，集団薬剤投与（MDA: mass drug administration）によってNTDsを大規模に排除することを目的に行われた実例として，本書で最初に示すものである．

STHの集団駆虫では，ベンズイミダゾール系抗蠕虫薬（BZA: benzimidazole anthelmintics）を1回だけ投与する．代表的なBZAとしてはアルベンダゾールとメベンダゾールがある．どちらの薬剤も低価格のジェネリック医薬品が作られている．また，アトランタのグローバルヘルスのためのタスクフォースが実施する，ジョンソン・エンド・ジョンソン社のメベンダゾール無償提供プログラムとグラクソ・スミスクライン社のアルベンダゾール無償提供プログラムを通じて，無償提供される場合もある．体内に多数の寄生虫がいる重いSTH感染症になるリスクは，学齢期の子どもで最も高いため，この年齢層は世界的に実施される駆虫のターゲットとなっている．学齢期の子どもをターゲットとし，頻繁かつ定期的にBZAで駆虫を行ったところ，食欲と体力が向上して身体の成長が改善しただけでなく，鉄不足が改善して貧血も減少するなど，子どもの健康状態と栄養状態に様々なメリットがもたらされた[11,24]．また，短期記憶，長期記憶，問題解決力，言語能力や認知機能が向上するなど知的，認知的にも良い効果があり，精神面の成長も見られている[11,24]．ハーバード大学の経済学者マイケル・クレマーとカリフォルニア大学バークレー校の経済学者テッド・ミゲルは最近，駆虫には教育における子どもたちの発達を促進する効果があることを確認している．また，クレマーとミゲルにサラ・ベアード，ジョーン・ヒックス，シカゴ大学のホイト・ブレークリーが加わって経済分析を行った結果，駆虫が地域社会の経済に良い影響を与えることが示された[10,11,24]．

スイスのジュネーブにあるWHO本部では毎年5月に，世界各国の保健担当大臣が参加するWHO総会〔正式には世界保健総会［WHA: World Health Assembly］〕が開催される．2001年に開催された第54回WHO総会では，感染リスクの高い学齢期の子どもを対象とした定期的な駆虫の実施率75～100%を達成することを加盟国に求める決議（54.19）が採択された（who.int/intestinal_worms）．この決議以降，WHOなどの国際的機関が大規模なBZAの投与（一般的にアルベンダゾールまたはメベンダゾールを1回投与する）を促進するためのアドボカシー活動を実施している．抗蠕虫薬投与の管理を医療従事者ではなく教師が行うほうが費用対効果に優れ，効率もよいため，年1回の駆虫を学校で行うようになってきている[25]．学校では，特別なトレーニングを受けた教師が駆虫薬を渡し，衛生教育を行う[24]．アフリカとアジアの多くの国々では，国連世界食糧計画（wfp.org）が支援する学校給食プログラムに合わせて駆虫が行われている．学校給食プログラムは，世界銀行，UNICEF，UNESCO，WHOが連携したイニシアティブであるFRESH（効果的な学校保健にリソースを集中する）パートナーシップ（schoolsandhealth.org/fresh）や，子どもの成長のためのパートナーシップ

(child-development.org)，寄生虫駆除イニシアティブ（evidenceaction.org/dewormtheworld）などの非政府系組織も支援している[24]．治療や予防対策にかかる費用は非常に少なく，たとえばガーナでは1人あたり0.03米ドル，タンザニアでは1人あたり0.04米ドルであり，こうしたわずかな費用で数十万人の子どもが治療を受けている[24,25]．また学校で駆虫を実施する際の費用が少ないのは，BZAが無償提供されることが多いためだけでなく，BZA投与の安全性が高いため，STHへの感染を調べることなくBZAを投与できるからである．つまり，その地域全体のSTH感染症の有病率が50%を上回っていれば，子どもの便を検査して感染しているかどうかを調べる必要はなく，その地域のすべての学校でメベンダゾールまたはアルベンダゾールを1回投与する．診断のトレーニングを受けた医師の派遣や検査用機器の運搬には高い費用がかかるが，この方針で薬剤投与を行えば，高い費用をかける必要はないのである．駆虫を世界的に促進し，議論を推し進めてWHOの決議（54.19）の採択につなげたという点で，WHOのロレンゾ・サビオリと，現在は世界銀行のドン・バンディが行ったアドボカシー活動が果たした役割は大きいと私は考えている[26]．

このように少ない費用でできる駆虫を2010年に受けた子どもは77か国で3億人を超えた[27]．この人数を多いと感じるかもしれないが，年1回の駆虫を必要としている子どもは約9億人いる．したがって，WHO総会で採択された決議（54.19）の目標達成数に比べるとまだ非常に少ない[27]（図2.11）．発展途上国には学校に通っていない学齢期の子どもが大勢いる．このため，学校で治療や予防対策を行う代わりに，また学校での対策を補う方法として，多くの子どもをターゲットとした「子どもの健康デー」のような日が世界各地で設けられ，地域で治療や予防対策が行われている．このプログラムでは，ビタミンAの給付や麻疹（ましん）ワクチンなどの予防接種に合わせて駆虫が行われている[24]．「子どもの健康デー」のように地域で治療や予防対策を行うというやり方は，STH感染症のエンデミックが起き，学齢期前（5歳未満）の子どもが中程度から重度のSTH感染症になっている地域に特に適している．50か国以上で約2億人の子どもがビタミンAを給付されているという推定値があるため[24]，ビタミンAの給付に合わせて駆虫を行えば規模をさらに

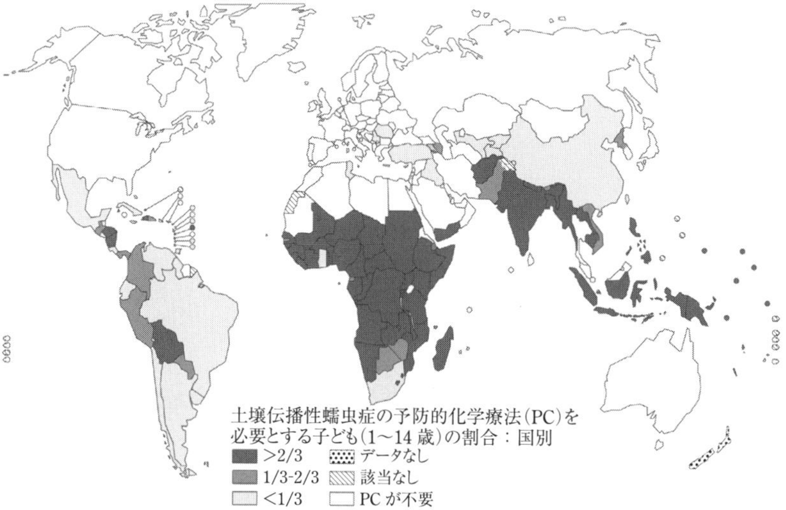

図 2.11　土壌伝播性蠕虫症の予防的化学療法を必要とする子ども（1 〜 14 歳）の国別の割合．2010 年のデータ．（gamapserver.who.int/mapLibrary/Files/Maps/Global_STH_2010.PNG［© 2011 WHO］を参照.）

拡大できると考えられる．また，すでに説明したように一部の発展途上国では妊婦が鉤虫に感染するリスクも高いため，WHO などの国際的な機関は推奨目標の範囲を広げ，STH の伝播が深刻な地域の妊婦も駆虫の対象としている．

学校または地域で治療や予防対策を行う場合，メベンダゾールまたはアルベンダゾールを年 1 回のペースで 1 回投与することが多いが，伝播が深刻な地域ではもっと頻繁に駆虫を行う必要がある．駆虫後の数か月間で STH に再び感染することもあるため，1 年に 2 〜 3 回の駆虫が必要な場合もある．このため WHO は現在，有病率が高い地域（一般的に有病率が 70% を超える地域）または伝播が深刻な地域（人口の 10% を超える人々が中程度から重度の STH 感染症にかかっている地域）では年に 2 〜 3 回駆虫を行うことを推奨している．

STH 感染症対策のために頻繁かつ定期的に駆虫を行う場合，他の感染症と同じように，メベンダゾールまたはアルベンダゾールに耐性を示す STH

が現れることが懸念される．実際に，オーストラリア，ニュージーランド，南アメリカ，南アフリカなど南半球の各地では，ヒツジやウシの腸管寄生蠕虫の中にBZAに耐性を示すものが見られている[28]．なお，BZAに耐性を示すようになるメカニズムは第11章で説明する．ヒトのSTH感染症に使用されているBZAに耐性を示すものが現れたという確かな報告はまだない．しかし，スイス熱帯公衆衛生研究所のジェニファー・カイザーとヨーグ・ウツィンガーがシステマティックレビュー〔複数の論文のデータを集めて再評価する研究〕を行った結果，メベンダゾールを1回投与した場合のヒト鉤虫感染症の治癒率はわずか15%に過ぎず，アメリカ鉤虫に感染している場合の虫卵数の減少率は0～68%の範囲にとどまることが明らかになった[28]．このため，アメリカ鉤虫に感染している場合であれば一般的にアルベンダゾールが効果を発揮するが，メベンダゾールの1回投与を鉤虫症の標準的治療と考えることはもはやできなくなっている．今日では，メベンダゾールを1回投与しても効果が認められないことが多く，伝播が深刻な地域のSTH感染症の罹患率も高くなっている．さらに，動物に寄生する線虫の中にBZAに耐性を示すものが現れたという報告もあるため，BZAが効果を発揮するかどうかをしっかりと監視し，新世代のSTH薬を開発することが国際的に求められている．

駆虫が健康と教育にもたらすメリットは非常に大きい．このため，できる限りの方法を試して，発展途上国でBZAが広く使われるようにしなければならない．現在，地球統計学の分野で開発された非常に有望な方法があり，それを使えば人材や資金などのリソースが不足している場合でも効率的に駆虫を行うことができると考えられる[29]．しかし同時に，駆虫の代わりとなる対策手法の開発を進める必要もある．残念なことに，STHの治療薬や予防薬の市場は小さいため，本格的な研究開発は進んでいない．しかし，駆虫の代わりとなるSTHの対策や駆虫を補う方法として，蠕虫に効果のある遺伝子組換えワクチンの開発が進められている．このワクチンを使えば駆虫後の再感染を防ぐことができる[30]．第11章では，ヒト鉤虫ワクチンイニシアティブという，製品開発に関する非営利のパートナーシップについて説明する．このパートナーシップは，貧困対策として新たな鉤虫ワクチンの開発を目指している．

要点：「神聖ならざる三位一体」

- STH 感染症の原因は腸管寄生虫で，原因として最もよく見られる寄生虫は回虫，鞭虫，鉤虫である．
- 回虫症，鉤虫症，鞭虫症は世界で最もよく見られる NTDs である．
- STH 感染症はアフリカのサハラ以南，アジア，アメリカ大陸で蔓延している．特に熱帯で，降水量が多い僻地の貧困地域では深刻である．
- 子どもに寄生している寄生虫の数は大人より多く，STH 感染症の重症度は一般的に子どものほうが高い．
- STH は，数年間にわたって消化管に寄生する．
- 子どもが慢性的に STH に感染すると身体の成長と発達が阻害されるだけでなく，記憶力，学習能力などの認知機能にも影響が及ぶ．このように STH 感染症は健康だけでなく教育にも影を落とす．そのため，STH 感染症は貧困を助長することになる．こうした影響は，寄生虫に感染することで栄養失調になるためだと考えられる．
- 鉤虫に感染すると腸から失血し，鉄欠乏性貧血になって栄養失調になる．特に，鉄分の貯蔵量がもともと少ない子どもや妊婦は影響を受けやすい．このため鉤虫症の DALYs は他の寄生虫感染症よりも長くなる．
- STH 感染症の世界規模の対策では現在，BZA を投与する駆虫を頻繁かつ定期的に行い，患者数を減らすことが重点的に行われている．感染リスクの高い子どもをターゲットとするため，学校での駆虫が重視されている．
- 理論的にも現実的にも BZA に耐性を示す寄生虫が現れることが懸念される．このため，ヒト鉤虫ワクチンの開発が進められている．

注

1. “helminth” のギリシャ語の語源は Faust et al., 1970 の 251 ページによる．ヒト回虫症および鉤虫症について書かれている歴史的文書については，Cox, 2002, Grove, 1990, Sherman, 2006 の 349 ～ 352 ページを参照.
2. 有病者数は Bethony et al., 2006 より改変引用.
3. STH が子どもの成長，発達，認知機能に及ぼす影響については，Bethony et al.,

2006 および Crompton and Nesheim, 2002 を参照（これらの文献の参考文献も参照）．クロンプトンとネシャイムは，子どもの成長を妨げる理由を栄養学の面からも説明している．
4. 中国での全国規模の寄生虫調査の結果については Hotez et al., 1997 を参照．調査はその後，（規模は縮小されたが）2002 年から 2004 年にも実施された．その結果，経済的に発展した地域の発病率が以前に比べて大幅に下がったことがわかった．中国の近年の有病者数は Li et al., 2010 を参照．
5. これらの結果については Hotez, 2002 を参照．
6. これらの結果については Fenghua et al., 1998 を参照．
7. de Silva et al., 2003 を参照．
8. STH 感染症と貧困を関連づける要因については，Raso et al., 2005, Holland et al., 1988, Hotez, 2008 を参照．
9. STH で成長と発達が阻害される正確なメカニズムはまだ十分にわかっていない．参考になる文献レビューとして Crompton and Nesheim, 2002 がある．
10. Miguel and Kremer, 2004.
11. STH と認知障害・記憶障害の関連については D. A. P. バンディらが幅広く研究している．重要な論文は Nokes et al., 1992 および Sakti et al., 1999 である．ただし，寄生虫が記憶力や認知機能を低下させるメカニズムは十分にわかっていない．
12. Bleakley, 2007.
13. 2010 年の GBD に関する研究については Murray et al., 2012 および Vos et al., 2012 を参照．
14. 3 つの STH 感染症の分布図は de Silva et al., 2003 を参照．
15. アメリカの鉤虫症の歴史については Ettling, 1981 がたいへん参考になる．世界的に見た歴史の説明は Farley, 2004 を参照．大規模な研究が行われたのは 30 年以上前であるため，鉤虫症や他の STH 感染症のエンデミックがアメリカで今でも起きているかどうかはわからない．Starr and Montgomery, 2011 を参照．
16. Humphreys, 2001 の 110 ～ 111 ページ．
17. 下水設備と衛生教育が STH 感染症に与える影響については Asaolu and Ofoezie, 2003 および Ziegelbauer et al., 2012 を参照．靴を履くことと鉤虫感染症予防の間に関連が認められないことを示した研究については Bethony et al., 2002 を参照．
18. 鉤虫の生活環と鉤虫症の臨床症状については Hotez et al., 2005 および Hotez et al., 2004 を参照．
19. 鉤虫症が沿岸地域（砂地の地域）に集中して有病率が高くなることを示した研究については Mabaso et al., 2003 および Mabaso et al., 2004 を参照．
20. 鉤虫が血液を消化する際の生化学的なメカニズムについては Williamson et al., 2004 を参照．
21. これらのデータの一部については Stoltzfus et al., 1997a および Stoltzfus et al., 1997b を参照．また，Crompton, 2000 および Crompton and Nesheim, 2002 に概要がまとめられている．中程度から重度の鉤虫症と鉄欠乏性貧血を起こす腸からの失血の関連は，最近のシステマティックレビューで確認されている．Smith and Brooker, 2010 を参照．
22. 妊娠時の鉤虫症予防の重要性については Bundy et al., 1995 および Christian et al.,

2004を参照．最近のシステマティックレビューで鉤虫症と妊娠時の貧血の関連が確認された．アフリカのサハラ以南で鉤虫に感染している妊婦の数の推定値も示されている．Brooker et al., 2008を参照．

23. データの概要についてはHotez et al., 2006bを参照．障害により失う年数の最新情報はVos et al., 2012を参照．
24. 駆虫によるSTH感染症対策の概要についてはAlbonico et al., 2006, Brooker et al., 2004, Crompton and Nesheim, 2002を参照．駆虫が教育と経済にもたらすメリットについてはMiguel and Kremer, 2004, Baird et al., 2012, Bleakley, 2007を参照．これらの研究の一部は，マサチューセッツ工科大学に本部がある革新的組織アブドゥル・ラティフ・ジャミール貧困アクションラボと，ロンドンの子どもの成長のためのパートナーシップ（child-development.org）の支援で実施された．駆虫をしても子どもの認知機能はそれほど改善されない，あるいはその程度に疑問の余地があると考える研究者もいる．Taylor-Robinson et al., 2012を参照．この論文をきっかけとして*PLOS Medicine*の「医学を語る」コミュニティのブログで活発な議論が交わされた（*PLOS Medicine*, 2012）．
25. Hotez et al., 2006a, World Bank, 2003.
26. Savioli et al., 1992.
27. 駆虫やNTDsの治療や予防対策を世界で必要としている人数の推定値についてはWorld Health Organization, 2012を参照．
28. 耐性についてはBrooker et al., 2004を参照．STH感染症に対する薬剤の有効性のシステマティックレビューはKeiser and Utzinger, 2008を参照．
29. この点についてはMagalhaes et al., 2011を参照．
30. この点についてはHotez et al., 2010を参照．

文献

Albonico M, Montresor A, Crompton DWT, Savioli L. 2006. Intervention for the control of soil-transmitted helminthiasis in the community. *Adv Parasitol* **61:** 311–348.

Asaolu SO, Ofoezie IE. 2003. The role of health education and sanitation in the control of helminth infections. *Acta Trop* **86:** 283–294.

Baird S, Hicks JH, Kremer M, Miguel E. 2012. *Worms at Work: Long-Run Impacts of Child Health Gains.* scholar.harvard.edu/faculty/kremer/files/klps-labor_2012-03-23_clean.pdf.

Bethony J, Brooker S, Albonico M, Geiger SF, Loukas A, Diemert D, Hotez PJ. 2006. Soil-transmitted helminth infections: ascariasis, trichuriasis, and hookworm. *Lancet* **367:** 1521–1532.

Bethony J, Chen J, Lin S, Xiao S, Zhan B, Li S, Xue H, Xing F, Humphries D, Yan W, Chen G, Foster V, Hawdon JM, Hotez PJ. 2002. Emerging patterns of hookworm infection: influence of aging on the intensity of *Necator* infection in Hainan Province, People's Republic of China. *Clin Infect Dis* **35:** 1336–1344.

Bleakley H. 2007. Disease and development: evidence from hookworm eradication in the American South. *Q J Econ* **122:** 73–112.

Brooker S, Bethony J, Hotez PJ. 2004. Human hookworm infection in the 21st century.

Adv Parasitol **58**: 197-288.
Brooker S, Hotez PJ, Bundy DA. 2008. Hookworm-related anaemia among pregnant women: a systematic review. *PLoS Negl Trop Dis* **2**: e291.
Bundy DA, Chan MS, Savioli L. 1995. Hookworm infection in pregnancy. Trans *R Soc Trop Med Hyg* **89**: 521-522.
Christian P, Khatry SK, West KP Jr. 2004. Antenatal anthelmintic treatment, birthweight, and infant survival in rural Nepal. *Lancet* **364**: 981-983.
Cox FE. 2002. History of human parasitology. *Clin Microbiol Rev* **15**: 595-612.
Crompton DW. 2000. The public health importance of hookworm disease. *Parasitology* **121**(Suppl): S39-S50.
Crompton DW. 2001. Ascaris and ascariasis. *Adv Parasitol* **48**: 285-375.
Crompton DW, Nesheim MC. 2002. Nutritional impact of intestinal helminthiasis during the human life cycle. *Annu Rev Nutr* **22**: 35-39.
de Silva NR, Brooker S, Hotez PJ, Montresor A, Engels D, Savioli L. 2003. Soil-transmitted helminth infections: updating the global picture. *Trends Parasitol* **19**: 547-551.
Despommier DD, Gwadz RW, Hotez PJ, Knirsch C. 2006. *Parasitic Diseases*, 5th ed. Apple Tree Productions, New York, NY.
Ettling J. 1981. *The Germ of Laziness: Rockefeller Philanthropy and Public Health in the New South.* Harvard University Press, Cambridge, MA.
Farley J. 2004. *To Cast Out Disease: a History of the International Health Division of the Rockefeller Foundation (1913-1951)*. Oxford University Press, Oxford, United Kingdom.
Faust EC, Russell PF, Jung RC. 1970. *Craig and Faust's Clinical Parasitology,* 8th ed. Lea & Febiger, Philadelphia, PA.
Fenghua S, Zhongxing W, Yixing Q, Hanqun C, Haichou X, Hainan R, Shuhua X, Bin Z, Hawdon JM, Zheng F, Hotez PJ. 1998. Epidemiology of human intestinal nematode infections in Wujiang and Pizhou counties, Jiangsu Province, China. *Southeast Asian J Trop Med Public Health* **29**: 605-610.
Grove DI. 1990. *A History of Human Helminthology.* CAB International, Wallingford, United Kingdom.
Holland CV, Taren DL, Crompton DW, Nesheim MC, Sanjur D, Barbeau I, Tucker K, Tiffany J, Rivera G. 1988. Intestinal helminthiases in relation to the socioeconomic environment of Panamanian children. *Soc Sci Med* **26**: 209-213.
Hotez PJ. 2002. China's hookworms. *China Q* **172**: 1029-1041.
Hotez PJ. 2008. Hookworm and poverty. *Ann N Y Acad Sci* **1136**: 38-44.
Hotez PJ, Bethony J, Bottazzi ME, Brooker S, Buss P. 2005. Hookworm: "the great infection of mankind." *PLoS Med* **2**: e67.
Hotez PJ, Bethony JM, Diemert DJ, Pearson M, Loukas A. 2010. Developing vaccines to combat hookworm infection and intestinal schistosomiasis. *Nat Rev Microbiol* **8**: 814-826.
Hotez PJ, Brooker S, Bethony JM, Bottazzi ME, Loukas A, Xiao SH. 2004. Hookworm

infection. *N Engl J Med* **351:** 799–807.

Hotez PJ, Bundy DA, Beegle K, Brooker S, Drake L, de Silva N, Montresor A, Engels D, Jukes M, Chitsulo L, Chow J, Laxminarayan R, Michaud CM, Bethony J, Correa-Oliveira R, Xiao SH, Fenwick A, Savioli L. 2006a. Helminth infections: soil-transmitted helminth infections and schistosomiasis, p 467–482. *In* Jamison DT, Breman JG, Measham AR, Alleyne G, Claeson M, Evans DB, Prabhat J, Mills A, Musgrove P (ed), *Disease Control Priorities in Developing Countries*, 2nd ed. Oxford University Press, Oxford, United Kingdom.

Hotez PJ, Feng Z, Xu LQ, Chen MG, Xiao SH, Liu SX, Blair D, McManus DP, Davis GM. 1997. Emerging and reemerging helminthiases and the public health of China. *Emerg Infect Dis* **3:** 303–310.

Hotez PJ, Molyneux DH, Fenwick A, Ottesen E, Ehrlich Sachs S, Sachs JD. 2006b. Incorporating a rapid-impact package for neglected tropical diseases with programs for HIV/AIDS, tuberculosis, and malaria. *PLoS Med* **3:** e102.

Humphreys M. 2001. *Malaria: Poverty, Race, and Public Health in the United States*. The Johns Hopkins University Press, Baltimore, MD.

Keiser J, Utzinger J. 2008. Efficacy of current drugs against soil-transmitted helminth infections: systematic review and meta-analysis. *JAMA* **299:** 1937–1948.

Li T, He S, Zhao H, Zhao G, Zhu XQ. 2010. Major trends in human parasitic diseases in China. *Trends Parasitol* **26:** 264–270.

Mabaso ML, Appleton CC, Hughes JC, Gouws E. 2003. The effect of soil type and climate on hookworm (*Necator americanus*) distribution in KwaZulu-Natal, South Africa. *Trop Med Int Health* **8:** 722–727.

Mabaso ML, Appleton CC, Hughes JC, Gouws E. 2004. Hookworm (*Necator americanus*) transmission in inland areas of sandy soils in KwaZulu-Natal, South Africa. *Trop Med Int Health* **9:** 471–476.

Magalhaes RJ, Clements AC, Patil AP, Gething PW, Brooker S. 2011. The applications of model-based geostatistics in helminth epidemiology and control. *Adv Parasitol* **74:** 267–296.

Miguel E, Kremer M. 2004. Worms: identifying impacts on education and health in the presence of treatment externalities. *Econometrica* **72:** 159–217.

Murray CJ, Vos T, Lozano R, Naghavi M, Flaxman AD, Michaud C, Ezzati M, Shibuya K, Salomon JA, et al. 2012. Disability-adjusted life years (DALYs) for 291 diseases and injuries in 21 regions, 1990–2010: a systematic analysis for the Global Burden of Disease Study 2010. *Lancet* **380:** 2197–2223.

Nokes C, Grantham-McGregor SM, Sawyer AW, Cooper ES, Bundy DA. 1992. Parasitic helminth infection and cognitive function in school children. *Proc Biol Sci* **247:** 77–81.

***PLOS Medicine*.** 2012. Should deworming policies in the developing world be reconsidered? *Speaking of Medicine*. July 18, 2012. blogs.plos.org/speakingofmedicine/2012/07/18/should-deworming-policies-in-the-developing-world-be-reconsidered/.

Raso G, Utzinger J, Silue KD, Ouattara M, Yapi A, Toty A, Matthys B, Vounatsou P, Tanner M, N'Goran EK. 2005. Disparities in parasitic infections, perceived ill health and access to health care among poorer and less poor schoolchildren of rural Côte d'Ivoire. *Trop Med Int Health* **10**: 42–57.

Sakti H, Nokes C, Hertanto WS, Hendratno S, Hall A, Bundy DA, Satoto. 1999. Evidence for an association between hookworm infection and cognitive function in Indonesian school children. *Trop Med Int Health* **4**: 322–334.

Savioli L, Bundy D, Tomkins A. 1992. Intestinal parasitic infections: a soluble public health problem. *Trans R Soc Trop Med Hyg* **86**: 353–354.

Sherman IW. 2006. *The Power of Plagues*. ASM Press, Washington, DC.

Smith JL, Brooker S. 2010. Impact of hookworm infection and deworming on anaemia in non-pregnant populations: a systematic review. *Trop Med Int Health* **15**: 776–795.

Starr MC, Montgomery SP. 2011. Soil-transmitted helminthiasis in the United States: a systematic review—1940–2010. *Am J Trop Med Hyg* **85**: 680–684.

Stoll N. 1962. On endemic hookworm, where do we stand today? *Exp Parasitol* **12**: 241–252.

Stoltzfus RJ, Chwaya HM, Tielsch JM, Schulze KJ, Albonico M, Savioli L. 1997a. Epidemiology of iron deficiency anemia in Zanzibari schoolchildren: the importance of hookworms. *Am J Clin Nutr* **65**: 153–159.

Stoltzfus RJ, Dreyfuss M, Hababuu MPH, Chwaya HM, Albonico M. 1997b. Hookworm control as a strategy to prevent iron deficiency. *Nutr Rev* **55**: 223–232.

Taylor-Robinson DC, Maayan N, Soares-Weiser K, Donegan S, Garner P. 2012. Deworming drugs for soil-transmitted intestinal worms in children: effects on nutritional indicators, haemoglobin and school performance. *Cochrane Database Syst Rev* **7**: CD000371.

Vos T, Flaxman AD, Naghavi M, Lozano R, Michaud C, Ezzati M, Shibuya K, Salomon JA, et al. 2012. Years lived with disability (YLDs) for 1160 sequelae of 289 diseases and injuries 1990–2010: a systematic analysis for the Global Burden of Disease Study 2010. *Lancet* **380**: 2163–2196.

Williamson AL, Lecchi P, Turk BE, Choe Y, Hotez PJ, McKerrow JH, Cantley LC, Sajid M, Loukas A. 2004. A multi-enzyme cascade of hemoglobin proteolysis in the intestine of blood-feeding hookworms. *J Biol Chem* **279**: 3590–3597.

World Bank. 2003. School deworming at a glance. World Bank, Washington, DC. site resources.worldbank.org/INTPHAAG/Resources/AAGDewormingEng110603.pdf.

World Health Organization. 2012. Integrated preventive chemotherapy for neglected tropical diseases: estimation of the number of interventions required and delivered, 2009–2010. *Wkly Epidemiol Rec* **87**: 17–28.

Ziegelbauer K, Speich B, Mäusezahl D, Bos R, Keiser J, Utzinger J. 2012. Effect of sanitation on soil-transmitted helmith infections: systematic review and meta-analysis. *PLOS Med* **9**: e1001162.

第3章
住血吸虫症（巻貝熱）

日が昇り，星が瞬き，夕暮れから夜明けまで働く
我々の力は無限であり，情熱は炎よりも赤い……
川が海ほど広大であっても，余すところなく干拓しなければならない……
腹が膨れる病と断固戦うために，川から巻貝を一掃するのだ．

魏文伯（ウェイ・ウェンポー） 1958年

住血吸虫症は水媒介性の寄生虫感染症であり，発展途上国で4～6億人が感染している[1]．その9割以上がアフリカに住む人々であり，住血吸虫症は今日のアフリカでよく見られる寄生虫感染症である．アフリカ以外では，アメリカ大陸（主にブラジル）と中東（主にイエメン）にそれぞれ100～200万人の患者がおり，さらに中国，フィリピン，東南アジアの国々にアジア型の住血吸虫症患者が約100万人いる（図3.1）[1]．線虫類の土壌伝播性蠕虫と異なり，住血吸虫は扁形（へんけい）動物の一種で吸虫とも呼ばれる．住血吸虫の成虫は血管内の血液に寄生し（このため血管寄生吸虫とも呼ばれる），棘（とげ）のある虫卵を血液中で産む．種によって重度の尿路疾患にかかることもあれば，腸管・肝臓疾患にかかることもある．ヒトは，淡水中を泳いでいる幼虫（セルカリア）が直接侵入し住血吸虫に感染する．住血吸虫はセルカリアになる前の成育期を水生巻貝の中で過ごす．

住血吸虫症ほど歴史に大きな影響を与えた感染症はない．住血吸虫症は旧約聖書の，ヨシュアの呪いによってエリコの街が無人のままになったという逸話とも関係がある[2]．また，住血吸虫症は古代エジプトでもよく知られていた．さらに，1798～1801年のナポレオン軍のエジプト遠征は悲惨な結果に終わったが，ナポレオン軍を苦しめたのが住血吸虫症だったと言われている[2]．しかし，住血吸虫が歴史に残した最大の出来事として，20世紀後半に

起こった中国革命後の一件を挙げることができる．1949年の中国革命直後，毛沢東は台湾（当時のフォルモサ）を共産党の支配下に置くために大規模な上陸作戦を計画していた．ところが，数万の人民解放軍兵士は長江東部流域での厳しい訓練の際，感染力の高い日本住血吸虫のセルカリアがたくさんいる川に入った．セルカリアは住血吸虫の幼虫で，川岸の湿った泥の中にいる巻貝から水中へ出てくる．数週間もしないうちに，数万人の兵士に片山（かたやま）病と呼ばれる住血吸虫症初期の急性症状が現れた．発熱，極度の疲労，筋肉痛，咳などで，数週間続く場合もある[3]．こうした症状のために，毛沢東は上陸作戦を延期せざるを得なくなり，その間に米国の第七艦隊がフォルモサ海峡に到着し，共産党による占領が未然に防がれることとなった．この出来事については，1959年の『ハーパーズマガジン』に「フォルモサを救った血管寄生吸虫」というタイトルで記事が掲載されている[4]．

巻貝によって伝播する血管寄生吸虫のために人民解放軍の作戦が失敗したことは，中国共産党指導部の記憶に深く刻まれたに違いない．1955年の初めに毛沢東主席の指示で，9名の委員から成る住血吸虫症に関する特別委員会が設置され，7年間にわたる住血吸虫症根絶計画が開始された[5]．1958年には大躍進運動が始まり，数百万人の農民が長江流域に集められ，沼地を干拓し，「悪の根源である巻貝」を土の中に埋める作業を行った．時には棒を使って巻貝を掘り出すこともあった[6]．この章の初めに引用した文は，魏文伯（住血吸虫症に関する特別委員会の副委員長）が1958年に*Chinese Medical Journal*で発表した「現在の大躍進運動における人々の無限の力」という論文からの引用である[7]．論文発表後には巻貝を駆除する化学薬品も使われ始めた．こうした巻貝駆除の方法は技術的には未熟なものだったが効果はすばらしく，住血吸虫症の有病者数は減少し，中国革命前に1,200万人以上を数えた患者が1980年代中ごろには160万人になった[6]．毛沢東はこの成功を「送瘟神」（疫病神を送る）という詩に記している．しかし現在では，ナイル川のアスワンダム，アフリカのサハラ以南のセネガル川やボルタ川のダムの完成後に巻貝の数が大幅に増えて住血吸虫症が再興したように，長江の三峡ダムが完成したことによって巻貝が繁殖しやすい環境が生まれ，住血吸虫症の感染者数が元に戻るのではないかと懸念されている[8]．

住血吸虫症はエジプトなどの東アフリカの国々にも大きな影響を与えた．住血吸虫の虫卵は紀元前1000年ごろのエジプト第20王朝のミイラからも見つかっている[2]．また20世紀前半には，ナイル川デルタ地帯の僻地に住む人の半数以上がビルハルツ住血吸虫やマンソン住血吸虫に感染しており，どちらの住血吸虫症もエジプトの農業小作人の疫病と考えられていた[9]．さらに，ビルハルツ住血吸虫に感染して血尿が出るエジプト人青少年が非常に多かったため，男性の月経とも考えられていた[9]．エジプトと隣国スーダン（スーダンには世界最大規模の灌漑事業で開発されたゲジラスキームがあるが，それはちょうど青ナイル川と白ナイル川の合流地点にある）で初めて行われた住血吸虫症の対策はイギリスが計画したものである．当初は毒性の強いアンチモン化合物を複数回注射して治療していたが，後には巻貝を駆除する化学薬品である殺貝剤を散布するようになった[10]．1960年代によく使われた殺貝剤はバイエル社が開発したBayluscide（一般名はニクロサミド）だったが，価格が上昇したうえ，魚などの野生生物に対する害が大きいことがわかり，ほとんどが中止された．1970年代には，新たに見つかったambilhar，ヒカントンなどの薬剤が住血吸虫症の治療薬として使用されたが，毒性が強いことがわかり，原因不明で死亡する患者も出たため，やはり使用されなくなった．エジプトの住血吸虫症については，住血吸虫に感染した患者の多くがC型肝炎ウイルスにも感染したためさらに問題となった[10]．C型肝炎ウイルスへの感染は，患者に吐酒石（以前は，抗寄生虫の注射剤で使用されていたが，現在では滅多に使用されない）を注射するときに，C型肝炎ウイルスが付着した注射針や機器を使っていたために生じたものであった[10]．住血吸虫とC型肝炎ウイルスに同時に感染した患者の多くは，重い進行性の肝線維症になった[10]．その後1990年代には，世界銀行と米国国際開発庁（USAID）も支援した14年間にわたる集団薬剤投与で抗蠕虫薬のプラジカンテルが広く使用され，エジプトの住血吸虫症の有病率は人口の1割未満まで低下した[10]．中国でも，世界銀行が主導的に支援した10年間のプラジカンテルの集団薬剤投与が行われ，長江流域の住血吸虫症が大幅に減少した[10]．

中国とエジプトでの集団薬剤投与がこのように成功したにもかかわらず，今日でも住血吸虫症は，鉤虫症に匹敵するほど対策が急務となっている感染症である．世界全体の住血吸虫症感染者の63%はビルハルツ住血吸虫による泌尿生殖器住血吸虫症であり，35%はマンソン住血吸虫による腸管および肝住血吸虫症である（表3.1）[11]．一方，冷戦時代から残る日本住血吸虫による住血吸虫症は全体の1%未満に過ぎない[1]．残りの1%程度はこの他の数種類の住血吸虫で起こる．また，住血吸虫症感染者のほとんどがアフリカ人で，感染者数が100万人を超えるアフリカの国々は29か国に及ぶ（図3.1）[1]．アフリカ以外で住血吸虫症感染者数が100万人を超える国はブラジルとイエメンのみである[1]．ブラジルなどのアメリカ大陸で発生しているマンソン住血吸虫症は，1600年代に始まったアフリカのサハラ以南との奴隷貿

表3.1　主なヒト住血吸虫

種	成虫の体長	病気	世界全体の感染者に占める割合	主な分布地域
ビルハルツ住血吸虫	10～20 mm（0.4～0.8インチ）	泌尿生殖器住血吸虫症	63%	アフリカ，中東
マンソン住血吸虫	6～17 mm（0.2～0.7インチ）	腸管および肝住血吸虫症	35%	アフリカ，中東，アメリカ大陸
日本住血吸虫およびメコン住血吸虫	12～26 mm（0.5～1.0インチ）	腸管および肝住血吸虫症	1%	中国，フィリピン，東南アジア

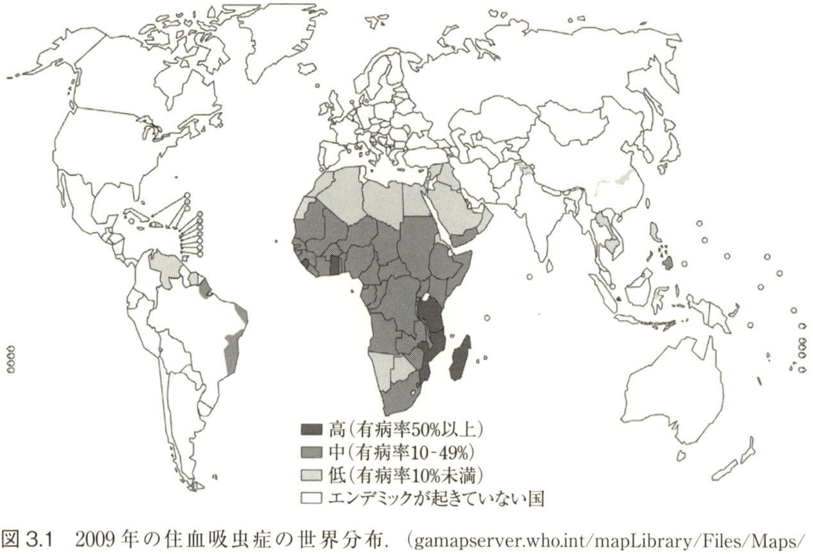

図3.1　2009年の住血吸虫症の世界分布．（gamapserver.who.int/mapLibrary/Files/Maps/Global_schistosomiasis_2009.png を参照［© 2010 WHO］.）

易によりアメリカ大陸に持ち込まれた可能性が高い[12].

淡水中を泳ぐセルカリアにヒトが触れて侵入し，住血吸虫に感染する（図3.2）．そのため，僻地の貧困地域に住み，毎日，住血吸虫がいる川などで漁業，沐浴，水泳などを行ったり，住血吸虫がいる水を灌漑用水として使う農地で働いたりすると感染リスクが高くなる[10,13]．住血吸虫症のリスクが最も高い場所は灌漑用水を使用する農地の近くとダム貯水池の近くであるが，発展途上国では約８億人がこのどちらかに住んでいるとされている[1].

住血吸虫のセルカリアには二股に分かれた尾部があり，それを使って泳ぐことができる．ヒトに触れると皮膚から直接体内に侵入し，そのときセルカリアの尾部は脱落する．また，ヒトの免疫系からの攻撃を免れるために何回か生化学的に変化する．住血吸虫の幼虫シストソミューラは肺を経て，約１～２か月後に肝臓の門脈まで移動し，成熟した雄と雌の成虫になる[13]．その

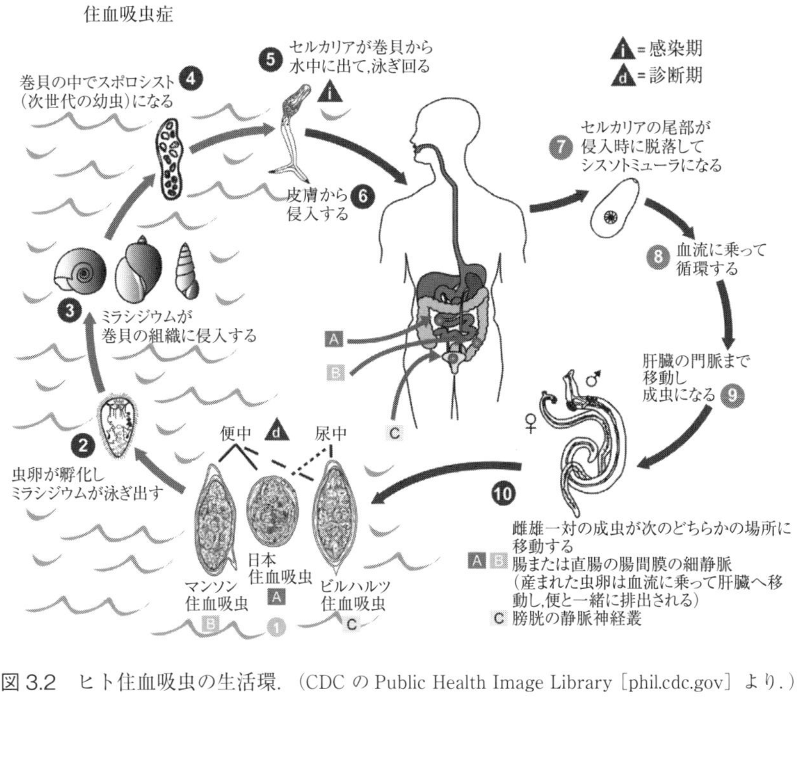

図 3.2　ヒト住血吸虫の生活環．（CDC の Public Health Image Library［phil.cdc.gov］より．）

後，一対の雄と雌が最終的な寄生場所に移動する．その場所は，泌尿生殖器住血吸虫症を起こすビルハルツ住血吸虫では膀胱などの骨盤内の臓器の小静脈であり，マンソン住血吸虫と日本住血吸虫では腸管の腸間膜静脈や肝臓である[13]．住血吸虫の成虫は血管内の血液を餌として摂取し，鉤虫と同じような酵素を使ってヘモグロビンを分解する．循環血液中に寄生する住血吸虫の雌雄の成虫が自らの正体を隠すために，宿主の分子を体の表面に付着させるなど，驚くようなしくみが進化の過程で発達している．住血吸虫はこのような方法でヒトの免疫系の抗体や免疫細胞からの攻撃を免れているのである．

住血吸虫の雌は，その後１日あたり数百個の卵を産み続ける[13]．住血吸虫の生活環の維持には虫卵が体外へ出ていく必要があるが，鉤虫などの土壌伝播性蠕虫感染症の場合，寄生虫が消化管に寄生しており，虫卵は便とともにそのまま排出されてヒトの体外に出ていく．一方，住血吸虫はヒトの血管内で産卵するため，そのままでは虫卵がヒトの体外に出ることはない．図3.3に示すように住血吸虫の虫卵には不気味な棘があり，血管に穴を開けて通り抜け，膀胱または腸管の外側から中に入る．虫卵は棘で物理的に穴を開けながら，組織を溶かす酵素も出して，膀胱または腸管の内側に入る．膀胱に入った虫卵は尿とともに，腸管に入った虫卵は便とともに体外に排出される．淡水中でそのまま約１週間経つと虫卵が孵化し，繊毛を使って自由に泳ぎ回るミラシジウムと呼ばれる幼虫になり，寄生に適した巻貝を探す．巻貝に寄生した後，ミラシジウムは無性生殖で次世代の幼虫になる．そして最後にセルカリアに成長し，巻貝から出ていく[13]．

都合の悪いことに，ヒトの身体の組織内での虫卵の移動はスムースとは言えず，膀胱や生殖器（ビルハルツ住血吸虫の場合）または腸管や肝臓（マンソン住血吸虫および日本住血吸虫の場合）に留まってしまう．そうなると小血管を物理的に傷つけ，血管が破れて出血し，尿や便の中に血液が見られるようになる．また，虫卵に対する炎症反応が起きて白血球や宿主由来成分を含む腫瘤（肉芽腫）ができ，尿や血液の流れを妨げることもある．住血吸虫は膀胱や腸管の小血管に数年も寄生して産卵し続けるため，慢性的に出血して貧血になるだけでなく，膀胱，腎臓，生殖器や腸管，肝臓が損傷する．長期間の貧血，炎症，臓器の損傷が重なり，子どもは成長が遅れ，栄養不良

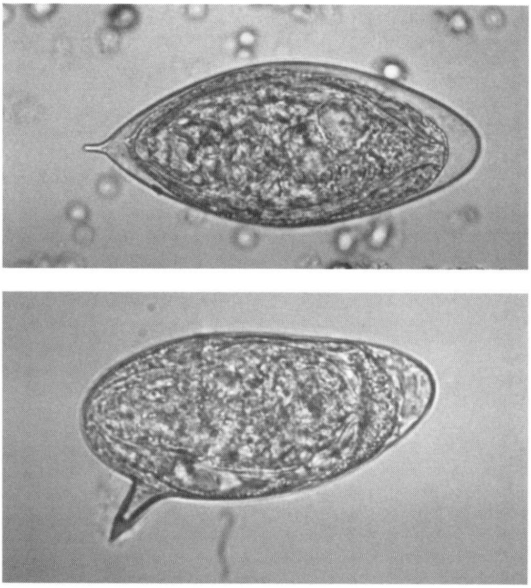

図 3.3　ビルハルツ住血吸虫（上）とマンソン住血吸虫（下）の虫卵．両方とも棘がある．（写真は CDC の Public Health Image Library ［phil.cdc.gov］より．）

になり，認知機能が低下し，さらには慢性的に腹痛を起こし，運動耐性，学校の成績，作業能力が低下する[13,14]．なお貧血と慢性的な炎症は，土壌伝播性蠕虫感染症の子どもの発達の遅れの原因でもある．

アフリカのサハラ以南では住血吸虫で起こる病気が大きな問題となっており，そのほとんどはビルハルツ住血吸虫症である．図 3.4 の写真の子どもたちは，赤くなった自分の尿をもっている（この地域では住血吸虫症を「赤水熱」または「巻貝熱」とも呼ぶ）．住血吸虫症で起こる血尿のエンデミックを最初に報告したのはナポレオンのエジプト遠征に同行したフランス人軍医 A・J・ルノーで，1798 年のことであった[2]．鉤虫に血を吸われて慢性的貧血になるのと同じように，ビルハルツ住血吸虫の虫卵が膀胱に留まることで起こる慢性的な出血は，アフリカで見られる貧血の大きな原因である．思春期の子どもに寄生している住血吸虫の数は他の年齢層に比べて多く，特にこの時期の子どもに貧血が見られている[13,14]．鉤虫に血を吸われて腸から慢性的に失血し貧血になった結果，子どもの身体と精神に成長の遅れが見られることはすでに説明したとおりだが，泌尿生殖器住血吸虫症の場合，泌尿器からの出血だけでなく，慢性的な炎症も貧血の原因となっている．つまり貧血

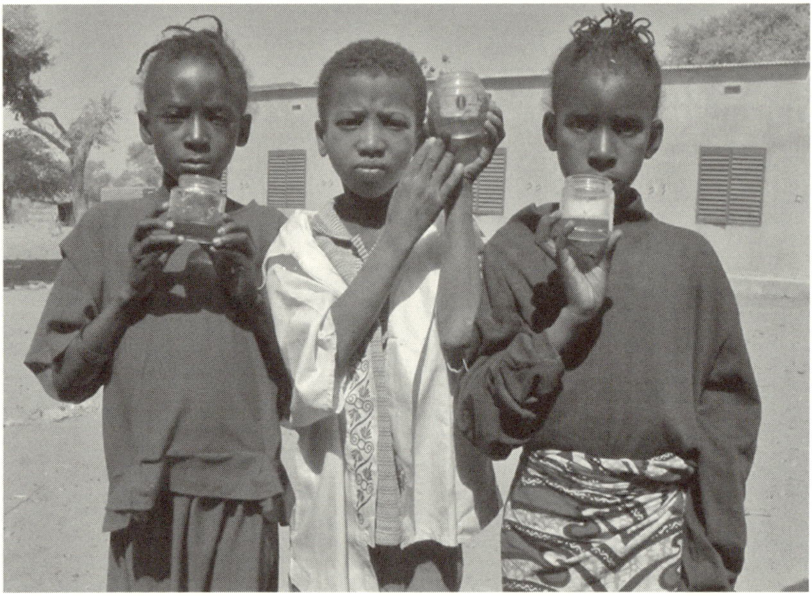

図 3.4　血尿をもったニジェールの子どもたち.（写真は Swiss Tropical Institute の Juerg Utzinger 提供.）

だけでなく炎症も子どもの身体と精神の成長を阻害しているのである．また泌尿生殖器住血吸虫症で健康が損なわれる原因として，膀胱の炎症性肉芽腫も挙げられる．アフリカで膀胱壁に重い症状が見られる人々は約 1,800 万人と推定されている[11]．膀胱の肉芽腫が癒着すると尿の流れが妨げられ，尿管と腎臓が膨らむ．これは水腎症と呼ばれるもので，アフリカではビルハルツ住血吸虫症により約 2,000 万人が水腎症になっているとされる[11]．長期間の水腎症は腎不全を引き起こす可能性がある．住血吸虫症の推定年間死亡者数 28 万人のうち，腎不全による死亡がかなりの割合を占めていると思われる[11]．ビルハルツ住血吸虫症になると，めずらしい種類の膀胱がんにもなりやすくなる．産業化社会で最もよく見られる膀胱がんは腺がんだが，ビルハルツ住血吸虫症になると，膀胱の扁平上皮がんになりやすくなる．原因として，住血吸虫が原因で膀胱内に肉芽腫ができ，膀胱の上皮組織が環境性発がん物質にさらされやすくなることが考えられる[13]．また最近，ビルハルツ住血吸虫のゲノム配列が決定されたため，住血吸虫の虫卵から放出される発がん性分子の探索もはじまっている[15]．ビルハルツ住血吸虫症で起こるもう1つの重大な症状に女性の生殖器系の合併症がある．ビルハルツ住血吸虫症になった女性のうち外陰部，膣，子宮頸部，子宮に「砂状のパッチ」と呼ばれる線維化した病変が見られる患者は75%に上る[16]．このような病変があると生殖器から出血したり，性交時に痛みを感じたり，不妊になったりするうえ，うつ病になることもある[16]．アフリカのサハラ以南では何億人もの人々がビルハルツ住血吸虫症になっている可能性があるため，女性の泌尿生殖器住血吸虫症は実際にアフリカ大陸で最もよく見られる婦人科の病気とも考えられる．ただし，これは他の顧みられない熱帯病と同じように，少女や女性のほうが住血吸虫症の影響を受けやすいことを示す1つの例に過ぎない．住血吸虫症で婦人科系の部位に病変がある場合，HIV/エイズに3倍（ジンバブエ）または4倍（タンザニア）の割合で感染しやすくなることが最近の研究でわかり，アフリカのサハラ以南の他の地域でも同じような傾向があると推測されている[16]．これらの研究をきっかけとして，アフリカ僻地でのHIV伝播への影響という観点から，住血吸虫症の対策と予防の検討に高い関心が集まっている[16]．HIV/エイズの間接的対策ともなる，住血吸虫症の排除対策については第10章で詳しく説明する．

マンソン住血吸虫も，アフリカのサハラ以南とブラジルで見られる腸管および肝臓疾患の大きな原因になっている．腸管壁（一般的に大腸壁と直腸壁）に虫卵が留まって肉芽腫ができると出血して下痢を起こし，食欲が低下する．また，肝臓に肉芽腫ができると炎症を起こし，肝臓が肥大する（これが「腹が膨れる病」という言葉の由来である）[13]．肝臓の住血吸虫症が悪化して，線維化や脾臓の肥大，食道静脈瘤からの出血が起こることもある．多量の出血で亡くなることもまれにある．アフリカのサハラ以南でマンソン住血吸虫症から肝臓疾患にかかった人は約850万人と推定されている[11]．

中国では巻貝を駆除することで日本住血吸虫症の有病率が10分の1に減少したが，同じ方法を使ってもアフリカなどではビルハルツ住血吸虫やマンソン住血吸虫を効果的に駆除することはできなかった．巻貝駆除の失敗は，ビルハルツ住血吸虫やマンソン住血吸虫の中間宿主である巻貝の生態と，住血吸虫症の疫学を反映しているものと考えられる．殺貝剤は環境毒性が強いため，広範囲に繰り返し使うことはできない．また中国の長江流域には依然として84万人の感染者がおり，巻貝の駆除でも住血吸虫症を排除することはできていない[6]．

ベンズイミダゾール系抗蠕虫薬の集団薬剤投与を行うことで，土壌伝播性蠕虫感染症の世界的状況がどのように変化したかについては第2章で示したとおりだが，住血吸虫症について現時点で最も効果的な方法は，感染者と感染リスクの高い人々にプラジカンテルの集団薬剤投与を行うことである．バイエル社が開発したこの薬剤を投与すると，住血吸虫の虫卵が減少，治癒することが多施設共同臨床試験で明らかになっている．またあらゆる種類の住血吸虫症に効果を示すこともわかっている[10]．住血吸虫に感染した子どもをプラジカンテルで治療すると，土壌伝播性蠕虫感染症の子どもをアルベンダゾールやメベンダゾールで治療する場合と同じように，成長の改善，体力の向上，貧血の減少など，健康状態に様々なメリットがある．またプラジカンテルでの治療を複数回行うと，尿路の症状も肝臓の症状も回復する場合があり，特に早い時期に治療を受けるほど回復が期待できる．このような医学的成果があがったのは，韓国の製薬企業シンプン社がプラジカンテルのジェネリック医薬品を低コストで製造する方法を開発したからである．製造技術が向上したことで，薬剤の価格が9割ほど安くなった[10]．その結果，ブラジル，中国，エジプト，モロッコ，フィリピン，サウジアラビア，チュニジア，プエルトリコなど複数の中所得国で，住血吸虫症に対するプラジカンテルの集団薬剤投与プログラムを1990年代までに開始することができた[10,13,17]．これらのプログラムの一部は世界銀行の支援で実施されたものであり，プラジカンテルの集団薬剤投与はこうした国々で大きな成功を収めている．モロッコとプエルトリコでは特に貧困削減対策が法律で定められ，集団薬剤投与と同時に進められたこともあり，住血吸虫症の排除（伝播が認められない状態）に限りなく近づいている[10]．

プラジカンテルでヒトの住血吸虫症を対策を進める見込みがあるにもかかわらず，プラジカンテルは最近まで広く入手することができなかった[17]．すでに第2章で説明したとおり，2001年に開催された第54回WHO総会では，

2010年までに，住血吸虫症と土壌伝播性蠕虫感染症の感染リスクが高い学齢期の子どもを対象としたベンズイミダゾール系抗蠕虫薬による治療の実施率75%以上の達成を加盟国に求める決議が採択された．プラジカンテルには集団薬剤投与の実績があり成功を収めていたため，学齢期の子どもを対象とするアルベンダゾールやメベンダゾールによる治療にプラジカンテルが追加された．多くの発展途上地域，特にアフリカのサハラ以南とブラジルには土壌伝播性蠕虫（特に鉤虫）と住血吸虫の両方に同時に感染している子どもが多いため[18]，ベンズイミダゾール系抗蠕虫薬とプラジカンテルを併用するメリットは大きい．しかし残念ながらWHOの2010年に関する推計によると，住血吸虫症の感染リスクが高い2億3,600万人の子どものうちプラジカンテルを実際に投与された子どもは3,300万人のみで，10%をわずかに上回るに過ぎない[19]．実際に投与された子どもが少ないのは，入手できるプラジカンテルの量が限られているだけでなく，集団薬剤投与の規模を拡大しようという政治的な意思が欠けているからである．このような状況を踏まえて，ビル & メリンダ・ゲイツ財団が2012年1月にロンドン宣言において主な製薬企業，世界銀行，WHOなどの国際機関，そして主な非政府系組織とパートナーシップを構築し，顧みられない熱帯病対策のための集団薬剤投与への支援を再確認した[20]．この発表と同時に，ドイツのメルク株式合資会社（Merck KGaA）がプラジカンテルの無償提供を大幅に増やすことも約束した．

プラジカンテルの集団薬剤投与（土壌伝播性蠕虫にも感染している場合に備えて通常はアルベンダゾールと同時に投与される）を促進するためにアフリカ諸国の保健担当省庁に技術的な助言を行っているパートナーに，住血吸虫症対策イニシアティブ（SCI: Schistosomiasis Control Initiative）がある．SCIはインペリアルカレッジロンドンのアラン・フェンウィックが立ち上げた官民パートナーシップである（imperial.ac.uk/schisto）．フェンウィックはこれまで世界銀行が支援したエジプトのプロジェクトやUSAIDが支援したスーダンのプロジェクトを主導するなど，住血吸虫症の大規模な根絶において様々な経験を積んでいる．SCIはアフリカのサハラ以南の十数か国とイエメンの保健担当省庁と連携し，さらにWHOと協力して，年1回のプラジカンテルの投与促進の活動を行っている．これにはメルク株式合資会社から無償提供されたプラジカンテルだけでなく，メドファーム社などからのジェネリック医薬品も使用されている．また，SCIは各地の学校で調査を行い，住血吸虫症の有病率を推定し，それに基づいて活動を行っている．服用するプラジカンテルの錠剤数は子どもの体重ごとに異なるが，便利な身長計が用意されていて，体重1kgあたり40mgという用量に基づいた投与量を近似的に算出できる．さらに，プラジカンテルの受け渡しや配布は保健センター，学校，地域の薬剤配布担当者が行っている[10]．

SCIが様々なパートナーと連携して活動することで，公衆衛生に目覚ましい成果が得られており，アフリカの国々の住血吸虫症の有病率と集中度は劇的に下がっている[21]．集団薬剤投与が成功し，プラジカンテルの無償提供が継続され，さらにその投与範囲の拡大も期待されることから，研究者の中には住血吸虫症排除の目標を達成できる可能性は高いと考えている者もいる[22]．2012年のWHO総会では実際に，排除は実現可能であることを確認する決議が採択された[22]．ここで「排除」〔elimination〕という語の定義を確認しておく．「排除」はヒトの住血吸虫症が伝播しない程度まで有病率が下がった状態を表している．ただし「根絶」〔eradication〕とは異なり，公衆衛生対策を続ける必要が残る．

プラジカンテルの集団薬剤投与によって発展途上国の貧困を恒久的に削減できるかどうかについては疑問であり，いまだ明確な答えは出ていない．現在のプラジカンテルの集団薬剤投与は，感染者が集中し，泌尿生殖器，腸管，肝臓に重い症状が見られる地域の有病率を下げることに重点が置かれたものである．しかし集団薬剤投与によって地域での伝播が減少し，再感染を防ぐことができるかどうかは明らかではない[23]．この点が大きな問題である．なぜなら現在もわずかながら住血吸虫症に再感染する患者がおり，貧血，成長の阻害，生産能力の低下など，目に見えにくいが，患者には長期にわたる深刻な問題が起こりうるからである[23]．またプラジカンテルを頻繁かつ定期的に使用することで，抗蠕虫薬に対する耐性をもつ寄生虫が現れることも懸念される．こうした問題を考慮し，鉤虫症と同様，住血吸虫症対策において抗蠕虫薬の代わりとなる方法や抗蠕虫薬を補う方法の開発が始まっている．たとえば，住血吸虫にも効果を発揮する抗マラリア薬のアルテミシニン，アーテメターなどの新薬の開発が検討されている[24]．また住血吸虫症向けの遺伝子組換えワクチンの開発も進められており，いくつかのワクチン候補については初期段階の臨床試験がすでに行われている（第11章）[25]．しかし現時点での住血吸虫症への対処法は，住血吸虫症と土壌伝播性蠕虫の同時感染が起きている地域でプラジカンテルの集団薬剤投与を行うか，プラジカンテルとアルベンダゾールまたはメベンダゾールの集団薬剤投与を行う方法だけである．第10章では，リンパ系フィラリア症，オンコセルカ症，トラコーマなど，他の顧みられない熱帯病のための集団薬剤投与と治療法について詳しく説明する．

要点：住血吸虫症

- 中国とエジプトの現代史に大きな影響を与えた．
- 最もよく見られる蠕虫感染症であり，患者への緊急の対応が必要である．
- 住血吸虫症の中間宿主は巻貝である．巻貝によって伝播される水媒介性の感染症である．
- 感染者数は4～6億人で，その9割以上がアフリカの人々である．
- 幼児から青少年の感染リスクが最も高い．すべての慢性住血吸虫症で，貧血，栄養不良，成長障害，学校の成績の低下，生産能力の低下が見られる．
- ビルハルツ住血吸虫によって起こる泌尿生殖器住血吸虫症がアフリカの住血吸虫症の約3分の2を占める．泌尿生殖器住血吸虫症は，血尿，女性の婦人科系住血吸虫症，膀胱の扁平上皮がんの原因となる．婦人科系の部位の病変があると，HIV/エイズになるリスクが上昇する．
- マンソン住血吸虫によって起こる腸管および肝住血吸虫症がアフリカの住血吸虫症の約3分の1を占める．またブラジルの住血吸虫症患者のうち100万人はこの種類の住血吸虫症である．腸管および肝住血吸虫症では血性下痢，腹痛，肝臓合併症（肝腫大と線維化）を起こすことがある．
- 現時点で住血吸虫症対策の方法として，プラジカンテルの集団薬剤投与がある．これにより中所得国の一部で住血吸虫症が排除の状態に限りなく近づき，アフリカのサハラ以南の一部の国でも有病率が大幅に下がった．

注

1. 4～6億人という推定値は，ケースウエスタンリザーブ大学のチャールズ・キングらの研究に基づくものである．キングらは，虫卵が様々な経路から排出されることや，ヒトの便や尿の中の虫卵を見つけることが難しいことから，住血吸虫症と診断されていない人がさらにおり，過去に公表された推定値にはこうした人々の数が適切に反映されていないと考えている．King, 2010を参照．ただし，誰もがこのように考えているわけではなく，一般的にはKingら以前に発表された約2億人という推定値が引用されることが多い．Steinmann et al., 2006を参照．
2. 住血吸虫症の歴史に関してはHulse, 1971，Hotez et al., 2006，Cox, 2002，Fenwick et al., 2006，Grove, 1990を参照．
3. Ross et al., 2007.
4. この出来事についてはKernan, 1959を参照．ただし，この記事は手に入れにくいため，Farley, 1991に記されている概要を読んでもよいだろう．
5. Lampton, 1974を参照．
6. Horn, 1969の94～106ページ，Hotez, 2002，Utzinger et al., 2005，Farley, 1991の201～215ページを参照．
7. Wei, 1958．Farley, 1991の206ページに引用されている．
8. ダムの建設がヒトの住血吸虫症の再興に及ぼす影響についてはFenwick, 2006およびHotez et al., 1997を参照．
9. Farley, 1991の45～54ページおよび188～200ページ．
10. Fenwick et al., 2006を参照．エジプトでの住血吸虫症とC型肝炎の同時感染についてはRao et al., 2002，El-Sabah et al., 2011，Sanghvi et al., 2013を参照．
11. Van der Werf et al., 2003.
12. 住血吸虫症などの顧みられない熱帯病とアフリカからの奴隷の関連についてはLammie et al., 2007を参照．
13. Gryseels et al., 2006.
14. 長期的な住血吸虫症の症状についてはKing et al., 2005，King and Dangerfield-Cha, 2008，King, 2010を参照．
15. ビルハルツ住血吸虫の虫卵と膀胱がんの関連についてはMitreva, 2012, Nair et al., 2011，Fu et al., 2012を参照．
16. 女性の泌尿生殖器住血吸虫症，および女性の泌尿生殖器住血吸虫症とHIV/エイズの関連についてはKjetland et al., 2012およびMbabazi et al., 2011を参照．
17. Fenwick and Webster, 2006およびHotez et al., 2010b.
18. 住血吸虫と鉤虫の同時感染に関してはRaso et al., 2006およびFleming et al., 2006がある．
19. 住血吸虫症の治療のために実際にプラジカンテルを投与された人の数についてはWorld Health Organization, 2012を参照．

20. ロンドン宣言の詳細については unitingtocombatntds.org/resource/london-declaration および Hotez, 2012 を参照.
21. SCI が関与したプラジカンテルの集団薬剤投与の成果は様々な学術雑誌で報告されている. 最近の報告例に Landouré et al., 2012, Leslie et al., 2011, Oshish et al., 2011 がある.
22. プラジカンテルを使って住血吸虫症の伝播を防ぐという考え方とその可能性, 住血吸虫症の排除の可能性に関していくつかの論文が発表されている. Rollinson et al., 2013 および Hotez, 2011 を参照. 住血吸虫症の排除に関する WHO 総会の決議については who.int/neglected_diseases/Schistosomiasis_wha65/ を参照.
23. King et al., 2006.
24. Utzinger et al., 2001.
25. 住血吸虫症ワクチンの開発に関する最近の論文には Riveau et al., 2012, Hotez et al., 2010a, Tendler and Simpson, 2008 がある.

文献

Colley DG, Secor WE. 2007. A schistosomiasis research agenda. *PLoS Negl Trop Dis* **1:** e32.

Cox FE. 2002. History of human parasitology. *Clin Microbiol Rev* **15:** 595–612.

El-Sabah AA, El-Metwally MT, Abozinadah NY. 2011. Hepatitis C and B virus in schistosomiasis patients on oral or parenteral treatment. *J Egypt Soc Parasitol* **41:** 307–314.

Farley J. 1991. *Bilharzia: a History of Imperial Tropical Medicine.* Cambridge University Press, Cambridge, United Kingdom.

Fenwick A. 2006. Waterborne infectious diseases—could they be consigned to history? *Science* **313:** 1077–1081.

Fenwick A, Rollinson D, Southgate V. 2006. Implementation of human schistosomiasis control: challenges and prospects. *Adv Parasitol* **61:** 567–622.

Fenwick A, Webster JP. 2006. Schistosomiasis: challenges for control, treatment and drug resistance. *Curr Opin Infect Dis* **19:** 577–582.

Fleming FM, Brooker S, Geiger SM, Caldas IR, Correa-Oliveira R, Hotez PJ, Bethony JM. 2006. Synergistic associations between hookworm and other helminth species in a rural community in Brazil. *Trop Med Int Health* **11:** 56–64.

Fu CL, Odegaard JI, De'Broski RH, Hsieh MH. 2012. A novel mouse model of *Schistosoma haematobium* egg-induced immunopathology. *PLOS Pathog* **8:** e1002605.

Grove DI. 1990. *A History of Human Helminthology.* CAB International, Wallingford, United Kingdom.

Gryseels B, Polman K, Clerinx J, Kestens L. 2006. Human schistosomiasis. *Lancet* **368:** 1106–1118.

Horn JS. 1969. *Away with All Pests: an English Surgeon in People's China, 1954–1969.* Monthly Review Press, New York, NY.

Hotez PJ. 2002. China's hookworms. *China Q* **172:** 1029–1041.

Hotez P. 2011. Enlarging the "audacious goal": elimination of the world's high prevalence neglected tropical diseases. *Vaccine* **29**(Suppl 4): D104–D110.

Hotez P. 2012. The London Declaration: a tipping point for the world's poor. *Huffington Post.* January 30, 2012. huffingtonpost.com/peter-hotez-md-phd/london-declaration-ntds_b_1237098.html.

Hotez PJ, Bethony JM, Diemert DJ, Pearson M, Loukas A. 2010a. Developing vaccines to combat hookworm infection and intestinal schistosomiasis. *Nat Rev Microbiol* **8:** 814–826.

Hotez PJ, Engels D, Fenwick A, Savioli L. 2010b. Africa desperate for praziquantel. *Lancet* **376:** 496–498.

Hotez PJ, Feng Z, Xu LQ, Chen MG, Xiao SH, Liu SX, Blair D, McManus DP, Davis GM. 1997. Emerging and reemerging helminthiases and the public health of China. *Emerg Infect Dis* **3:** 303–310.

Hotez PJ, Ottesen E, Fenwick A, Molyneux D. 2006. The neglected tropical diseases: the ancient afflictions of stigma and poverty and the prospects for their control and elimination. *Adv Exp Med Biol* **582:** 23–33.

Hulse EV. 1971. Joshua's curse and the abandonment of ancient Jericho: schistosomiasis as a possible medical explanation. *Med Hist* **15:** 376–386.

Kernan FA. 1959. The blood fluke that saved Formosa. *Harper's Magazine* **1959**(April): 45–47.

King CH. 2010. Parasites and poverty: the case of schistosomiasis. *Acta Trop* **113:** 95–104.

King CH, Dangerfield-Cha M. 2008. The unacknowledged impact of chronic schistosomiasis. *Chronic Illn* **4:** 65–79.

King CH, Dickman K, Tisch DJ. 2005. Reassessment of the cost of chronic helmintic infection: a meta-analysis of disability-related outcomes in endemic schistosomiasis. *Lancet* **365:** 1561–1569.

King CH, Sturrock RF, Kariuki HC, Hamburger J. 2006. Transmission control for schistosomiasis—why it matters now. *Trends Parasitol* **22:** 575–582.

Kjetland EF, Leutscher PD, Ndhlovu PD. 2012. A review of female genital schistosomiasis. *Trends Parasitol* **28:** 58–65.

Lammie PJ, Lindo JF, Secor WE, Vasquez J, Ault SK, Eberhard ML. 2007. Eliminating lymphatic filariasis, onchocerciasis and schistosomiasis from the Americas: breaking a historical legacy of slavery. *PLoS Negl Trop Dis* **1:** e71.

Lampton DM. 1974. Health policy during the Great Leap Forward. *China Q* **60:** 668–698.

Landouré A, Dembélé R, Goita S, Kané M, Tuinsma M, Sacko M, Toubali E, French MD, Keita AD, Fenwick A, Traoré MS, Zhang Y. 2012. Significantly reduced intensity of infection but persistent prevalence of schistosomiasis in a highly endemic region in Mali after repeated treatment. *PLOS Negl Trop Dis* **6:** e1774.

Leslie J, Garba A, Oliva EB, Barkire A, Tinni AA, Djibo A, Mounkaila I, Fenwick A. 2011. Schistosomiasis and soil-transmitted helminth control in Niger: cost effectiveness of school-based and community distributed mass drug administration [corrected]. *PLoS Negl Trop Dis* **5:** e1326.

Mbabazi PS, Andan O, Fitzgerald DW, Chitsulo L, Engels D, Downs JA. 2011. Examining the relationship between urogenital schistosomiasis and HIV infection. *PLoS Negl Trop Dis* **5**: e1396.

Mitreva M. 2012. The genome of a blood fluke associated with human cancer. *Nat Genet* **44**: 116–118.

Nair SS, Bommana A, Bethony JM, Lyon AJ, Ohshiro K, Pakala SB, Rinaldi G, Keegan B, Suttiprapa S, Periago MV, Hotez PJ, Brindley PJ, Kumar R. 2011. The metastasis-associated protein-1 gene encodes a host permissive factor for schistosomiasis, a leading global cause of inflammation and cancer. *Hepatology* **54**: 285–295.

Oshish A, AlKohlani A, Hamed A, Kamel N, AlSoofi A, Farouk H, Ben-Ismail R, Gabrielli AF, Fenwick A, French MD. 2011. Towards nationwide control of schistosomiasis in Yemen: a pilot project to expand treatment to the whole community. *Trans R Soc Trop Med Hyg* **105**: 617–627.

Rao MR, Naficy AB, Sarwish MA, Darwish NM, Schisterman E, Clemens JD, Edelman R. 2002. Further evidence for association of hepatitis C infection with parenteral schistosomiasis treatment in Egypt. *BMC Infect Dis* **2**: 29.

Raso G, Vounatsou P, Singer BH, N'Goran EK, Tanner M, Utzinger J. 2006. An integrated approach for risk profiling and spatial prediction of *Schistosoma mansoni*-hookworm coinfection. *Proc Natl Acad Sci USA* **103**: 6934–6939.

Riveau G, Deplanque D, Remoué F, Schacht AM, Vodougnon H, Capron M, Thiry M, Martial J, Libersa C, Capron A. 2012. Safety and immunogenicity of rSh28GST antigen in humans: phase 1 randomized clinical study of a vaccine candidate against urinary schistosomiasis. *PLOS Negl Trop Dis* **6**: e1704.

Rollinson D, Knopp D, Levitz S, Stothard JR, Tchuenté LA, Garba A, Mohammed KA, Schur N, Person B, Colley DG, Utzinger J. 2013. Time to set the agenda for schistosomiasis elimination. *Acta Trop* **128**: 423–440.

Ross AG, Vickers D, Olds GR, Shah SM, McManus DP. 2007. Katayama syndrome. *Lancet Infect Dis* **7**: 218–224.

Sanghvi MM, Hotez PJ, Fenwick A. 2013. Neglected tropical diseases as a cause of chronic liver disease: the case of schistosomiasis and hepatitis C co-infections in Egypt. *Liver Int* **33**: 165–168.

Steinmann P, Keiser J, Bos R, Tanner M, Utzinger J. 2006. Schistosomiasis and water resources development: systematic review, meta-analysis, and estimates of people at risk. *Lancet Infect Dis* **6**: 411–425.

Tendler M, Simpson AJ. 2008. The biotechnology-value chain: development of Sm14 as a schistosomiasis vaccine. *Acta Trop* **108**: 263–266.

Utzinger J, Xiao S, N'Goran EK, Bergquist R, Tanner M. 2001. The potential of artemether for the control of schistosomiasis. *Int J Parasitol* **31**: 1549–1562.

Utzinger J, Zhou XN, Chen MG, Bergquist R. 2005. Conquering schistosomiasis in China: the long march. *Acta Trop* **96**: 69–96.

Van der Werf MJ, de Vlas SJ, Brooker S, Looman CW, Nagelkerke NJ, Habbema JD, Engels D. 2003. Quantification of clinical morbidity associated with schistosome infection in sub-Saharan Africa. *Acta Trop* **86**: 125–139.

Wei WP. 1958. The people's boundless energy during the current leap forward. I. New victories on the anti-schistosomiasis front. *Chin Med J* **77**: 107–111.

World Health Organization. 2012. Integrated preventive chemotherapy for neglected tropical diseases: estimation of the number of interventions required and delivered, 2009–2010. *Wkly Epidemiol Rec* **87**: 17–28.

第4章

フィラリア感染症

リンパ系フィラリア症（象皮病）と
メジナ虫症（ギニア虫症）

ジャングルのなかから，象皮病の土人が姿を現したのだった……からだの前に不細工な手押し車を押していて，そのなかに……肥大した陰嚢をいれていたのである．70ポンド以上もあろうと思われる大きさで，手押し車がなければ，歩くこともできないのだった．

ジェームズ・ミッチェナー『南太平洋物語』
〔清水俊二訳，六興出版社，1952年〕

象皮病は，主に糸状虫（フィラリア）であるバンクロフト糸状虫で起こる慢性感染症，リンパ系フィラリア症（LF: lymphatic filariasis）の合併症であり，罹患すると患者には一見してわかる重篤な変化が現れる．また，メジナ虫症は糸状虫によく似た寄生虫，メジナ虫（ギニア虫とも呼ばれる）によって発症する慢性感染症である．リンパ系フィラリア症とメジナ虫症は古代から存在し，現在も発展途上地域の公衆衛生の大きな問題となっているが，これらの病気の対策は土壌伝播性蠕虫（STH）感染症や住血吸虫症に比べて，世界的にもずいぶん進んでいる．リンパ系フィラリア症に対する集団薬剤投与の結果，この感染症の排除は現実的なものになりつつある．メジナ虫症については根絶に限りなく近い状態になっている．ここで「排除」と「根絶」は違う意味で使っていることを述べておく．排除とは感染症が伝播しない程度まで有病率が下がっているが，公衆衛生対策を続ける必要がある状態を指す．根絶とは公衆衛生対策を中止しても感染症が自然発生しない状態を指す．なお，現在までに根絶された病気は天然痘のみである．

糸状虫は線虫の一種だが，第2章で説明したSTHとは様々な点で異なる．糸状虫の成虫は非常に長く，90 cm以上になることもある．STHのように消化管には寄生せず，リンパ系，生殖器系，皮下組織などの体内の様々な組織に寄生する．またSTHのように虫卵や幼虫のいる土を介して伝播するのではなく，媒介節足動物が血を吸うことで伝播する．ヒトに寄生する糸状虫の種類，発生する病気，地域，有病者数，媒介節足動物を表4.1に示す．なお，イヌ糸状虫は「北側」諸国でペットを飼っている人々の間でよく知られている寄生虫であるため，このリストに加えておく．

この章ではリンパ系フィラリア症とメジナ虫症について説明する．オンコセルカ症もフィラリア感染症だが，ここでは触れずに，失明を伴うトラコーマとともに第5章で説明する．

リンパ系フィラリア症

リンパ系フィラリア症の古い記録として，腕や脚が腫れている紀元前

表4.1　ヒトに寄生する主な糸状虫または糸状虫に似た寄生虫

病気	病気の別名	世界全体の推定有病者数（症例数）；地域	寄生虫	寄生虫の成虫がヒトの体内で寄生する場所	成虫の体長（雄および雌）	媒介節足動物
リンパ系フィラリア症	象皮病	1億人；南アジア，東アジア，太平洋地域，アフリカ，アメリカ大陸	バンクロフト糸状虫（多数），マレー糸状虫およびチモール糸状虫（少数）	リンパ系，生殖器系	4～10 cm（1.5 ～ 4インチ）	蚊
オンコセルカ症	河川盲目症	2,000 ～ 3,000万人；アフリカ	回旋糸状虫	皮下組織	2 ～ 50 cm（1～20インチ）	ブユ
ロア糸状虫症	アフリカ眼虫病	1,000万人；アフリカ	ロア糸状虫	皮下組織	3 ～ 7 cm（1～3インチ）	アブ
メジナ虫症	ギニア虫症	根絶に近い；アフリカ	メジナ虫	皮下組織	4～100 cm（1.5 ～ 40インチ）	カイアシ類（ミジンコの類）
心糸状虫症	イヌ糸状虫症	ヒトへの寄生はまれ	イヌ糸状虫	心臓	12～30 cm（5 ～ 12インチ）	蚊

2000年のエジプト王メントホテップ2世の像や，ペルシャ人医師アビセンナ（イブン・シーナー，981～1037年）による記述がある．アビセンナは，それ以前のギリシャ人医師やローマ人医師と同じように，リンパ系フィラリア症とハンセン病を区別していた[1]．現在，リンパ系フィラリア症の患者は世界で1億人を数え，その大部分はインド，東南アジア，アフリカのサハラ以南の最貧困層の人々である．ただし，太平洋の島々やアメリカ大陸の熱帯地域の一部（特にハイチ，ドミニカ共和国，ブラジル北東部）にも多数の患者がいる（図4.1）[2]．

リンパ系フィラリア症の原因の9割を占めるバンクロフト糸状虫の成虫（残りの1割はブルギア属である）はヒトの腿のつけね（鼠径部）や生殖器のリンパ系に寄生する（リンパ管は血管の隣を平行に走り，よく似た構造をもち，最終的に血管に合流する）．成虫の雌は体長が長いもので10 cm程度あり，「エンジェルヘアー」や「カッペリーニ」と呼ばれる非常に細いパスタが螺旋状になったような形をしている．成虫がリンパ系で成長するように

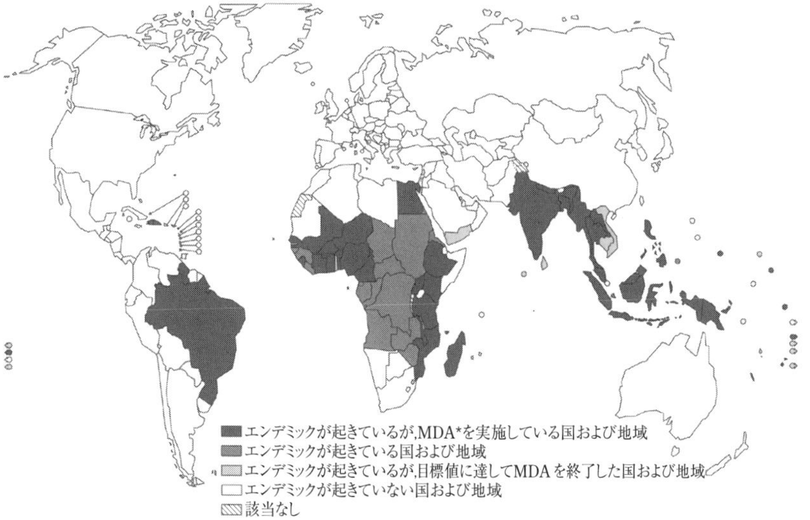

図4.1　2010年のリンパ系フィラリア症の世界分布と予防的化学療法の実施状況．MDA＝集団薬剤投与（mass drug administration）．（gamapserver.who.int/mapLibrary/Files/Maps/Lymphatic_filariasis_2010.png［© 2010 WHO］を参照．）

なった経緯やその理由は明らかではない．しかし，リンパ系には免疫系の抗体や免疫細胞が豊富に存在するため，ヒトにとって異物である病原体が寄生するには最も適さない場所と言える．それにもかかわらず糸状虫の成虫が数年間もリンパ系に寄生し続けることは極めて不思議なことである．

STH や住血吸虫と同じように，糸状虫の雌は交配後に卵殻に包まれた大量の仔虫（しちゅう）を産む（図 4.2）．ただしバンクロフト糸状虫の仔虫は卵型ではなく，体長約 0.25 mm の糸状で，成虫をそのまま小さくした形で産まれる．このミクロフィラリアと呼ばれる仔虫は血液中に移動した後，成長に適した雌の蚊がヒトを刺して血を吸うときに蚊に取り込まれる．なお，蚊が媒介することも含め，バンクロフト糸状虫の基本的生活環を明らかにしたのは，現代熱帯医学の父と呼ばれるパトリック・マンソン卿であり，1877 年のこと

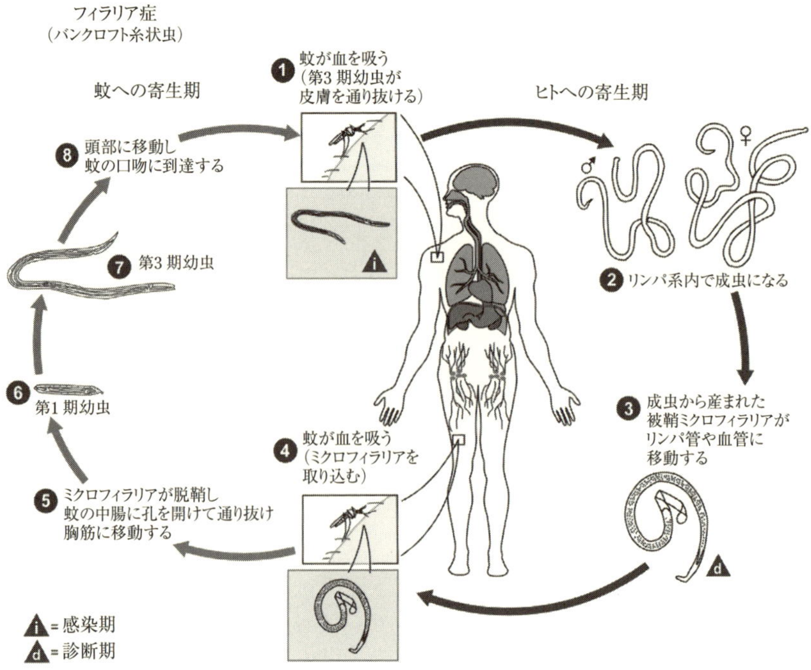

図 4.2　バンクロフト糸状虫の生活環．（CDC の Public Health Image Library［phil.cdc.gov］より．）

であった[1]．

蚊に取り込まれたミクロフィラリアは成長し，蚊の胃壁を通り抜け，10～12日後にはヒトへの感染力をもつ幼虫になる．そして蚊がヒトの血を吸う際にヒトに感染する．アフリカのサハラ以南などでは，マラリアを伝播する蚊がリンパ系フィラリア症も伝播する．ただしバンクロフト糸状虫を伝播する蚊の種類はマラリアほど限定されておらず，複数の種類の蚊が幼虫の宿主になっている．蚊の口吻に移動した幼虫はヒトの皮膚を通り抜けることができるが，蚊が血を吸った部分から侵入すると考えられている．その後，幼虫は1か月かけて最終的な寄生場所であるリンパ系に移動して成虫になる．成虫の生存期間は長く，8年以上に及ぶことが多い[3]．この年数は無脊椎動物としては驚異的だが，寄生虫としては珍しいことではない．寄生虫の寿命は寄生しない自由生活性の同種の生物に比べて長い傾向があるが，その理由はいまだ謎である．

実際に寿命の他にも，バンクロフト糸状虫の生活史と発症する病気にはいくつかの謎がある．そのうちの1つに，ミクロフィラリアが1日の一定時間のみ血液中に現れるという奇妙な現象がある．バンクロフト糸状虫のミクロフィラリアは，蚊が最も活発に活動する夜間の時間帯に感染者の血液中に現れる．ミクロフィラリアがちょうど午後10時から午前4時に現れたという例もある．以前はリンパ系フィラリア症を診断するために，血液を顕微鏡で見て，ミクロフィラリアを確認する必要があった．そのため，リンパ系フィラリア症の確定診断は真夜中の診療所で行われるものであった[4]．他の顧みられない熱帯病（NTDs）と同様に，リンパ系フィラリア症についても十分に研究されているとは言えず，ミクロフィラリアの概日リズム，すなわち**夜間周期性**と呼ばれるこの生理学的機序についても明らかにはされていない．おもしろいことに，感染者の睡眠覚醒サイクルをずらすと夜間周期性が反転することがある．これは，ミクロフィラリアが宿主であるヒトの概日リズムに合わせていることを示唆するものである．もう1つの謎は，宿主であるヒトの抗体と免疫攻撃細胞が多数存在する場所で，どうやってバンクロフト糸状虫の成虫が8年以上も生き続けるかである．免疫からの攻撃を免れるしくみはまだよくわかっていないが，成虫が何らかの方法でヒトの免疫系に作用し，自身の存在を宿主が受け入れるようにしている可能性を示すデータが報告されている[5]．

また，症状が全く見られない状態から，外見が大きく変化する象皮病の状態まで，病状が進行する過程についても十分に明らかにされてはいない．症状が現れず，合併症もないままの患者もいるため，病気の進行はさらに複雑な謎である．これまでの研究からは，外見の変化のきっかけはバンクロフト糸状虫の成虫が寄生しているリンパ管の拡張作用だと考えられている[6]．リンパ管の拡張（リンパ管拡張症）は成虫がリンパ管を塞ぐことで起こる場合もあるが，リンパ管が塞がれない場合もある．リンパ管拡張症になっても症状が見られないことが多く，鼠径部に超音波検査装置を当てて初めて見つかることもある．超音波検査をすると，拡張したリンパ管内でくねくねと動く寄生虫が見えることが多い．この「フィラリアダンス」は，フィラリアに感染したことを示すものであり，リンパ系フィラリア症のエンデミックが起きている地域の子どもや若者が感染したことを知る最初の兆候でもある．

感染で起きたリンパ管拡張症では最終的に，糸状虫が寿命を迎え死んでいく．リンパ系フィラリア症のエンデミックが起きている村で，幼くして感染した場合，思春期になるころには糸状虫が死に始めることになる．ただし，細菌感染やウイルス感染などの感染症と異なる点がある．細菌感染やウイルス感染では，宿主の免疫応答や医師が投与する抗微生物薬で，感染症の原因である病原体が死滅することが望まれる．しかしリンパ管拡張症の場合，思春期の子どものリンパ系内で糸状虫の成虫が死滅することは必ずしも良いことではないのである．死んだ寄生虫や死にかけている寄生虫が免疫からの攻撃を免れる力を失うため，ヒトの免疫応答が刺激され，サイトカインや炎症メディエーターが次々と放出される．そのためサイトカインストーム（サイトカインの過剰産生）が起こり，患者が発熱して，リンパ系が腫大する．同時に，寄生虫自体が細菌の発生源となって細菌の二次感染も起こる（第5章と第11章で一部の寄生糸状虫が生まれつき細胞内共生細菌に感染していることを説明する）．現時点では，リンパ系フィラリア症は，寄生虫が死ぬことで新たな炎症が起こるとともに細菌感染も起こると考えられている．そしてこれ以降，さらに病状が進み，象皮病の特徴であるリンパ系と生殖器の変形が起こる[6,7]．一般に成人のみが象皮病になるのは，病気が長い年月をかけて進行するためだと説明できる．

リンパ系フィラリア症はインド，アフリカなどの最貧困層の人々の健康にも社会経済にも非常に大きな影響を与える．思春期の子どもが初期症状であるフィラリア熱発作を起こすと，リンパ節が肥大し，熱を持ち，痛みが生じる．男性の場合は陰嚢が腫れ，圧迫されるような痛みを伴い，陰嚢水腫になることもある．陰嚢水腫は精巣の周囲の陰嚢内に水が溜まる病気である．脚と陰嚢がむくんで腫れるリンパ浮腫になる患者もおり，皮膚が厚くなって弾力を失う．リンパ浮腫が悪化すると腕や脚，そしてその皮膚がまるで象の脚のようになる．病気で変形した脚に潰瘍ができ，悪臭を放つ膿が出ることもある[6,7]．このようにリンパ系フィラリア症には，症状が全くない状態から，フィラリア熱発作，脚などの腫れ，リンパ浮腫，象皮病まで，様々な症状が見られる．1億人のリンパ系フィラリア症患者のおよそ4割に陰嚢水腫，リンパ浮腫などの重い症状が見られる[8]．

このような身体的変化は見てはっきりわかるものだが，他のNTDsのように，リンパ系フィラリア症も健康への影響だけではなく，経済的にも社会的にも深刻な打撃を与える．リンパ系フィラリア症で死亡することはほとんどないが，若い生産年齢世代に与えるダメージは大きい．農業従事者は一般的に資産が少ないため，リンパ系フィラリア症の熱発作で動けなくなったり，陰嚢水腫やリンパ浮腫で仕事を辞めざるを得なくなったりすると，男性の農業従事者にとってことのほか大きな打撃となる．スリランカのソーシャルワーカー，マートル・ペレラは，ココナッツの収穫に従事しながら，陰嚢水腫のために木に登ることができなくなった若者について大規模な調査を行った[9]．ある調査対象者は陰嚢水腫の大きさがココナッツと同じくらいになったと述べている[9]．同じように，ハイチでは市場で商いをして生計を立てている女性が，リンパ浮腫になって働けなくなるということが多い．またガーナの北部では，一般に農業の繁忙期である雨季に急性リンパ管炎のために働けなくなる患者が増加する[9]．リンパ系フィラリア症のエンデミックが起きている発展途上地域では，動かなくてもできる仕事に変わるなど，病状に合わせた転職が一般に行われている[9]．

インドのK・D・ラマイアはリンパ系フィラリア症が経済に与える影響を分析し，この感染症による生産性の低下が非常に大きいことを確認している．それによると，年間損失額はインドのGNP（国民総生産）の約1%に相当する8億4,200万米ドルだった[9,10]．インドのオリッサ州に住む慢性的なリンパ系フィラリア症患者が病気のために働けない日数は年間68日で，1年間の労働時間の約19%に相当する．また年間給与の約2%が治療に使われている[9,10]．このほか数値で表すことはできないが，病気になったために受ける差別も人々に大きな影響を与えている．たとえば，男性患者とそれを恥ずかしがっている彼の娘の例，そしてリンパ系フィラリア症のために差別を受け，職を失った女性もある．また現在でも，若い男性が陰嚢水腫や象皮病で差別されるのをおそれて，病気を隠したまま，何年も治療も受けないことがある．

図4.3は，スティーブン・ホーキングの写真と毛沢東のイラストであるが，実はこの2人には不思議なつながりがある．それはリンパ系フィラリア症とその対策に関する物質にまつわるものである．偉大な宇宙論学者であるホー

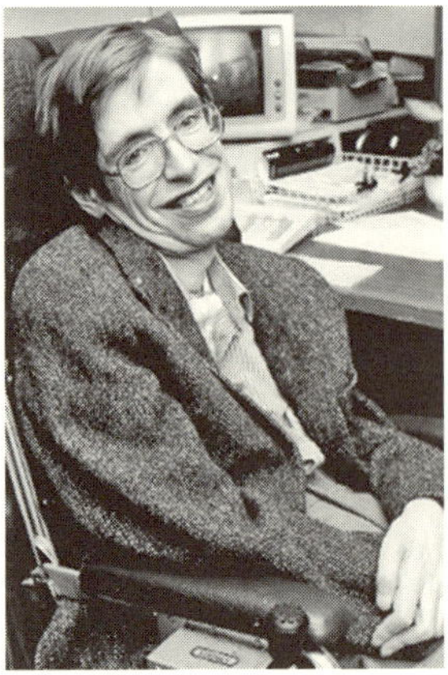

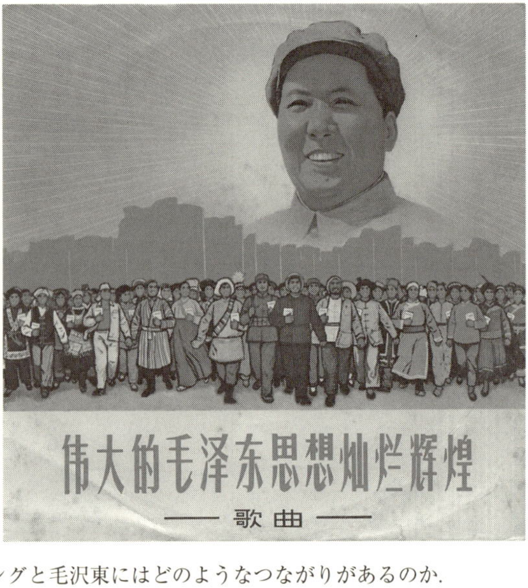

図4.3　スティーブン・ホーキングと毛沢東にはどのようなつながりがあるのか．

キング博士を知らない人はまずいないだろうが，父親のフランク・ホーキングがリンパ系フィラリア症を研究する寄生虫学者であり，リンパ系フィラリア症の対策手法の開発のために世界各地で研究していたことを知る人は少ないだろう．フランク・ホーキングは1950～1960年代に，ジエチルカルバマジン（DEC: diethylcarbamazine）など，バンクロフト糸状虫をターゲットとした医薬品の開発と試験に多大な貢献をした[11]．フランク・ホーキングらは，DECがバンクロフト糸状虫のミクロフィラリアに高い効果を示す一方で，成虫にはあまり効かないことを明らかにした．リンパ系フィラリア症のあらゆる症状は成虫が原因であり，ミクロフィラリアではない．それにもかかわらず，なぜDECは投与されるのだろうか．

第二次世界大戦中に南太平洋の島々に派遣されていた米国軍にとってリンパ系フィラリア症は大きな健康問題であった．第二次世界大戦中に米国海軍の約3万8,300人がリンパ系フィラリア症に感染し，その約3分の1がフィラリア発作熱を起こしたと推定されている[12]．この出来事をきっかけとして，アメリカの研究グループなどがリンパ系フィラリア症とその対策に高い関心をもつようになった．タヒチ島で研究を行っていたUCLAのジョン・F・ケッセルらは第二次世界大戦の終戦直後にDECの集団薬剤投与を行い，感染者に対する効果を調べ始めた．その結果，DECの集団薬剤投与によって感染者数がすぐに減るということはないが，村全体のミクロフィラリア数が減るためにリンパ系フィラリア症の伝播を防御できることが明らかになった[13]．DECの投与をさらに効率的に行うため，フランク・ホーキングはDECを食塩に添加することを提唱した[14]．DECは非常に安定した化合物であり，加熱調理しても壊れることはない．そのためフランク・ホーキングはヨード添加塩のようにDECを添加した塩を使った食事で，患者の体内のミクロフィラリア数を減らすことを提案した．DEC添加塩の効果が調査され，DEC添加塩がリンパ系フィラリア症のエンデミックに対して有効であることがはっきりと示された．しかし，この結果を受けて大規模なDEC添加塩の投与を開始したのは中国だった．

フランク・ホーキングが研究のためにブラジルにいたころ，地球の裏側の中華人民共和国では毛沢東が政権を握っていたが，そこにはリンパ系フィラリア症の発生率が高い地域があった．リンパ系フィラリアの生活環を発見したのは，中国沿岸地域の福建省廈門(アモイ)市にいたパトリック・マンソン卿である．マンソン卿は，蚊がヒトの感染症を伝播するという画期的発見をした人物である．マンソン卿の研究は，その後ロナルド・ロス卿がインドで実施した，蚊がマラリアを伝播することを示した研究の基礎となっている．1976 年に福建省と同じ中国沿岸地域の山東省で 6 か月間にわたり，約 4 万人に DEC 添加塩が投与された（マンソン卿の発見から約 100 年後のことであった）．その後，血液中のミクロフィラリア数を調べたところ，リンパ系フィラリア症の有病率が大幅に低下していたことが明らかになった[15]．同様の研究が繰り返された後，リンパ系フィラリア症の感染リスクが高い主な省でリンパ系フィラリア症の対策が取られることになった．それらの省で DEC 添加塩が広く使用された結果，今日の中華人民共和国はリンパ系フィラリア症の排除にいち早く成功した大国となった．その後，ブラジル，日本，タンザニア，台湾でも DEC 添加塩が広く使用され，バンクロフト糸状虫症が排除，または排除に近い状態になっている[16]．一方，エジプトでは錠剤による集団薬剤投与が 5 年間続けられ，リンパ系フィラリア症が排除された[17]．集団薬剤投与でリンパ系フィラリア症が排除された国は 20 か国を超える[17]．これらの国の中には，リンパ系フィラリア症排除のために蚊の対策を行った国もあるが，それが補助的に大きな役割を果たしたことも明らかにされている．一方，ソロモン諸島では媒介動物である蚊への対策が取られ，リンパ系フィラリア症が排除されている[18]．アフリカのサハラ以南の国では，DEC の代わりにイベルメクチンが使用された．これはオンコセルカ症に同時に感染している患者に，より安全に投与できたためである（アフリカでこの薬が広く使用されたことについては第 5 章で説明する）．

集団薬剤投与によるリンパ系フィラリア症の排除は生物学的にも，社会学的にも効果があり，期待のもてる取り組みだと言える[19]．それには以下の要因が関係している．(i) DEC またはイベルメクチンを 1 回投与すると循環血液中のミクロフィラリアの数が大幅に減り，最長で 12 か月間その状態が続く．また，リンパ系フィラリア症の簡易診断テストもあり，たいへん有用である[20]．(ii) ヒトはバンクロフト糸状虫に感染する唯一の保有宿主なので，

DEC またはイベルメクチンで他の動物種をターゲットとする必要がない．(iii) 蚊が血を吸うことで感染するが，同じ蚊媒介性の感染症であるマラリアほど感染率が高くない．そのため，蚊帳の使用などの対策で容易に防ぐことができる．(iv) 一部の国では，リンパ系フィラリア症が排除されたという確固たる証拠がある．こうした知見に基づいて，1997 年に開催された第 50 回 WHO 総会で公衆衛生問題であるリンパ系フィラリア症を 2020 年までに排除するという決議が採択された（who.int/lymphatic_filariasis/resources/WHA_50%2029.pdf）．

リンパ系フィラリア症の排除は主に次の 2 つの方法で行われる．(i) 2 種類の薬剤（DEC とアルベンダゾール，またはイベルメクチンとアルベンダゾール）を投与してリンパ系フィラリア症の伝播を防止する（アルベンダゾールは薬剤に耐性を示す寄生虫の発生を防ぐために追加されている）．どちらか 2 種類の薬剤を年 1 回，できるだけ多くの人々を対象に 4 ～ 6 年間連続して投与する．(ii) 衛生活動，スキンケア，外科手術を行い，特にフィラリア熱発作，陰嚢水腫，リンパ浮腫と象皮病（どちらか一方，あるいは両方の場合もある）などの症状を改善していく[19]．こうして，NTDs の世界的な対策のために，STH 感染症に対する集団薬剤投与（アルベンダゾールまたはメベンダゾールを使用）と住血吸虫症に対する集団薬剤投与（プラジカンテルを使用）に加え，リンパ系フィラリア症に対するイベルメクチンとアルベンダゾール，または DEC とアルベンダゾールの集団薬剤投与が加えられている．

WHO 総会の決議を受けて太平洋地域のすべての国の保健担当大臣が，集団薬剤投与で太平洋地域のリンパ系フィラリア症を排除するリンパ系フィラリア症排除のための太平洋プログラム（PacELF）を定め，それぞれの排除対策を行うために，世界保健機関（WHO）の西太平洋地域事務局で会議を開くことに合意した[18]．集団薬剤投与を 5 年間続けた結果，現在ではクック諸島，ニウエ，サモアでリンパ系フィラリア症が排除されている．しかし太平洋地域以外では今なお 70 か国以上でリンパ系フィラリア症のエンデミックが起きており，アフリカのサハラ以南のほとんどの国ではリンパ系フィラリア症の排除プログラムが定められておらず，実施されてもいない．

リンパ系フィラリア症排除のためのグローバルアライアンス（GAELF: Global Alliance to Eliminate LF）は，リンパ系フィラリア症排除のためのグローバルプログラム（GPELF: Global Programme to Eliminate LF）をサポートする目的で2000年に作られたもので，2020年までの排除の実現を目指している．GAELFが重視しているのは，まだ排除に向けた基盤がないアジアおよびアフリカで，排除に向けたプログラムを早々に定めることである．また，リンパ系フィラリア症により生じた患者の身体的，社会的，経済的問題を軽減することもGAELFの大きな目標となっている．GAELFはリバプール熱帯医学校の顧みられない熱帯病センターに事務局を置き，デビッド・H・モリヌーの退任後モーゼス・ボカリーがセンター長を務めている．GAELFの取り組みについてはオペレーショナルリサーチが多数行われ，イベルメクチン（メルク社），アルベンダゾール（グラクソ・スミスクライン社），DEC（エーザイ）の薬剤が大量に無償提供され，順調に進んでいる．DECの提供元であるエーザイは日本の製薬企業であり，NTDsに関するロンドン宣言が発表された2012年1月の会議でこの人道的な活動への参加を表明した．

リンパ系フィラリア症の対策および排除に関する世界的な取り組みは世界で最も大規模な公衆衛生プログラムである．エリック・オッテセンらは，2000年にGPELFが開始されてからの8年間で6億人に19億回分を超える薬剤投与が行われたと推定している[19]．またGAELFは，DECまたはイベルメクチンを年1回投与された人々が2010年だけで72か国4億6,600万人に達したとしている[19]．これらの数値は素晴らしい成果であるが，年1回薬剤を投与されている約5億人のほかにもリンパ系フィラリア症の感染リスクの高い人が約9億人いるとWHOは推定している．リスクは依然高いままである[19]．

リンパ系フィラリア症の対策および排除に関する取り組みでは，健康問題に大きな成果が得られただけでない．オッテセンらはGPELF開始後の8年間の直接的経済的効果を218億ドルと算定している[19]．

リンパ系フィラリア症の排除に効果的な方法はすでにわかっており，さらにこの感染症には排除を進めるうえで都合のよい生物学的，社会的特徴もある．しかしWHO総会決議で採択された2020年までに排除するという目標を現在のペースで達成できるかどうかはいまだわからない．また，治療を必要としている約10億人の多くが経済的最下層にいるため，政治家に意見が届かないという問題も生じている[19]．こうした社会的，政治的問題にとどまらず，リンパ系フィラリア症が偏見を生み，患者の存在が明らかにならないという問題もある．偏見のために疾病負荷を正確に把握できず，必須医薬品が患者の手元に届かないということが起こる．一方，GAELFの活動でリンパ系フィラリア症が排除された国が20か国を超えるなど，GAELFの活動が素晴らしい成果につながったといううれしいニュースもある[21]．また，米国国際開発庁も，2012年のNTDsに関するロンドン宣言でも，リンパ系フィラリア症を2020年までに排除するというWHOの目標の支援を表明している[21]．現在進んでいる公衆衛生プログラムの中でこれほどの成果が上がっているものはない．第10章では，顧みられない熱帯病に関するグローバルネットワークを通じてリンパ系フィラリア症と他のNTDsへの取り組みを連携させることで，WHO総会決議の目標達成に向けて，進行中のリンパ系フィラリア症の排除の効率が高まっていった過程を説明する．

メジナ虫症（ギニア虫症）

メジナ虫症の感染者数は現時点では1,000人を超える程度であり，そのほとんどが南スーダンに集中している．そのため，メジナ虫症は実質的には根絶された感染症と言える[22]．旧約聖書に記される，イスラエル人がエジプト脱出後，砂漠で襲われた「火の蛇」とはメジナ虫だと考えられている．またエジプトのパピルス文書にはメジナ虫を引き抜く治療法が記されている[1]．1986年まではアフリカ，中東，アジアの最貧困層約350万人がメジナ虫症に感染していると推定されていた．しかしカーターセンターが米国疾病予防センター（CDC），UNICEF，WHOと協力して，20年間にわたって公衆衛生に関する大規模なプログラムとアドボカシー活動など，メジナ虫症根絶のためのプログラムを実施した結果，現在までにメジナ虫症の発症率が99%低下し，192の国と地域でメジナ虫症が伝播してないことが確認されている[22].

メジナ虫（ギニア虫）は実際にはバンクロフト糸状虫のような糸状虫ではないが，どちらも成虫の体長は最長で 90 cm にもなり（雌のほうが雄より長い），脚や足先の皮下組織に寄生する．ただし，まれに他の部位に寄生することもある．また成虫の雌は他の寄生虫には見られない面白い方法で幼虫をヒトの体外に送り出す．まず成虫の雌は皮下に水疱を形成する．この水疱内の圧力が高いため，ヒトが脚を水に浸すと水疱が破裂する．このとき成虫の雌は幼虫が数千匹も含まれる乳白色の物質を放出する．幼虫の放出は数日間続くこともある．幼虫は淡水中でカイアシ類と呼ばれる小型の甲殻類に摂取された後も成長を続ける．そして，カイアシ類が含まれる水を濾過や沸騰をせずにヒトが飲むと感染する（図 4.4）．ヒトに飲み込まれるとカイアシ類は胃酸で消化されるが，感染力のあるメジナ虫の幼虫は胃酸で消化されずに

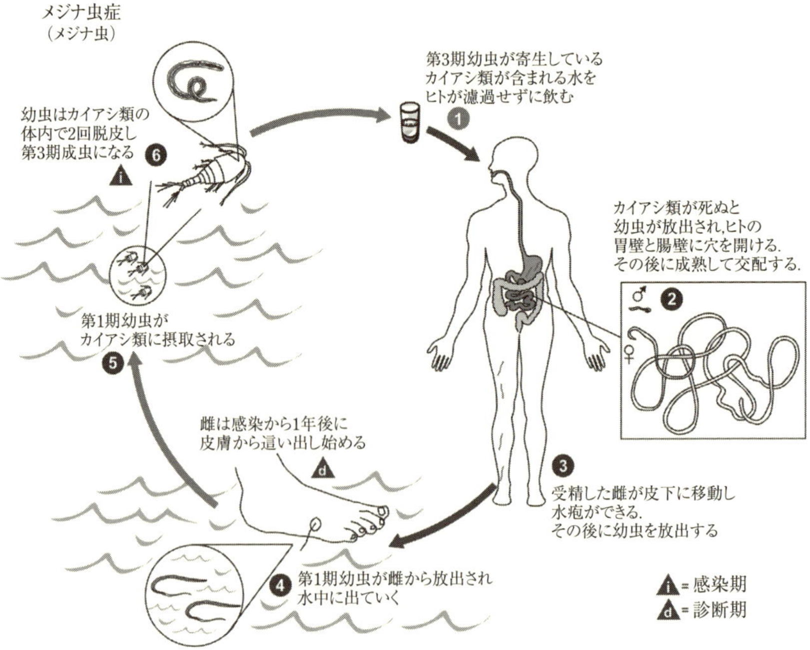

図 4.4　メジナ虫の生活環．（CDC の Public Health Image Library［phil.cdc.gov］より．）

生き続ける．幼虫は消化管に到達すると腸に穴を開け，数か月後には脚の結合組織まで移動し，そこで有性生殖が可能な状態まで成熟し交配する．

メジナ虫症の症状は一部を除き，成虫が脚に寄生していることによって生じる（図 4.5）．成虫の雌が形成する水疱は痛みを伴い，焼けるように熱く感じる場合もある．この状態が２～３か月間続くこともあり，患者は動けなくなったり，働けなくなったりすることも多い[22]．痛みが１～２年続くこともある．治療のための資金や人材が不足している地域でメジナ虫症になると，

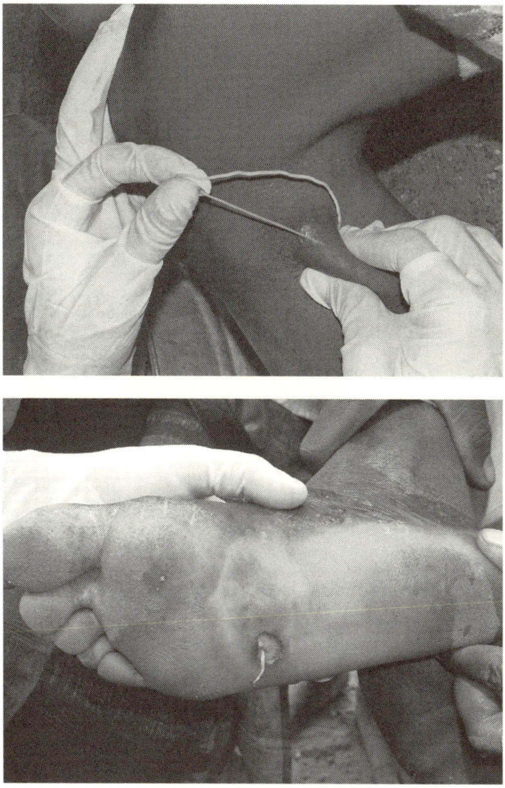

図 4.5　メジナ虫の感染例．（上）感染者の左脚の膝の外側，膝から少し離れた場所で皮下からメジナ虫の雌を取り出している様子．（下）感染者の右足の裏（足底）の皮下からメジナ虫の雌が這(は)い出している様子．（写真は CDC の Public Health Image Library［phil.cdc.gov］より．）

水疱が破裂した傷痕が潰瘍になり，細菌に感染することが多い．合併症として細菌の二次感染がよく知られているが，破傷風を発症することもある．成虫の雌が関節（一般的に足首の関節）の近くに寄生していると炎症が起こり，関節炎となり，重症化することがある．

メジナ虫症の対策が広く行われる前は，ある村の住人が全員同時に感染することもあった．農作物の収穫や種まきの時期にメジナ虫症のエンデミックが起きると，村の農業は大きな打撃を受ける[22]．そのためメジナ虫症を「穀物の倉が空になる」病気と言うこともある．西アフリカの地域については，メジナ虫症による農業生産の損失額が推定されている[23]．メジナ虫症の経済的打撃は健康への被害と同様に深刻である．また，メジナ虫症と子どもの栄養失調や学校の長期欠席にも関連があるとされている[23]．STH 感染症や住血吸虫症と同じく，メジナ虫症も教育を脅かす疾患である．

メジナ虫症を直接治療する方法はない．今日でも，メジナ虫症の処置は古代からの方法と同じく，細い棒にメジナ虫を絡め，毎日少しずつ棒を回してゆっくりと巻き取ることだけである．医学の象徴とされる図「アスクレピオスの杖」には，杖に 1 匹の蛇が絡みついている様子が描かれているが，この図は感染症に対する古代の手当ての様子を描いたものだと考えられる．残念なことにいまだメジナ虫に有効な抗蠕虫薬は存在しないのである．

過去 25 年間にわたるメジナ虫症対策の成功は，NTDs における注目すべき出来事である[24]．1980 年代初めはワクチン接種を広く行って天然痘の根絶に成功した後であり，次に根絶する病気は何かということが取りざたされていた．天然痘が自然発生したという報告は 1977 年のソマリアが最後であり，世界的にも天然痘が撲滅されたことは 1981 年に確認されていた．メジナ虫症のワクチンはないが，鉤虫症，住血吸虫症などの蠕虫感染症に比べて有病率が低かったため，CDC は根絶を目指す新たな候補としてメジナ虫症を提案した．衛生教育を行って，布で水を濾過してカイアシ類を取り除く，感染が起きている間は公共の水道サービスを停止するなど，人々の日常生活における行動を変えることによってメジナ虫症を予防できることがわかっていたことも候補とした理由だった．これらの対策が有効であることは，ウズベキスタン，イラン，インドの一部の州（タミルナード州，グジャラート州など）ですでに根絶が成功していたことで実証されていた[25]．1986年には2つの注目すべき出来事があった．その1つは第39回WHO総会でメジナ虫症の排除に関する決議が採択されたことであり，もう1つはアメリカの元大統領ジミー・カーターが再選を果たせなかった選挙から6年後のこの年にメジナ虫症の根絶に取り組み始めたことである．カーターは初めてのアドボカシー活動をパキスタンで行い，根絶に関する取り組みを強化するようムハンマド・ジア＝ウル＝ハク大統領に訴えた．その後はアフリカのサハラ以南の国，ガーナ，マリ，ナイジェリアの指導者たちとともに国家規模の対策プログラムを開始した．1993年にパキスタンはメジナ虫が根絶された世界で初めての国となった．また1995～1996年までには，メジナ虫症のエンデミックが起きているすべての国でメジナ虫の根絶に対する取り組みが始まった．これらの取り組みはその後のWHO総会決議（WHA 50.35）につながった．この決議では，すべての「加盟国，国際的な非政府系組織，関連諸団体に対して，技術的にできうる限り早急にメジナ虫症を根絶するため，またメジナ虫症根絶認定国際委員会とその活動のために，政治的な支援と必要なリソースの確保を確実に続けること」を求めた[26]．根絶のための取り組みとして3つの対策が提案された．(i) 深い井戸（カイアシ類がいない水源）を掘り，水を濾過し，カイアシ類を駆除する幼虫駆除剤（主にテメホス［Abate，アメリカンサイアナミッド社製］）を使用して安全な水を供給する．(ii) 衛生教育を行う．(iii) 患者の封じ込めと管理を行う[24]．これらの取り組みの中で新たに導入された器具として，メジナ虫の濾過専用のデュポン社製ナイロン布製フィルターがある[24]．

メジナ虫症根絶プログラム（DEP: Dracunculiasis Eradication Program，現在の責任者はアーネスト・ルイス＝チベン）はこの25年間，素晴らしい成功を収めてきた．世界全体のメジナ虫症の感染者数はこの原稿の執筆時点でわずか1,000人であり，ほぼ全員が南スーダンに暮らしている．南スーダンでは内戦が長期間続いたため，この25年間は公衆衛生対策を行うことができなかった[27]．しかしカーター元大統領はスーダン内戦中の戦闘が最も激しかった時代にもメジナ虫対策を行い，素晴らしい成果を上げている．彼は4か月間の「メジナ虫停戦」を実現し，カーターセンターはこの期間にハルツーム（スーダンの首都）とナイロビの事務所を拠点として根絶に向けた活動を行った[28]．この停戦の結果，紛争地域でも公衆衛生対策を継続できることが示された（第7章ではアンゴラ，コンゴ民主共和国，スーダンの紛争地域でアフリカトリパノソーマ症が再び発生した状況について説明する）．WHOによると，南スーダンではメジナ虫症の伝播を阻止するための対策が2013年までに強化される予定である[22]．〔その後感染者数はさらに減り，2014年には126人となった〕．

まとめ

リンパ系フィラリア症とメジナ虫症への対策は他のNTDsプログラムと同じように，費用が安く済み，費用対効果に優れている．リンパ系フィラリア症についてはイベルメクチン，DEC，アルベンダゾールが無償提供されているため，リンパ系フィラリア症の集団薬剤投与にかかる費用は1人あたり1米ドル未満である（filariasis.org）．同じように，1987～1998年のDEPにかかった費用は8,750万米ドルと推定されており，予防できた患者1人あたりの費用は5～8米ドルとなる[29]．ビル＆メリンダ・ゲイツ財団は2000年に，これらの活動を続けられるように2,850万米ドルの追加支援を行った．カーターセンターはメジナ虫を根絶するという目標を達成するため活発な活動を続けている．カーターセンターの計画どおりに活動が進めば，2億米ドル未満の費用で根絶できるはずである．

リンパ系フィラリア症の集団薬剤投与とDEPはそれぞれの方法で大きな成功を収めてきた．過去25年間でメジナ虫症が急激に減少したこと，スーダンにおけるメジナ虫根絶プログラム[30]が新たに進められ，対策が強化されていることを踏まえると，目標の達成は可能と見てよいだろう．DEPが成功した理由として，対策が容易でありながら，たいへん有効に作用したことに加えて，カーター元大統領がハイレベルのアドボカシー活動を行い，カーターセンターとそのパートナーが活動を的確に進めたことが挙げられる．また，どの地域で実施されたかにかかわらず，リンパ系フィラリア症対策が集中的に行われた場合はたいへん良い成果を収めている．しかし，リンパ系フィラリア症の排除はDEPが取り組む問題に比べて困難であり，WHOをはじめとする様々な組織の推定では感染リスクの高い14億人のうち，現在までにDECまたはイベルメクチンの集団薬剤投与を受けることができたのはその3分の1にも満たない．そのため，発展途上地域，特にアフリカからリンパ系フィラリア症を排除するにはまだ数年かかると考えられている．第10章では，リンパ系フィラリア症の対策と他のNTDsの集団薬剤投与プログラムを連携させたことで効率が上がり，治療者数が増加したことについて説明する．

要点：リンパ系フィラリア症とメジナ虫症

リンパ系フィラリア症

- 世界の最貧国に住む約1億人がリンパ系フィラリア症にかかり，感染リスクが高い人々は約14億人に達すると推定されている．そのほとんどはインドとアフリカのサハラ以南，東南アジア，太平洋の島々の人々であり，残りは，アメリカ大陸の熱帯地域（特にハイチおよびブラジル北東部）の人々である．
- 世界全体のリンパ系フィラリア症の9割は線虫類の寄生虫のバンクロフト糸状虫で起こる．成虫はリンパ系に約8年間寄生し，成虫から産まれるミクロフィラリアは血液中に移動し，媒介動物である蚊を介してヒトからヒトに伝播する．
- リンパ系フィラリア症はバンクロフト糸状虫の成虫がリンパ系に寄生するために起こる．リンパ管の拡張（リンパ管拡張症），リンパ管の閉塞，リンパ浮腫が起こり，象皮病になることもある．
- リンパ系フィラリア症が慢性化し，外見の変化を来した場合，経済的影響は非常に大きく，それによるインドの経済的損失額は少なく見積もっても年間約10億米ドルに上る．損失額のほとんどは労働者の生産性の低下によるものである．また，リンパ系フィラリア症に対する偏見も社会に大きな問題をもたらすが，それを数値で表すことは今なお困難である．
- 僻地の貧困地域において，ミクロフィラリアをターゲットとする抗蠕虫薬の集団薬剤投与を行うことでリンパ系フィラリア症の伝播を防ぐことができる．使用する薬剤はDEC，イベルメクチンなどである．国家レベルのプログラムでDECを広く使用した結果，ブラジル，中国，エジプト，日本，台湾など20を超える国々でリンパ系フィラリア症が排除されるか，排除に近い状態になった．DEC添加塩を使用して排除または排除に近い状態になった国もある．

- DECやイベルメクチンの投与は数年間継続されているが，感染リスクの高い人々の3分の1に投与できたに過ぎない．NTDs対策を統合的に行うことで投与者数を増やすことができると思われる．WHO総会の決議では2020年までにリンパ系フィラリア症を排除することが求められている．

メジナ虫症

- メジナ虫症はメジナ虫（ギニア虫）によって起こる．今から20年以上前，根絶のための世界的な取り組みが始まる以前は主にアフリカ，中東，インド亜大陸で約350万人が感染していたと推定されている．
- メジナ虫の成虫は体長が約90 cmまで成長し，脚や足先の皮下組織に寄生する（他の部位に寄生することもある）．メジナ虫の成虫の雌が水疱を形成し，この水疱が水に浸ると破裂して，雌が幼虫を放出する．幼虫はカイアシ類に摂取される．ヒトがこのカイアシ類を飲み込むと感染する．
- メジナ虫症対策は1986年から強化され，カーター元大統領とカーターセンターが様々な計画を主導した．メジナ虫症根絶プログラム（DEP）で行われた主な対策は安全な水の供給，衛生教育，患者の封じ込めである．パキスタンは1993年にメジナ虫症が根絶された世界で初めての国となった．
- メジナ虫症の感染者数は現時点で1,000人足らず〔2014年には126人〕であり，南スーダンに集中している．メジナ虫症はこれから数年以内に根絶されると見込まれている．

注

1. リンパ系フィラリア症とメジナ虫症の歴史についてはCox, 2002およびHotez et al., 2006を参照．

2. リンパ系フィラリア症の有病者数と発展途上地域で感染リスクの高い人々の推定値については Ottesen, 2006 および Chu et al., 2010 を参照.
3. これらの数値は Rajan, 2005 から引用した.
4. 現在では1日のうちのどの時間帯に採血した血液でもリンパ系フィラリア症かどうかを診断できる. この診断法では ICT カードまたは ICT テストと呼ばれるカードを使用し, バンクロフト糸状虫の抗原を化学的に検出する. この診断法はワシントン大学（ミズーリ州セントルイス）のゲイリー・ウェイルを中心に開発された.
5. この点については Babu et al., 2006 および Nutman and Kumaraswami, 2001 で考察されている.
6. リンパ系フィラリア症の経過については Addiss and Brady, 2007 に詳しく述べられている.
7. リンパ系フィラリア症と象皮病の臨床報告は多数発表されている. その中でも Simonsen, 2002 は特に優れている.
8. 数値は Michael et al., 1996 より.
9. リンパ系フィラリア症によって失われる生産力については Perera et al., 2007 およびグローバルヘルスのためのタスクフォースのリンパ系フィラリア症サポートセンター〔現・顧みられない熱帯病サポートセンター〕の web ページ（ntdsupport.org）を参照.
10. リンパ系フィラリア症の経済への影響については, Ramaiah et al., 2000a, Ramaiah et al., 2000b, Babu et al., 2002 で報告されている.
11. フランク・ホーキングの業績については Hawking et al., 1950, Hawking, 1955, Hawking, 1958 にまとめられている.
12. Coggeshall, 1945. Rajan, 2005 に引用されている.
13. Kessel et al., 1953.
14. Hawking and Marques, 1967.
15. Zhong and Zhen, 1991.
16. Houston, 2000.
17. Ramzy et al., 2006 および Hotez, 2011.
18. Ichimori et al., 2007.
19. リンパ系フィラリア症の治療と排除の状況については GAELF の web サイト（filariasis.org）, World Health Organization, 2012, Chu et al., 2010, Ottesen, 2006 を参照.
20. 診断テストはワシントン大学（ミズーリ州セントルイス）のゲイリー・ウェイルの研究室で開発された. Weil et al., 1997 を参照.
21. Bockarie and Molyneux, 2009 および neglecteddiseases.gov/about/ を参照.
22. メジナ虫症に対する取り組みについては Hopkins et al., 2005, Ruiz-Tiben and Hopkins, 2006, who.int/dracunculiasis/ を参照.
23. Cairncross et al., 2002.
24. メジナ虫症の根絶に関する近年の出来事は, Levine and the What Works Working Group, 2004 の 91 ～ 104 ページを参照してまとめたものである. この本には NTDs の対策とグローバルヘルスにおける多くの成功の歴史が記載されている.
25. メジナ虫症の歴史に関する背景情報は who.int/dracunculiasis/background/ を参照.

26. whqlibdoc.who.int/hq/2008/WHO_HTM_NTD_PCT_2008.1_eng.pdf.
27. Carter Center, 2006 の 30 ページ.
28. Hopkins and Withers, 2002. 記事は cartercenter.org/news/documents/doc1255.html に再掲されている.
29. 経済的な数値は Kim et al., 1997 より.
30. McNeil, 2006, Barry, 2006.

文献

Addiss DG, Brady MA. 2007. Morbidity management of the Global Programme to Eliminate Lymphatic Filariasis: a review of the scientific literature. *Filaria J* **6:** 2.

Babu BV, Nayak AN, Dhal K, Acharya AS, Jangid PK, Mallick G. 2002. The economic loss due to treatment costs and work loss to individuals with chronic lymphatic filariasis in rural communities of Orissa, India. *Acta Trop* **82:** 31–38.

Babu S, Blauvelt CP, Kumaraswami V, Nutman TB. 2006. Regulatory networks induced by live parasites impair both Th1 and Th2 pathways in patent lymphatic filariasis: implications for parasite persistence. *J Immunol* **176:** 3248–3256.

Barry M. 2006. Slaying little dragons: lessons from the dracunculiasis eradication program. *Am J Trop Med Hyg* **75:** 1–2.

Bockarie MJ, Molyneux DH. 2009. The end of lymphatic filariasis? *BMJ* **338:** b1686.

Cairncross S, Muller R, Zagaria N. 2002. Dracunculiasis (Guinea worm disease) and the eradication initiative. *Clin Microbiol Rev* **15:** 223–246.

Carter Center. 2006. *25th Anniversary Annual Report: 2005–2006.* Carter Center, Atlanta, GA.

Chu BK, Hooper PJ, Bradley MH, McFarland DA, Ottesen EA. 2010. The economic benefits resulting from the first 8 years of the Global Programme to Eliminate Lymphatic Filariasis (2000–2007). *PLoS Negl Trop Dis* **4:** e708.

Coggeshall LT. 1945. Malaria and filariasis in the returning servicemen. *Am J Trop Med Hyg* **25:** 177–196.

Cox FE. 2002. History of human parasitology. *Clin Microbiol Rev* **15:** 595–612.

Hawking F. 1955. The chemotherapy of filarial infections. *Pharmacol Rev* **7:** 279–299.

Hawking F. 1958. Filariasis. *Sci Am* **199:** 94–101.

Hawking F, Marques RJ. 1967. Control of bancroftian filariasis by cooking salt medicated with diethylcarbamazine. *Bull World Health Organ* **37:** 405–414.

Hawking F, Sewell P, Thurston JP. 1950. The mode of action of hetrazan on filarial worms. *Br J Pharmacol* **5:** 217–238.

Hopkins DR, Ruiz-Tiben E, Downs P, Withers PC Jr, Maguire JH. 2005. Dracunculiasis eradication: the final inch. *Am J Trop Med Hyg* **73:** 669–675.

Hopkins DR, Withers PC Jr. 2002. Sudan's war and eradication of dracunculiasis. *Lancet* **360** (Suppl): s21–s22.

Hotez P. 2011. Enlarging the "audacious goal": elimination of the world's high prevalence neglected tropical diseases. *Vaccine* **29** (Suppl 4): D104–D110.

Hotez PJ, Ottesen E, Fenwick A, Molyneux D. 2006. The neglected tropical diseases:

the ancient afflictions of stigma and poverty and the prospects for their control and elimination. *Adv Exp Med Biol* **582:** 23–33.

Houston R. 2000. Salt fortified with diethylcarbamazine (DEC) as an effective intervention for lymphatic filariasis, with lessons learned from salt iodization programs. *Parasitology* **121:** S161–S173.

Ichimori K, Graves PM, Crump A. 2007. Lymphatic filariasis elimination in the Pacific: PacELF replicating Japanese success. *Trends Parasitol* **23:** 36–40.

Kessel JF, Thooris GC, Bambridge B. 1953. The use of diethylcarbamazine (hetrazan or notezine) in Tahiti as an aid in the control of filariasis. *Am J Trop Med Hyg* **2:** 1050–1061.

Kim A, Tandon A, Ruiz-Tiben E. 1997. Cost-benefit analysis of the global dracunculiasis eradication campaign. Policy research working paper 1835. Africa Human Development Department, World Bank, Washington, DC.

Levine R, What Works Working Group. 2004. *Millions Saved: Proven Successes in Global Health.* Center for Global Development, Washington, DC.

McNeil DG Jr. 2006. Dose of tenacity wears down an ancient horror. *New York Times* **2006**(March 26).

Michael E, Bundy DA, Grenfell BT. 1996. Re-assessing the global prevalence and distribution of lymphatic filariasis. *Parasitology* **112:** 409–428.

Nutman TB, Kumaraswami V. 2001. Regulation of the immune response in lymphatic filariasis: perspectives on acute and chronic infection with Wuchereria bancrofti in South India. *Parasite Immunol* **23:** 389–399.

Ottesen EA. 2006. Lymphatic filariasis: treatment, control and elimination. *Adv Parasitol* **61:** 395–441.

Perera M, Whitehead M, Molyneux D, Weerasooriya M, Gunatilleke G. 2007. Neglected patients in neglected disease? A qualitative study of lymphatic filariasis. *PLoS Negl Trop Dis* **1:** e128.

Rajan TV. 2005. Natural course of lymphatic filariasis: insights from epidemiology, experimental human infections, and clinical observations. *Am J Trop Med Hyg* **73:** 995–998.

Ramaiah KD, Das PK, Michael E, Guyatt H. 2000a. The economic burden of lymphatic filariasis. *Parasitol Today* **16:** 251–253.

Ramaiah KD, Radhamani MP, John KR, Evans DR, Guyatt H, Joseph A, Datta M, Vanamail P. 2000b. The impact of lymphatic filariasis on labour inputs in southern India: results of a multi-site study. *Ann Trop Med Parasitol* **94:** 353–364.

Ramzy RM, El Setouly M, Helmy H, Ahmed ES, Abad Elaziz KM, Farid HA, Shannon WD, Weil GJ. 2006. Effect of yearly mass drug administration with diethylcarbamazine and albendazole on brancroftian filariasis in Egypt: a comprehensive assessment. *Lancet* **367:** 992–999.

Richards FO, Ruiz-Tiben E, Hopkins DR. 2011. Dracunculiasis eradication and the legacy of the smallpox campaign: what's new and innovative? What's old and principled? *Vaccine* **29**(Suppl 4): D86–D90.

Ruiz-Tiben E, Hopkins DR. 2006. Dracunculiasis (Guinea worm disease) eradication. *Adv Parasitol* **61**: 275–309.

Simonsen PE. 2002. Filariases, p 1487–1526. *In* Cook GC, Zumla AI (ed), *Manson's Tropical Diseases,* 21st ed. W. B. Saunders, New York, NY.

Weil GJ, Lammie PJ, Weiss N. 1997. The ICT Filariasis Test: a rapid-format antigen test for the diagnosis of bancroftian filariasis. *Parasitol Today* **13**: 401–404.

World Health Organization. 2012. Integrated preventive chemotherapy for neglected tropical diseases: estimation of the number of interventions required and delivered, 2009–2010. *Wkly Epidemiol Rec* **87**: 17–28.

Zhong C, Zhen T. 1991. Control and surveillance of filariasis in Shandong. *Chin Med J* **104**: 179–185.

第5章

失明に至る顧みられない熱帯病

オンコセルカ症（河川盲目症）とトラコーマ

> かつてのオートボルタ，現在ブルキナファソと呼ばれるあの国で過ごした日々を私は鮮明に覚えている．……あの国を訪れる前も後も，オンコセルカ症という恐ろしい病気の話は何度も聞いた．世界銀行が何らかの対応をとるべきだと言う人々もいた．我々はこの病気の名を正しく発音することも，正しく綴ることもできなかったが，この病気におそれを抱いていた．当時彼の地では，数百万人がまさに死よりも悲惨な状況にあったのである．
>
> ロバート・S・マクナマラ[1]

視覚に障害をもつ人は世界に2億8,500万人，失明者は3,900万人いると推定されている[2]．そして悲しむべきことに，失明者の90%が発展途上国の人々であり，その約3分の2以上は失明を防ぐことができたか，治すことができる人々である[3]．また，紛争後の南スーダンにおける失明の状況を分析した最近の研究では，発展途上国の貧困層ほど失明しやすいという衝撃的事実が明らかになっている[4]．1983年から2005年まで続いた第二次スーダン内戦で死亡した民間人は190万人と推定され，第二次世界大戦以降の戦争や紛争の中でもとりわけ死亡者数が多く，400万人が住む場所を追われた[4]．スーダンのマンキエン地区は油田に近く，戦略的にも重要な場所だったため，特に紛争が激しかった（図5.1）[4]．ケンブリッジ大学の研究チームの調査によれば，このマンキエン地区の村で紛争後に人口の4%が失明し，その倍程度の人々に視力の低下が起こった．つまり，紛争後の過酷な環境下で生活する人々が失明する確率は，世界の他の地域の人々が失明する確率に比べて6～7倍高いことになる．さらに，世界保健機関（WHO）はある地域の失明率が1%以上の場合，それを公衆衛生上の深刻な問題と判断するが[5]，スー

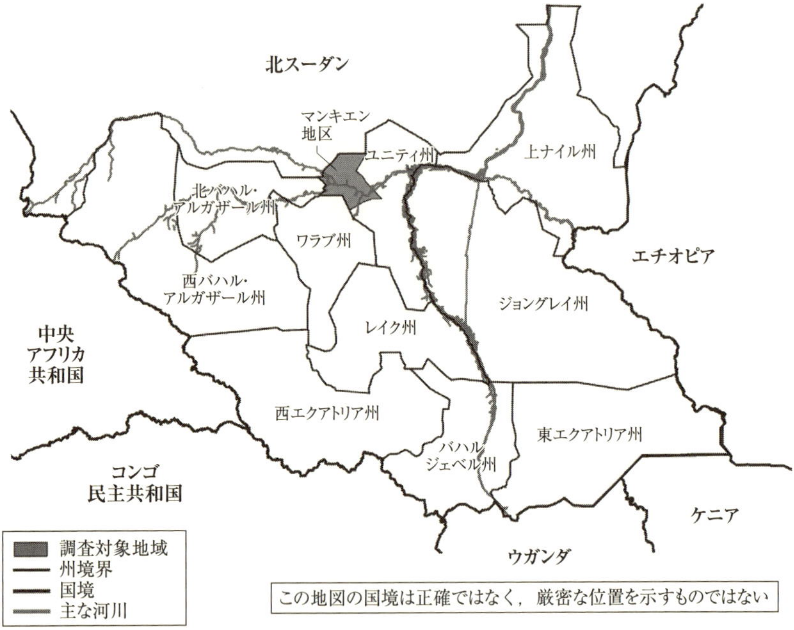

図 5.1　南スーダンの地図．調査対象地域のマンキエン地区を示す．（Ngondi et al., 2006 より．地名は 2005 年当時．）

ダンのこの地域の失明率はこの 4 倍に達している．産業化社会と異なり，資金や人材などのリソースが不足している地域では，そもそも人々に対する支援サービスがないため，失明すると特に困ったことになる．僻地の貧困地域に住む失明者の死亡または怪我のリスクが通常のおよそ 5 倍に達するのも容易に納得がいく[6]．

この章では，2 つの顧みられない熱帯病（NTDs）で起こる失明は，簡単，安全，効果的な予防的化学療法で完全に予防できるということについて説明する．その 1 つ，オンコセルカ症は寄生性蠕虫感染症で，患者数は 2,000 ～ 3,000 万人と推定されており，主に西アフリカと中央アフリカで発生している．もう 1 つのトラコーマは細菌感染症で，患者数は 2,000 万人以上と推定されており，アフリカ，中東，中央アジア，インド，東南アジアの発展途上地域で発生している．

オンコセルカ症

オンコセルカ症は糸状虫（フィラリア）感染症であり，病気を媒介するブユが流れの速い小川の近くで繁殖するため，河川盲目症とも呼ばれている．病気の原因は，リンパ系フィラリア症（LF）やメジナ虫症（第4章）を起こす寄生虫に似た糸状虫の回旋糸状虫（オンコセルカ）である．オンコセルカの成虫はスパゲッティーのような形状で，長いものは50 cmにも達し，皮下にできた線維性小結節の中で螺旋状になっている．リンパ系フィラリア症を起こすバンクロフト糸状虫の成虫の雌もオンコセルカの成虫の雌も非常に小さいミクロフィラリアを産む．ただし，オンコセルカのミクロフィラリアはバンクロフト糸状虫のミクロフィラリアと異なり，大部分は血液中に移動せず皮膚に移動する．ミクロフィラリアが皮膚に移動すると非常にかゆくなり，肌の状態も変化する．またミクロフィラリアの一部は皮膚から眼にも侵入し，角膜に複数の混濁した部分ができる．数年，時には数十年後にこれらの混濁部分が1つにまとまって最終的に光を通さなくなる．これが，回旋糸状虫によって約27万人が失明し，約50万人に視覚障害がもたらされる原因である[7-9]．オンコセルカ症は，眼の病気および失明の原因として最もよく知られているが，皮膚に寄生するミクロフィラリアで起こる症状も同様に深刻である．寄生により皮膚の状態が大きく変化するため，偏見を生むこともある．また，非常にかゆいため自殺することさえあると言われている．

2,000 ～ 3,000万人と推定されるオンコセルカ症患者のほとんどは，東アフリカの一部，西アフリカ，中央アフリカで，自給自足で農作物を栽培する貧困層の人々である（図5.2）．オンコセルカ症はこれらの広い地域に分布しており，主に失明を起こすサバンナ型と，主に皮膚の症状を起こす森林型の2種類に分けられる[9]．サバンナ地帯の一部の地域ではオンコセルカ症のエンデミックが深刻な状態にあり，僻地の貧困地域の人口の10%以上が失明者である．一方，西アフリカの森林地帯では数百万人が重いオンコセルカ皮膚炎（OSD: *Onchococerca* skin disease）になっている．感染リスクが高い地域は，アフリカ（および中東のイエメン）以外では，グアテマラ，グアテマラに接するメキシコのチアパス州，ベネズエラとブラジルの国境付近のア

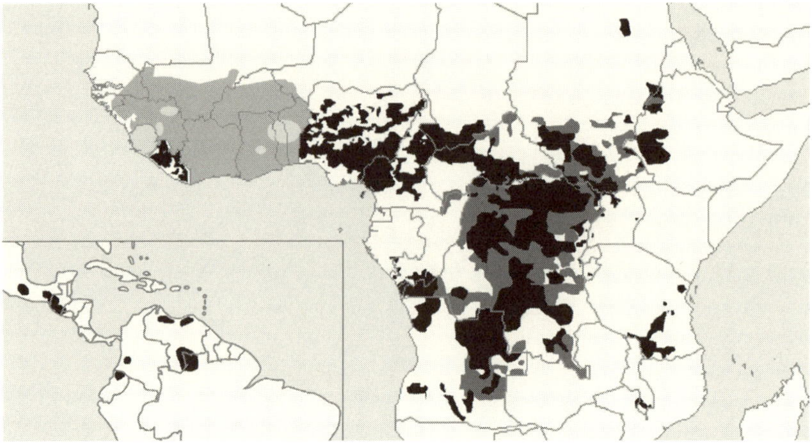

色が濃い順に，イベルメクチンが投与されている地域，さらに調査の必要がある地域，オンコセルカ症対策プログラム（OCP）が過去に行われた西アフリカの地域，特別な対策が取られている地域（過去にOCPが行われ，現在はイベルメクチンの投与と媒介動物の対策が行われている地域）を示している．

図 5.2　オンコセルカ症の分布と対策のための取り組み．（Basáñez et al., 2006 より）

マゾン地域（感染者の大部分は先住民族のヤマノミ族），ベネズエラの北部の一部（カリブ海沿岸地域），エクアドル，コロンビアなどアメリカ大陸の熱帯地域であり，これらの地域の人口は世界人口の約 0.4% に相当する．現在，アメリカ大陸ではサバンナ型の失明が新たに発見されることはほとんどないが，森林型の皮膚症状はよく見られる．

川や小川の近くで繁殖するブユにヒトが刺されて血を吸われている間に，オンコセルカの幼虫がブユから侵入することでヒトはオンコセルカ症に感染する（図 5.3）．このように，鉤虫では感染力のある幼虫がヒトの体内に土から侵入するのに対し，オンコセルカとバンクロフト糸状虫では媒介昆虫がヒトを刺している間にヒトの体内に侵入する．なお，バンクロフト糸状虫の媒介昆虫は蚊，オンコセルカの媒介昆虫はブユである．ヒトの体内に侵入した幼虫は約 1 年後には体内の様々な皮下組織に移動して成虫になる．成虫がいる場所には線維性小結節が皮下にできるが，これは一般的に骨が突出している部分，特に股関節に多い．成虫はこれらの小結節の中で 10 年以上生き続けることもある [9,10]．

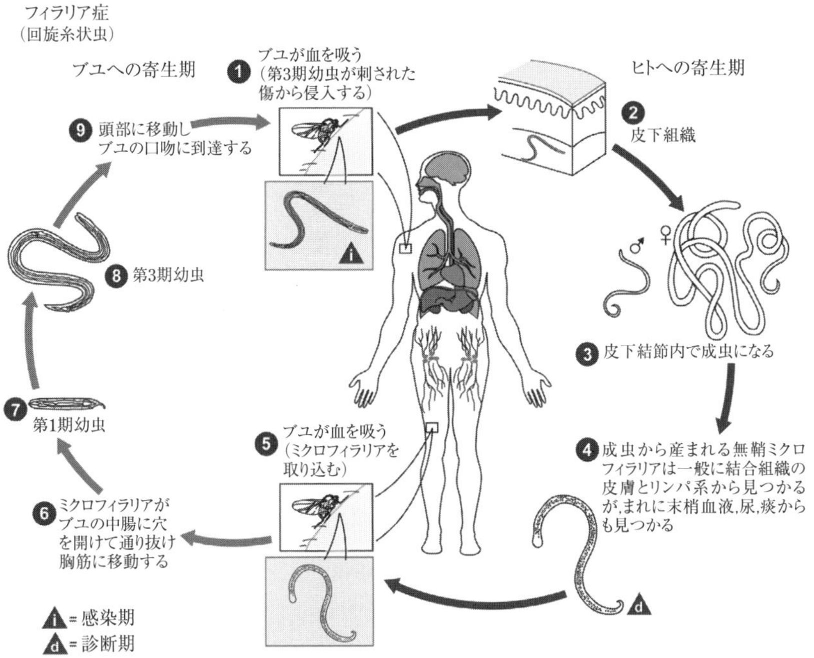

図 5.3　回旋糸状虫（オンコセルカ）の生活環．（CDC の Public Health Image Library［phil.cdc.gov］より．）

バンクロフト糸状虫やメジナ虫と同じように，オンコセルカの成虫の雌は非常に長く 50 cm 以上になることもある．また，成虫の雌は受精後に数百万匹ものミクロフィラリアを産む（1 日あたり 500 ～ 1,500 匹）．産まれたミクロフィラリアは小結節から出ていき，全身の皮膚に広がる．アフリカでオンコセルカ症のエンデミックが起きている地域では，皮膚内のミクロフィラリアの密度が非常に高いことがある．ヒト 1 人に 1 億匹のミクロフィラリアが寄生している場合もある．皮膚 1 mg あたりのミクロフィラリアの数が，場所により 2,000 匹に達するとの推定もある[10]．一部のミクロフィラリアは眼の周りの皮膚から眼に直接侵入する．皮膚と皮下組織に寄生しているミクロフィラリアはブユがヒトの血を吸ったときにブユに取り込まれ，ブユの体内で成長する．ミクロフィラリアが感染力のある幼虫に成長した後（期間は 6 ～ 12 日）でブユがヒトを刺すと幼虫が皮膚から侵入し，オンコセルカ症が伝播する．

オンコセルカ症では外見が変化したり失明したりするため，身体が衰弱し，心身がむしばまれる．外見の変化は主に，皮膚に膨大な数のミクロフィラリアが寄生し，オンコセルカ皮膚炎（OSD）を発症するために起こる．西アフリカの一部の地域ではOSDは「クロークロー」と呼ばれる．OSDで重い症状が見られるのはミクロフィラリア自体が細菌（ボルバキア属）に感染しているためである．この細菌はオンコセルカ属の寄生虫に寄生する生物で共生細菌と呼ばれる．ミクロフィラリアが皮膚内で死ぬと，この共生細菌が出てくるため，ヒトの炎症反応がさらに強まると考えられている[11]．第11章でボルバキア属の共生細菌がオンコセルカ症の新しい治療法のターゲットとなっていることを述べる[11]．OSDが最も頻繁に見られるのは脚だが，全身のあらゆる場所で起こる．皮膚で慢性的に炎症反応が起きている状態が数年続くと，皮膚が弾力を失い，緩んだ高齢者の肌のようになる[10]．鼠径部がOSDになると皮膚が折り重なって垂れ下がることが多く，この状態を「鼠径部皮膚下垂」と言う[2,10]．また皮膚の色素が消失することもあり，ヒョウの体の模様のようなまだらな状態になる場合がある[10]．さらに成虫が皮下にいるため，一度に多数の小結節ができる（一般に股関節の骨が突き出ている部分の周辺によくできる．股関節周辺の小結節はアメリカ大陸よりアフリカの人々に一般的に見られる）[10]．アフリカの熱帯雨林地帯にある村の人口の50％以上でOSDが見られる[9,12]．これらの地域ではOSDによる偏見が深刻な問題となっており，OSDの患者が激しく疎外されたり心理社会的な影響を受けたりしている[13,14]．たとえばナイジェリアの東部の一部では，OSDは「女性を結婚から遠ざける」という意味の俗名で呼ばれるとともに，衛生状態が悪いためにこの病気にかかると誤解され，患者が必要以上に隔離されたり，母乳で育てられる乳児が減少したりすることもある[13,14]．一方，男性が感染すると農業をはじめとする地域での仕事ができなくなり，収入が減ることになる[13,14]．

オンコセルカによる眼の病気も皮膚にミクロフィラリアが寄生することが原因である．眼に侵入したミクロフィラリアは，死ぬと，ヒトの免疫系の細胞と結合して，角膜に小さな混濁した部分を作る．数年，時には数十年後にこれらの混濁した部分が1つにまとまって光を通さなくなる．また，眼と脳をつなぐ視神経が炎症を起こし，損傷することによっても失明に至る[10]．オンコセルカ症が発生している西アフリカや中央アフリカの地域では，一般に30代で失明する患者が現れ始め，年齢が上がるとともに増え続ける．したがって，アフリカでオンコセルカ症が多数発生している地域で失明するのは，世帯主であり，たいていは子どもを育て，一家の家計を支えている者である．こうした失明者が子どもや孫に引かれて村を歩く姿がよく見られる．また，農業で成り立っている村の場合，失明者が経済的に貢献することはできなくなり，経済的破綻につながる．村の失明者数がエピデミックレベルに達すると，農作業をできる人が減りすぎて食糧が不足し，河川流域の肥沃な土地が耕作放棄地になる[13]．自給自足で作物を作っている農業従事者たちが土壌の痩せた高台に移り住むことを余儀なくされた場合，村全体が貧困に陥る可能性が生じる[13]．アフリカのサハラ以南のサバンナ地帯の僻地には，現在もなお成人の10%以上がオンコセルカ症で失明している村がある[9]．

ワシントンD.C.にある世界銀行本部のロビーには，オンコセルカ症で失明した父親または祖父と思われる男性と子どもの銅像がある（図5.4）．子どもは男性に棒を持たせ，先導しており，目を引かれる．アフリカのサハラ以南では，このようないたましい光景が何百万回と繰り返されてきた．世界銀行とオンコセルカ症との関わりは，当時世界銀行総裁だったロバート・マクナマラがオンコセルカ症で壊滅的な状況に陥っている西アフリカの現状を目の当たりにした1972年から始まっている．マクナマラはジョンソン政権（1963～1969年）でベトナム戦争の拡大政策を推進した国防長官として知られているが，世界で最も成功した人道的保健衛生プログラムの立ち上げに尽力した人物であることはあまり知られていない．世界の最貧困層の人々の保健衛生向上のために彼がまず行ったことは，今なお大きな影響を与えている．マクナマラ夫妻は1972年，西アフリカのブルキナファソ（当時のオートボルタ）で干ばつに見舞われた地域を訪れ，オンコセルカ症が発生している村の光景を目にした．2人は大勢の中年男女が棒を持ち，引かれている姿に特に衝撃を受けた[15]．1970年代のサバンナ地帯では住民の60%以上がオンコセルカに感染し，40歳以上の男性の約半数が失明していると推定され

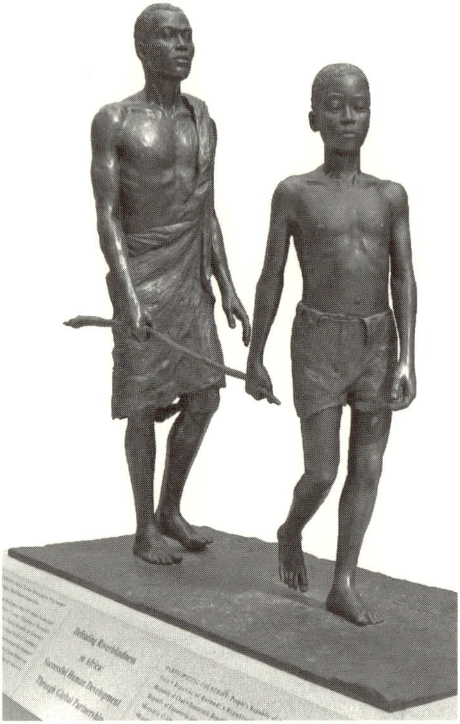
図 5.4　少年に引かれる失明した男性の銅像（R・T・ワレン）．この銅像の複製品が世界銀行と WHO にある．（写真は Julie Ost による．）

ていた[13]．マクナマラは，ブルキナファソの首都ワガドゥグーを訪れたときにフランス開発局の科学部門の海外事務所（ORSTOM）の研究者と話をして，オンコセルカの成虫がヒトの体内で生き続ける 10 ～ 20 年間，ずっとブユを撲滅することができれば，理論上はオンコセルカ症の伝播を防ぐことができると教えられた．この話を聞いたマクナマラがパリで会議を開いたことが，最終的にオンコセルカ症対策プログラム（OCP: Onchocerciasis Control Program）の設立につながった．これは，世界銀行，WHO，国連食糧農業機関（FAO），国連開発計画（UNDP）が連携した素晴らしいパートナーシップである．

ガーナと仏領西アフリカ（ブルキナファソ，コートジボワール，マリなど）では ORSTOM などの組織が主導して媒介昆虫のブユの個体数を抑制する取り組みがすでに行われていたが，OCP はそれより遅れて 1974 年に活動を開始した[16]．開始から 14 年間はオンコセルカ症の伝播を防ぐために媒介昆虫であるブユを撲滅する活動を重点的に行った．ブユの幼虫を死滅させる有機リン系殺虫剤のテメホスを頻回かつ定期的に使用した結果，ブユの個体数が抑制された．テメホスは第 4 章で説明したように，メジナ虫症（ギニア虫症）の撲滅のときにカイアシ類の幼虫を死滅させるために水中に散布された薬剤である．オンコセルカ症対策では，ヘリコプターや飛行機を使用した空中散布あるいは地上散布が行われた．空中散布は，オンコセルカがヒトの組織内で生き続ける可能性のある 20 年以上にわたりオンコセルカ症の伝播を阻止し，伝播しない状態を維持するために，ブユの個体数を減らすことを目的としていた[13]．その後 OCP では環境に優しい幼虫駆除剤が使用されるようになり，薬剤耐性を示す昆虫が発生しないように薬剤の種類を定期的に変更することもあった．OCP の注目すべき点として，新しい幼虫駆除剤の成果を経時的に確認する比較対照研究を行ったことが挙げられる[16]．これは，21 世紀になってから大規模に行われた蚊帳と薬剤屋内残留噴霧を使ったマラリア対策の取り組みでたいへん参考になっている．

OCP の開始から数年間は，国内の多くの地域で村の人口の 60% 以上がオンコセルカ症に感染しており，失明率が 10% を超えていた西アフリカの 7 か国（ベナン，ブルキナファソ，コートジボワール，ガーナ，マリ，ニジェール，トーゴ）で幼虫駆除剤が集中的に散布された．これらの国々のほとんどの地域ではオンコセルカ症のエンデミックが起きており，オンコセルカ症が集中的に発生している大変な状況だったが，OCP で行われたオンコセルカ症対策は成功し，オンコセルカ症の伝播が見られない状態まで減少した[16]．当然ながらブユに国境はない．したがって OCP の成功の鍵は 7 か国間の国際協調だったと言える[13]．OCP の研究者は幼虫駆除剤が集中的に散布された主な地域から 600 km も離れた地域までブユが飛んできていることを発見し，その後，ギニア，ギニアビサウ，セネガル，シエラレオネの 4 か国でも空中散布が行われた[13]．OCP の成果は素晴らしいものである．OCP の活動が終了した 2002 年までに約 60 万人について失明を予防し，OCP の対象地域で生まれた約 1,800 万人の子どもがオンコセルカ症の感染リスクから守られ，2,500万ヘクタールの耕作地（1,700万人分の食糧を供給できる広さ）が使用できるようになったと推定されている[16]．幼虫駆除剤の散布開始から20～30年経った今でも，西アフリカの多くの地域でオンコセルカ症は発生していない．これらの取り組みは費用対効果も非常に高く，OCPでは1人あたり1米ドル未満でこの目標が達成されたと推定されている[16]．

しかし，殺虫剤を広い範囲に散布しただけでOCPが成功したわけではない．OCPの目標が半分ほど達成されたころ，オンコセルカ症を撲滅するために別の方法が取り入れられ，OCPは大きく進展した．この方法は現在のオンコセルカ症対策プログラムで基本的に行われていることでもある．メルク社のウィリアム・キャンベルらの研究チームが1970年代に抗蠕虫特性をもつ新薬を発見したのである．イベルメクチン（後にメクチザンという商品名が付けられた）の基となったこの物質は，日本のゴルフ場で採取された土から見つかった微生物（ストレプトマイセス・アベルミティリス）が作り出す物質である〔北里研究所の大村智らが発見した〕[17]．ところで，動物の寄生虫は家畜の健康に悪影響を及ぼすため，ヒトの寄生虫をターゲットとした薬剤に比べて動物の寄生虫をターゲットとした薬剤市場のほうがむしろ大きいものとなっている．この点を考慮すると，メルク社が動物用イベルメクチンの開発後に商業的価値が全くないヒト用イベルメクチンの開発を続けたことは，ヒトのオンコセルカ症に関する出来事の中でも賞賛に値することである．メルク社はWHOと連携して，オンコセルカ症のエンデミックが起きているアフリカおよびアメリカ大陸の各地域で複数の臨床試験を行った．その結果，イベルメクチンを1回投与するとヒトの組織に寄生するミクロフィラリアの数を減少させる効果があり，しかも安全であることもわかった[16,17]．メルク社は1987年に当時のCEOだったロイ・バジェロスが主導し，カーターセンターの事務局長だったウィリアム・フォージと協力して，メクチザンを必要とするあらゆる人々に，メクチザンが不要になるまで無償提供するという，他に類を見ない官民パートナーシップを設立した[16]．このメクチザン無償提供プログラムが1988年に開始されて以降，リンパ系フィラリア症患者と同じく，4億人を超えるオンコセルカ症患者が治療を受けている．さらに毎年1億人を超える患者の治療を行うことも決定されている（mectizan.org/

achievements)[7].

OCPの成功の鍵は，貧困層のオンコセルカ症患者にメクチザンを届ける革新的な方法を確立したことにある．それは，各地域の薬剤配布担当者からオンコセルカ症患者にメクチザンを届けるというものである．OCPが始まった当初は，専門のトレーニングを受けた移動医療チームがオンコセルカ症のエンデミックが起きている村を訪れ，メクチザンを配布していた．こうした医療チームの派遣には高い経費がかかる．また村を訪れたときに村の人々が農地に行っていたり狩りに出かけていたりして，村に誰もいないこともよくあった[13]．しかしメクチザンは安全な薬剤であるため，移動チームが村に薬剤を置いていき，その村の人々が配布しても危険はなく効果的だった．結局，この方法がさらに発展して，各地域の薬剤配布担当者のネットワークができあがった．この方法は必須医薬品の入手方法を大きく変え，現在，地域主導型イベルメクチン治療（CDTI: community-directed treatment with ivermectin）と呼ばれている．また同時に，多くの非政府系開発組織がCDTIを利用して活動するようになった．将来は複数のNTDsの対策を大規模に行うだけでなく，抗マラリア対策，ビタミンA配布，小児ワクチン接種もCDTIや似たようなプログラムを活用して行うことができるだろう[13]．この15～17年間のOCPの活動で年1回または半年に1回のイベルメクチンの投与が続けられたおかげで，オンコセルカ症のエンデミックが深刻な状況にあったマリとセネガルの各地域でオンコセルカ症が排除されている．

CDTIで大きな成果が得られることは開始から数年で明らかになったが，OCPでは中央アフリカや東アフリカ（あるいはアメリカ大陸）で発生しているオンコセルカ症に対応していなかったため，これらの地域でのパートナーシップを拡大する必要があった．アフリカオンコセルカ症対策プログラム（APOC: African Programme for Onchocerciasis Control）はOCPの成功に基づいて進められたものであり，アフリカの19か国（アンゴラ，ブルンジ，カメルーン，中央アフリカ共和国，チャド，コンゴ民主共和国，コンゴ共和国，赤道ギニア，エチオピア，ガボン，ケニア，リベリア，マラウイ，モザンビーク，ナイジェリア，ルワンダ，スーダン，タンザニア，ウガンダ）が参加している．APOCでは当初，7,500万人にメクチザンを年1回投与することを目標としていたが，最終的には9,000万人に目標を引き上げた[16,18]．APOCもCDTIを基本として進められ，オンコセルカで小結節ができている村民が20%を超える地域にイベルメクチンが年1回配布された[9]．この取り組みの成果を調査した結果，APOCの対象国ではCDTIを行うことで非常に素晴らしい治療の成果が得られたことが明らかになった[13]．APOCの支援を受けたCDTIでは，各地域の数十万人の薬剤配布担当者から，10万を超える村々の約7,600万人が定期的に治療薬を受け取っている[7]．また費用対効果も非常に高く，障害調整生存年数1年あたりの費用は6.50米ドルと推定されている[13]．APOCはごく最近まで，たいへん優秀でカリスマ性も備えたアフリカ人女性ウチェ・アマジゴが先頭に立って推し進め，オンコセルカ症対策の出発点であるブルキナファソのワガドゥグーの事務所でプログラムが管理されていた．現在はポール＝サムソン・ルサンバ＝ディカッサが後を継ぎ，WHOアフリカ地域事務局（AFRO）の事務局長ルイス・サンボや世界銀行とも緊密に連携して活動している．APOCはアフリカの一次保健医療システムと一体となって進められているため，他の対策における薬剤配布のモデルにもなっている．興味深いことに，最近ではCDTIを活用することで他の保健衛生対策の効率が大幅に向上したという報告もある．たとえば，カーターセンターのフランク・O・リチャーズの研究によれば，CDTIと同時にマラリア対策の蚊帳を配布した結果，配布数が9倍に増加したことが示されている[19]．そのため現在では，カーターセンター，ヘレン・ケラー・インターナショナルなどの複数の非政府系開発組織がCDTIとマラリア対策を連携して行っている[13]．第10章では，これが複数のNTDsとマラリア対策の連携的取り組みの出発点に過ぎないことを説明する．なおアメリカ大陸では，感染リスクの高いメキシコ，グアテマラ，ベネズエラに焦点を絞ったアメリカ大陸オンコセルカ症排除プログラム（OEPA: Onchocerciasis Elimination Program of the Americas）が進められている[8]．

APOCは12年間のプログラムとして開始されたが，その後期間が延長されている．各地域の薬剤配布担当者はAPOCを通じてアフリカの約15万の地域で5億回分を超える薬剤を配布したと推定されている．その結果，APOCが実施された19か国のオンコセルカ症の有病率は約73%減少した[13]．

2010年の1年間のみで7,500万人を超える人々がオンコセルカ症の定期的な治療を受けた[13]．だたし，オンコセルカの成虫がヒトの体内で生き続ける間ずっと年1回の治療が必要となるため，アフリカでのオンコセルカ症の排除には，APOCなどの活動をさらに長い期間実施しなければならないと考えられる[7,18]．すでにマリとセネガルで集団薬剤投与を15～17年間続けたことでオンコセルカ症を排除できる可能性が示されていることから[16]，オンコセルカ症の排除の目標年を2025年とする提案をしている研究者もいる[18]．ところで，APOCの活動は2015年に終了する予定となっており，オンコセルカ症対策をアフリカ各国の保健担当省庁に委譲する計画が進められている[13]．しかしAPOCではここ数年間，活動の範囲を他のNTDs対策まで広げながら，活動を継続していく可能性について検討している〔2013年12月に，2016年からの10年計画にむけて準備することが決まった〕．NTDs対策を一体的に進めるという方針については第10章で詳細に説明する．一方，OEPAは排除の目標達成に速いペースで近づいており，オンコセルカ症が発生しているラテンアメリカの6か国（ブラジル，グアテマラ，メキシコ，コロンビア，ベネズエラ，エクアドル）で感染リスクが高い約50万人のうちの85%に，すでに治療が実施されている[18]．米国国際開発庁はOEPAと連携して，アメリカ大陸におけるオンコセルカ症の排除を2016年までに達成するという目標を掲げている[18]．

現在，オンコセルカ症対策に関する国際的な取り組みは新たな問題に直面している．イベルメクチンに耐性を示すオンコセルカがガーナのある地域に現れたという報告があり，OCPを実施した他の国々に現れる可能性も指摘されているのである[20]．薬剤耐性を示す寄生虫が現れたのが本当かどうかについては議論の余地があるが，もしそれが確かなことであれば，原因はおそらく20年以上繰り返し実施されてきたメクチザンの集団薬剤投与である．抗マラリア薬のクロロキンのように，薬剤耐性を示す寄生虫が広範囲で現れているという証拠はまだない．ただし，どのような状況であっても，代わる薬剤がない限り，オンコセルカ症のエンデミックが起きているほとんどの地域でCDTIを積極的に推進し続けるしかない．一方，イベルメクチンに耐性を示す寄生虫が現れた可能性が報告されたことで，新薬の開発など新たな方法の開発と試験を常に怠らずに進める必要性が指摘されたと言える．第11章ではオンコセルカ症治療の新しい抗蠕虫薬の見通しについて述べる．これは寄生虫の体内にいるボルバキア属の共生細菌を標的とするものである．第11章ではさらに抗オンコセルカ属ワクチンの開発の可能性についても説明する．

トラコーマ

トラコーマは細菌のクラミジア・トラコマティスで起こる感染症で，感染者数は2,100万人，トラコーマによる失明者数は120万人，視覚障害者数は220万人である[21]．トラコーマは感染症による失明の最大の原因であり，失明者全体の約3%を占めている[21]．アフリカ，アジア，ラテンアメリカの僻地に多くの患者がいる[21]．トラコーマは他のNTDsと同じように最貧困層の人々のみに見られる感染症である．クラミジア・トラコマティスが付着した手や衣服を介してヒトからヒトへ感染が広がる．ただしヒトの眼の分泌物内のクラミジアをハエが別のヒトに伝播して，媒介することもある．そのため家族全員が感染することも多い．また女性の感染者数は男性の3倍に上る．ジョージア州アトランタのグローバルヘルスのためのタスクフォースを基盤とする非営利団体，国際トラコーマイニシアティブ（ITI: International Trachoma Initiative）によると，家事を担っている女性が感染すると娘が代わりに家事を行うことになり，学校を辞めなければならず，教育を受ける機会を失うという[22]．女性にこうしたことが起こるだけでなく，トラコーマと不衛生な環境，そしてハエは密接な関連があることから，トラコーマが貧困と強く結びついているのは明らかである．したがってトラコーマはオンコセルカ症と同じように，貧困地域で発生するだけでなく貧困を助長する典型的なNTDsである．トラコーマの疾病負荷で失われる世界の年間損失額は53億米ドルと推定されている[23]．

トラコーマは19世紀末から20世紀初め，貧困層のヨーロッパ系移民がアメリカへの入国を拒否される主な理由となっていた．当時，エリス島に赴任した米国公衆衛生局の医師は，感染が疑われる移民を見つけるため，まぶたをめぐってトラコーマかどうかを確かめていた．トラコーマは20世紀初め，アメリカでは特にネイティブアメリカンの居留地でよく見られた．その区域は，人口の密集，貧困，きれいな水の不足という要因が重なり，トラコーマが伝播しやすい環境となっていた[24]．ウッドロー・ウィルソン大統領は1913年に，この感染症の対策をアメリカの最優先事項とするトラコーマ対策法案に署名した．現在，住環境と生活水準が向上し，トラコーマはすでにアメリカにとって公衆衛生上の大きな脅威ではなくなったが[24]，アメリカ西部では今でもまれにナバホ族などのネイティブアメリカンが感染することがある[25]．トラコーマは現在，主にアフリカ，中央アジア，中東，インド，東南アジアの発展途上国で発生している（図5.5）．またアメリカ大陸の一部の地域（メキシコおよびブラジル）とオーストラリアのアボリジニーの居住地域を含む太平洋地域でも発生している．

これまでに説明したNTDsの場合，寄生虫の幼虫が土中，水中，媒介節足動物の体内で生き残るために，十分な湿度と降水量を必要とする．しかしトラコーマは，乾燥したほこりっぽい環境で発生することが多く，とりわけ

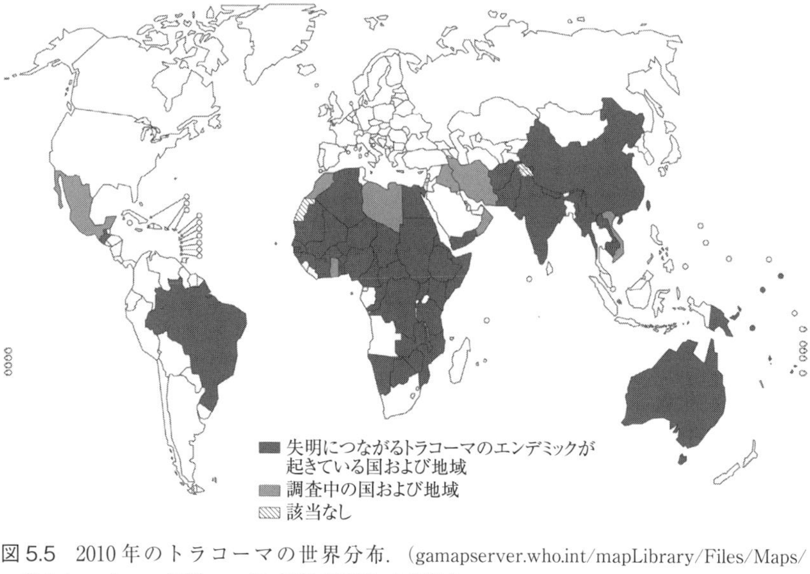

図5.5　2010年のトラコーマの世界分布．（gamapserver.who.int/mapLibrary/Files/Maps/Global_trachoma_2010.png［© 2010 WHO］を参照．）

下水設備が整っていないハエの多い環境でよく見られる．乾燥した不衛生な環境におけるトラコーマのリスク因子は英語の頭文字をとって6つのD，乾燥（dryness），ほこり（dust），汚物（dirt），動物の糞（dung），分泌物（discharge），人工密集（density）とも，5つのF，ハエ（flies），便（feces），顔（faces），指（fingers），接触感染の媒介物（fomites）とも言われている[21,22]．ヒトの便や動物の糞が屋外に放置されているだけでなく，顔が汚れて不衛生であってもハエが寄ってきて，トラコーマが広がる原因となる[21,22]．そのほかのリスク因子は清潔な水が不足した環境である．村の人々は水源まで長い距離を歩いて行かなければならず，衛生的な状態を保ちにくい[21,22]．また教育の不足（特に母親に対する教育の不足）もリスク因子の1つである[23]．

トラコーマは一般に子どものころからかかる慢性感染症で，発赤（結膜炎），かゆみ，痛みを伴うこともある（図5.6）[21,26]．10～20年間でクラミジア・トラコマティスに繰り返し感染すると症状が現れたり，失明したりする．感染を繰り返すと，まぶたに瘢痕（はんこん）ができる．瘢痕化したまぶたが内側に向くと睫毛（まつげ）が眼に触れて角膜を傷つけ，眼の透明な部分が炎症を起こして瘢痕化し，最終的に失明する．この最後の段階は睫毛（しょうもう）乱生（逆さ睫毛）と呼ばれている[26]．

トラコーマは悪化するまで気づかず，感染後，数年または数十年後に症状が現れる．またそれに加え，一般に僻地の貧困層の人々のみに見られるため，公衆衛生上の深刻な問題とはとらえられないことが多い．また紛争中や紛争後の混乱のために近づくことができない地域で見られるため，トラコーマが顧みられない状況がさらに助長されている．しかし，ここ数年でWHOはITIと連携してトラコーマの管理と予防のための革新的な戦略を開発した．この戦略はSAFEと表される[21,22,27]．

・Sとは簡単な外科手術（surgery）を表す．睫毛乱生を直ちに解消して角膜の瘢痕化を防ぐために行う手術である．看護師，眼科専門助手など医師ではない医療従事者が訓練を受けて，この簡単な外科手術を行うことができる国も多い．手術ではまぶたを切開し，一部を切り取ることで，

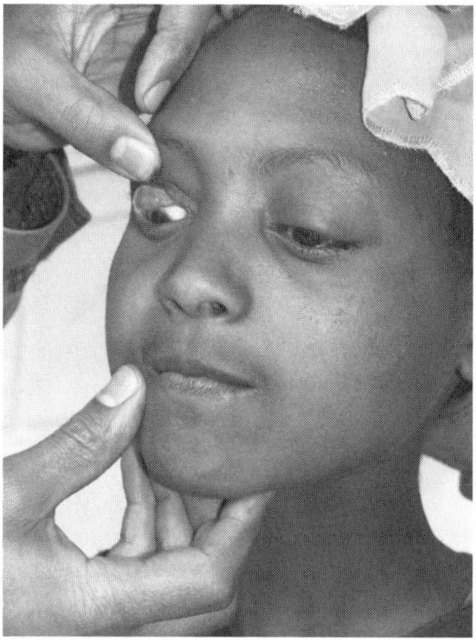

図 5.6　トラコーマの患者．5 年生．エチオピアのシルティ・ゾーン．（写真は Beth D. Weinstein の提供［© International Trachoma Initiative］．）

瘢痕化の進行を防ぐ．

- A とは抗生物質（antibiotics）を表す．ファイザー社がジスロマックという販売名で市販しているアジスロマイシンが主に使用され，1 回服用するだけでよい．ジスロマックは，一般的に 4 〜 6 週間使用する必要があるテトラサイクリンに代わる薬剤として広く使用されている．
- F とは顔を清潔に保つこと（facial hygiene）を表す．顔を清潔に保つことで，子どもが重いトラコーマになりにくくなる．特に洗顔とジスロマックの服用を同時に行うとトラコーマになる可能性がさらに低くなる．洗顔は伝播の阻止にも有用である．
- E は環境の改善（environmental improvement）を表す．これは清潔な水を手に入れやすくするとともに，下水設備とトイレを改善してハエの個体数を減らすことである．伝播を減らすためには，環境の改善を進めると同時に衛生教育を行う必要もある．

治療薬アジスロマイシンを 1 回投与することが，テトラサイクリン軟膏を 4 〜 6 週間使用するのと同じくらいの効果を示すことが発見されて以来，トラコーマ対策は飛躍的に進むこととなった[27]．アジスロマイシンの構造はテトラサイクリンに似ているが，ヒトの細胞内に取り込まれやすいように化学的に修飾されている．クラミジア・トラコマティスは共生細菌であり，細胞内に寄生しているため，この発見で抗生物質の投与量を減らしても同じくらいの効果を得られることが示唆された．ジスロマックはもともと肺炎などの市中感染症外来患者の治療薬 Z-PAK として開発されたが，1990 年代にファイザー社がエドナ・マコーネル・クラーク財団と連携して臨床試験を行い，1 回の投与でトラコーマの治療にも効果を示すことが明らかになった．ファイザー社とエドナ・マコーネル・クラーク財団は 1998 年に ITI を設立したが，その際ファイザー社は 6,000 万米ドル分のアジスロマイシンを無償提供している[27]．ジスロマックがファイザー社の製品のなかで最も売れている製品の 1 つであったこと，無償提供した薬剤が発展途上国の闇市場で売られる危険性があったことを考えると[27]，ジスロマックの無償提供には慈善活動に対するファイザー社の姿勢が強く示されており，メルク社のメクチザン無償提供プログラムに匹敵する素晴らしい活動である．当時 ITI はジョー・クックとジェイコブ・クマレサンが率いていたが，現在はダニー・ハダドが指揮を執っている．

ITI の活動だけでなく，失明対策に取り組んでいるヘレン・ケラー・インターナショナルなどの組織の活動を通じて，WHO はトラコーマ毛包炎の有病率が 20% を超える感染地域でアジスロマイシンの集団薬剤投与を行うためのガイドラインを作成した．有病率が 5% を超えている場合に集団薬剤投与を行うが，それ以外でも患者を限定して投与が認められる場合もある[28]．モロッコは 1999 年にトラコーマ対策のための包括的なプログラムを世界に先駆けて開始し，SAFE 戦略とアジスロマイシンの 1 回投与を同時に行った[27]．対策キャンペーンの前は，総人口の 5.4% が感染していると推定され，そのすべてが南東部の僻地の 5 つの州で発生していた[27]．モロッコの国家失明対策プログラムを成功させるために，保健担当と教育担当を含む 5 つの省庁，ITI，ヘレン・ケラー・インターナショナル，UNICEF，WHO などの国際的組織，二国間機関と多国間機関，現地の非政府系組織で構成される包括的なパートナーシップが設立された[27]．このプログラムでは，医師と看護師の移動外科手術チームが数万回の外科手術を行うとともに，数百万人にジスロマックを投与し，衛生教育とメディアを使ったキャンペーンが行われた．僻地には新しいトイレが作られ，井戸が掘られた[27]．モロッコは2006年に，SAFE戦略でトラコーマの伝播が阻止された最初の発展途上国となり，トラコーマ排除の認定を求めた．2006年11月にはモロッコの国王が盛大な祝賀会を開いて，抗生物質の集団投与の終了を宣言した[27]．トラコーマは現在までに十数か国で排除，あるいはまもなく排除される状態になっている[28]．ITIは現在でもアフリカとアジアの20か国を超える国々でトラコーマ対策プログラムをサポートしている[22]．トラコーマ対策国際連合はこれらの成功に基づいて，失明に至るトラコーマを2020年までに排除するための国際的な対策計画として"2020 INSight"を策定した[22]．トラコーマのエンデミックが起きている地域に暮らす推定3億2,500万人の人々をこの活動の対象とする必要がある（この中には2億人以上のアフリカの人々が含まれる）[29]．排除対策では感染の状況を表した地図に最新の情報を反映する必要もあるだろう[29]．ITIはガーナ，マリ，ニジェールなどの国々で，他のNTDs対策と一体的にトラコーマの治療を行うことに成功している．

要点：失明につながるNTDs

失明

- 世界の失明者の90%は発展途上国の人々である．
- 失明のほとんどは予防あるいは治療が可能である．

オンコセルカ症

- オンコセルカ症は糸状虫感染症で，病気を媒介するブユが流れの速い小川の近くで繁殖するため，河川盲目症とも呼ばれている．
- 原因は，リンパ系フィラリア症やメジナ虫症を起こす寄生虫に似た糸状虫のオンコセルカ（回旋糸状虫）である．
- 患者数は2,000～3,000万人と推定されている．オンコセルカ症のために約27万人が失明し，約50万人が視覚に障害を来している．

- オンコセルカ症は，身体を衰弱させ，偏見の原因となる重い皮膚疾患（OSD）を招く．
- オンコセルカ症対策プログラム（OCP）は当時の世界銀行総裁だったロバート・マクナマラがアドボカシー活動を行った結果，1974 年に開始された．OCP はその後 30 年間，西アフリカの 11 か国という広い地域でオンコセルカ症の排除を推し進める役割を果たした．
- OCP では当初，基本的に殺虫剤散布を行っていたが，イベルメクチンの年 1 回の投与へと次第に変化していった．イベルメクチンは 1988 年以降，メクチザン無償提供プログラムを通じてメルク社から無償提供されている．
- オンコセルカ症対策はアフリカオンコセルカ症対策プログラム（APOC）とアメリカ大陸オンコセルカ症排除プログラム（OEPA）の活動を通じて現在も続けられている．APOC は地域主導型イベルメクチン治療（CDTI）を基本として進められている．
- これらの活動ではアメリカ大陸でのオンコセルカ症の排除の目標年が 2016 年，アフリカでの目標年が 2025 年と提案されている．しかし，NTDs 対策を一体的に進めるうえで APOC が大きな役割を果たすと見込まれるにもかかわらず，APOC が 2015 年で活動を終了するかどうかも確定していない．そのため，オンコセルカ症の排除活動を今後どのような形で続けていくかについて明確にする必要がある〔その後 APOC は，アフリカにおける 2016 年からの 10 年計画の準備を始めた〕．また，イベルメクチンに耐性を示す寄生虫が現れる可能性も懸念されている．

トラコーマ

- トラコーマは細菌のクラミジア・トラコマティスで起こる感染症であり，感染者数は 2,100 万人，トラコーマによる失明者数は 120 万人である．
- 感染症による失明の最大の原因であり，失明全体の約 3% を占めている．
- トラコーマはクラミジア・トラコマティスが付着した手や衣服を介してヒトからヒトへ感染が広がる．またヒトの眼の分泌物内のクラミジア属細菌をハエがヒトに伝播して，媒介することもある．
- 女性の感染者数は男性の 3 倍である．
- 疾病負荷で失われる世界の年間損失額は 53 億米ドルと推定されている．
- 乾燥した不衛生な環境におけるトラコーマのリスク因子は 6 つの D，乾燥（dryness），ほこり（dust），汚物（dirt），動物の糞（dung），分泌物（discharge），人口密集（density）とも，5つのF，ハエ（flies），便（feces），顔（faces），指（fingers），接触感染の媒介物（fomites）とも言われる．

・ トラコーマは一般に子どものころからかかる慢性感染症で，10～20年間にわたり繰り返し感染すると失明する．
・ トラコーマの管理と予防のための革新的な戦略はSAFEと表される．SAFEは，外科手術（surgery），抗生物質（antibiotics），顔を清潔に保つこと（facial cleanliness），環境のコントロール（environmental improvement）を表す．
・ トラコーマ対策は，アジスロマイシンの1回の投与がテトラサイクリン軟膏を4～6週間使用する場合と同様の効果を示すことが発見されて以来，飛躍的に進んだ．ファイザー社は国際トラコーマイニシアティブ（ITI）と連携して，トラコーマのエンデミックが起きている20か国を超える国でアジスロマイシン（ジスロマック）を大量に無償提供している．
・ モロッコは2006年に，SAFE戦略とジスロマックの1回投与でトラコーマが排除された最初の国となった．トラコーマはこれ以降，十数か国で排除されている．
・ トラコーマ対策国際連合はこれらの成功に基づき，失明につながるトラコーマを2020年までに排除するための国際的な対策計画として“2020 INSight”を策定した．

注

1. 世界銀行元総裁のロバート・S・マクナマラの言葉．web.worldbank.org/WBSITE/EXTERNAL/EXTABOUTUS/EXTARCHIVES/0,,contentMDK:20098846~pagePK:36726~piPK:437378~theSitePK:29506,00.html より引用．
2. World Health Organization, 2012a.
3. 発展途上国で子どもが失明する主な原因はビタミンA欠乏症，先天性白内障，感染症の新生児眼炎である．また，成人が失明する主な原因は白内障，トラコーマ，慢性緑内障である（McGavin, 2002）．
4. 戦争をきっかけとする感染症による失明について報告した論文にはBuchan, 2006およびNgondi et al., 2006がある．
5. WHOの失明予防チームは加盟国と連携して失明予防と視力回復に関する活動を行っている．すべての国の失明率を0.5%未満まで下げること，ただし一部の国については1%未満まで下げることを目標としている（who.int/blindness）．

6. Courtright et al., 1997.
7. Basáñez et al., 2006, mectizan.org/achievements, who.int/apoc.
8. World Health Organization, 1995.
9. オンコセルカ症に関する優れたレビューとして Boatin and Richard, 2006 および Rodríguez-Pérez et al., 2011 がある．
10. オンコセルカ症の臨床的な説明は Simonsen, 2002 を参照．
11. これらのボルバキア属の共生細菌については Taylor et al., 2005 を参照．
12. Kale, 1998.
13. APOC の成果については Amazigo et al., 2006 を参照．最新情報については APOC の web サイト（who.int/apoc）を参照．
14. 偏見と OSD については Amazigo and Obikeze, 1992 および Vlassoff et al., 2000 を参照．
15. ロバート・マクナマラがオンコセルカ症に関心をもった経緯については Cobb, 2001 を参照．
16. オンコセルカ症対策プログラムの最近の動向については Boatin and Richard, 2006 および Levine and the What Works Working Group, 2004 の 57 ～ 64 ページの報告が優れている．マリとセネガルで行われた排除の取り組みについては Diawara et al., 2009 および Cupp et al., 2011 を参照．
17. イベルメクチンの開発の経緯については stanford.edu/class/humbio103/ParaSites2005/Ivermectin/History.htm, merck.com/about/featured-stories/mectizan_educator.html, Geary, 2005 を参照．メクチザン無償提供プログラムの web サイトの URL は mectizan.org である．
18. APOC および OEPA の詳細については who.int/apoc を参照．2025 年までに排除するという目標が Mackenzie et al., 2012 および oepa.net で提案された．
19. 蚊帳の配布数が最大で 9 倍に増えたのはナイジェリアである．Blackburn et al., 2006 を参照．
20. イベルメクチンに耐性を示す寄生虫に関する重要な論文として Osei-Atweneboana et al., 2007 がある．また，これに対する論評として Hotez, 2007 がある．
21. トラコーマの有病率と失明をもたらす要因の最新情報については who.int/blindness/causes/trachoma を参照．発展途上国のトラコーマと失明の概要については Kasi et al., 2004 および Buchan, 2006 がある．
22. ITI の web サイトの URL は trachoma.org である．
23. 経済的な負荷の推定値については Frick et al., 2003a および Frick et al., 2003b を参照．
24. Allen and Semba, 2002.
25. Rearwin et al., 1997.
26. トラコーマの臨床と疫学については McGavin, 2002 の報告が参考になる．
27. モロッコなどでトラコーマ対策のために ITI が行った活動とアジスロマイシンの使用については Levine and the What Works Working Group, 2004 の 83 ～ 89 ページ，International Trachoma Initiative, 2010 および trachoma.org の報告が参考になる．
28. これらの国々の一覧については Hotez, 2011 を参照．
29. 推定値は World Health Organization, 2012b より．地図は Smith et al., 2011 を参照．

文献

Allen SK, Semba RD. 2002. The trachoma menace in the United States, 1897–1960. *Surv Ophthalmol* **47**: 500–509.

Amazigo U, Noma M, Bump J, Benton B, Liese B, Yameogo L, Zoure H, Seketeli A. 2006. Onchocerciasis, p 215–222. *In* Jamison DT, Feachem RG, Makgoba MW, Bos ER, Bingana FK, Hofman KJ, Rogo KO (ed), *Disease and Mortality in Sub-Saharan Africa,* 2nd ed. World Bank, Washington, DC.

Amazigo UO, Obikeze DS. 1992. Socio-cultural factors associated with the prevalence and intensity of onchocerciasis and onchodermatitis among adolescent girls in rural Nigeria. WHO/TDR final project report. World Health Organization, Geneva, Switzerland.

Basáñez MG, Pion SD, Churcher TS, Breitling LP, Little MP, Boussinesq M. 2006. River blindness: a success story under threat? *PLoS Med* **3**: e371.

Blackburn BG, Eigege A, Gotau H, Gerlong G, Miri E, Hawley WA, Mathieu E, Richards F. 2006. Successful integration of insecticide-treated bed net distribution with mass drug administration in Central Nigeria. *Am J Trop Med Hyg* **75**: 650–655.

Boatin BA, Richard FO. 2006. Control of onchocerciasis. *Adv Parasitol* **61**: 349–394.

Buchan J. 2006. Visual loss in postconflict southern Sudan. *PLoS Med* **3**: e450.

Cobb C Jr. 2001. Africa: elimination of river blindness "possible within ten years." *All-Africa.* December 14, 2001. allafrica.com/stories/200112150001.html.

Courtright P, Kim SH, Lee HS, Lewallen S. 1997. Excess mortality associated with blindness in leprosy patients in Korea. *Lepr Rev* **68**: 326–330.

Cupp EW, Sauerbrey M, Richards F. 2011. Elimination of human onchocerciasis: history of progress and current feasibility using ivermectin (Mectizan®) monotherapy. *Acta Trop* **120**(Suppl 1): S100–S108.

Dandona L, Dandona R. 2006. What is the global burden of visual impairment. *BMC Med* **4**: 6.

Diawara L, Traoré MO, Badji A, Bissan Y, Doumbia K, Goita SF, Konaté L, Mounkoro K, Sarr MD, Seck AF, Toé L, Tourée S, Remme JH. 2009. Feasibility of onchocerciasis elimination with ivermectin treatment in endemic foci in Africa: first evidence from studies in Mali and Senegal. *PLoS Negl Trop Dis* **3**: e497.

Frick KD, Basilion EV, Hanson CL, Colchero MA. 2003a. Estimating the burden and economic impact of trachomatous visual loss. *Ophthalmic Epidemiol* **10**: 121–132.

Frick KD, Hanson CL, Jacobson GA. 2003b. Global burden of trachoma and economics of the disease. *Am J Trop Med Hyg* **69**(5 Suppl): 1–10.

Geary TG. 2005. Ivermectin 20 years on: maturation of a wonder drug. *Trends Parasitol* **21**: 530–532.

Haddad D. 2012. Trachoma: the beginning of the end? *Community Eye Health* **25**: 18.

Hotez PJ. 2007. Control and elimination of onchocerciasis—the next generation. *Lancet* **369**: 1979–1980.

Hotez P. 2011. Enlarging the "audacious goal": elimination of the world's high prevalence neglected tropical diseases. *Vaccine* **29**(Suppl 4): D104–D110.

International Trachoma Initiative. 2010. *Zithromax® in the Elimination of Blinding Trachoma: a Program Manager's Guide.* International Trachoma Initiative, Decatur, GA. trachoma.org/sites/default/files/guidesandmanuals/Zithromax%20manager's%20guide_0.pdf.

Kale OO. 1998. Onchocerciasis: the burden of disease. *Ann Trop Med Parasitol* **92**(Suppl 1): S101–S115.

Kasi PM, Gilani AI, Ahmad K, Janjua NZ. 2004. Blinding trachoma: a disease of poverty. *PLoS Med* **1**: e44.

Levine R, What Works Working Group. 2004. *Millions Saved: Proven Successes in Global Health.* Center for Global Development, Washington, DC.

Mackenzie CD, Homeida MM, Hopkins AD, Lawrence JC. 2012. Elimination of onchocerciasis from Africa: possible? *Trends Parasitol* **28**: 16–22.

McGavin DDM. 2002. Ophthalmology in the tropics and subtropics, p 301–362. *In* Cook GC, Zumla AI (ed), *Manson's Tropical Diseases,* 21st ed. W. B. Saunders, New York, NY.

Ngondi J, Ole-Sempele F, Onsarigo A, Matende I, Baba S, Reacher M, Matthews F, Brayne C, Emerson PM. 2006. Prevalence and causes of blindness and low vision in southern Sudan. *PLoS Med* **3**: e477.

Osei-Atweneboana MY, Eng JK, Boakye DA, Gyapong JO, Prichard RK. 2007. Prevalence and intensity of *Onchocerca volvulus* infection and efficacy of ivermectin in endemic communities in Ghana: a two-phase epidemiological study. *Lancet* **369**: 2021–2029.

Rearwin DT, Tang JH, Hughes JW. 1997. Causes of blindness among Navajo Indians: an update. *J Am Optom Assoc* **68**: 511–517.

Rodríguez-Pérez MA, Unnasch TR, Real-Najarro O. 2011. Assessment and monitoring of onchocerciasis in Latin America. *Adv Parasitol* **77**: 175–226.

Simonsen PE. 2002. Filariases, p 1487–1526. *In* Cook GC, Zumla AI (ed), *Manson's Tropical Diseases,* 21st ed. W. B. Saunders, New York, NY.

Smith JL, Haddad D, Polack S, Harding-Esch EM, Hooper PJ, Mabey DC, Solomon AW, Brooker S. 2011. Mapping the global distribution of trachoma: why an updated atlas is needed. *PLoS Negl Trop Dis* **5**: e973.

Taylor MJ, Bandi C, Hoerauf A. 2005. Wolbachia bacterial endosymbionts of filarial nematodes. *Adv Parasitol* **60**: 247–286.

Vlassoff C, Weiss M, Ovuga EB, Eneanya C, Nwel PT, Babalola SS, Awedoba AK, Theophilus B, Cofie P, Shetabj P. 2000. Gender and the stigma of onchocercal skin disease in Africa. *Soc Sci Med* **50**: 1353–1368.

World Health Organization. 1995. Expert committee on onchocerciasis control. Technical report series no. 852. World Health Organization, Geneva, Switzerland.

World Health Organization. 2012a. Visual impairment and blindness. Fact sheet no. 282. June 2012. World Health Organization, Geneva, Switzerland. who.int/mediacentre/factsheets/fs282/.

World Health Organization. 2012b. Global WHO Alliance for the Elimination of Blinding Trachoma by 2020. *Wkly Epidemiol Rec* **87**: 161–168.

第6章

マイコバクテリア感染症

ブルーリ潰瘍とハンセン病

> ガーナでは魔女のせいで結核やブルーリ潰瘍やハンセン病のような不可解な病気が広まっています．私はいつも清潔を心がけていましたから，私が病気になったのも魔力のせいだと思います．こんな奇妙な病気にさせるのは魔女しか考えられません．全能の神は私たちを愛してくださっていますから，こんな病気を私たちに与えるはずがありません．
>
> ガーナのブルーリ潰瘍患者[1]

> 体にこの病変があるツァーラアトの罹患者は，自分の着物を裂き，髪をほどいて垂らし，上くちびるを覆って「穢れている，穢れている」と叫ばねばならない．彼の体にこの病変がある限り，彼は穢れている．彼は穢れたものなので，一人離れて暮らさねばならない．彼の住まいは宿営の外に置かれねばならない．
>
> レビ記 13：44 〜 45〔山我哲雄訳，『旧約聖書 II』岩波書店，2000 年より〕

マイコバクテリアは細長い形状の細菌であり，増殖条件が他の細菌と異なることや，構造的，生化学的特性が独特なことから，微生物の中でも独立した1つのグループに分類されている．またマイコバクテリアは他の細菌と異なり，マクロファージと呼ばれるヒトの免疫系細胞の中で増殖可能であることがわかっている．免疫学者が「プロフェッショナルなキラー細胞」と呼ぶことからもわかるように，マクロファージは体内に侵入した細菌など病原体からの攻撃を避けるためにはたらく細胞である．この点から考えるとマイコバクテリアがマクロファージ内で増殖できることは注目すべき特徴である．マイコバクテリアはマクロファージの中で成長し，増殖するだけでなく，体内の特定の組織に侵入する手段としてマクロファージを使えるように順応し，進化してきたのである[2].

結核菌で起こる結核は最もよく知られているヒトのマイコバクテリア感染症である．ヨーロッパで都市化が進んだ18～19世紀に結核は「白い疫病」と呼ばれており，ヨーロッパの死亡者のうち結核患者の割合は最高で30%にも達していたと思われる．結核で亡くなった知識人，作家，音楽家のなかにはブロンテ姉妹，チェーホフ，ショパン，ゲーテ，キーツ，ルソーなどがいる[2]．結核は現在でも主な死亡原因の1つとなっており，年間死亡者数は約140万人と推定されている．このうちアフリカの死亡者数が最も多く，次いで東南アジアで多くなっている[3,4]．アフリカでは結核とHIV/エイズに同時に感染している患者の死亡率が高く，特に危機的な状況にある．また旧ソ連諸国では多数の薬剤に耐性を示す結核菌の感染が拡大しつつあり，大きな問題となっている．

先進8か国首脳会議参加国は結核の疾病負荷が大きいことを受けて，世界エイズ・結核・マラリア対策基金を通じて大規模な結核対策プログラムに資金を提供している．また世界エイズ・結核・マラリア対策基金の助成で，効果が認められている「DOTS（ドッツ）」と呼ばれる治療を970万人が受けていると推定されている（DOTSはもともと「結核の直接服薬確認療法（directly observed treatment for TB）」を意味するが，現在では総合的な結核対策戦略の名称として使用されている）[5]．同じように，世界保健機関（WHO）を中心とするストップ結核パートナーシップを通じて5,100万人を超える患者が治療を受けている[4]．ストップ結核パートナーシップは，国際組織，寄付団体，各国政府，政府系組織，非政府系組織が参加するネットワークで，公衆衛生上の問題である結核の排除を目的として2000年に設立された．ストップ結核パートナーシップでは毎年3月24日を世界結核デーとしている[6]．結核はこうした活発なアドボカシー活動のおかげで，グローバルヘルスの活動や慈善活動の対象になることが多い．

この章では貧困層で発生している結核以外のマイコバクテリア感染症について説明する．ブルーリ潰瘍とハンセン病である．この2つについては，結核ほどアドボカシー活動が行われていない．ブルーリ潰瘍とハンセン病は患者に外見的変化をもたらすため，差別を生みやすい顧みられない熱帯病

(NTDs) であり，患者のほとんどが発展途上国の貧困層の人々である．

ブルーリ潰瘍

ブルーリ潰瘍（ブルーリ病）はマイコバクテリウム・ウルセランスと呼ばれる細菌によって発症し，患者の外見を変えてしまうほどの皮膚感染症である．ブルーリとは1962年に大勢の患者の発生が報告されたウガンダのナイル川流域の地名である[7]．しかし，さらにさかのぼる1897年に，英国医療使節団のアルバート・クック卿がブルーリ潰瘍について報告している[8]．また，1948年にはブルーリ潰瘍の原因がマイコバクテリウムであることが報告されている[8,9]．ブルーリ潰瘍は現在，西アフリカの熱帯湿潤地域で主に発生している．西アフリカでは1980年以降にベニン（1989～2006年に7,000人），コートジボワール（1978～2006年に2万4,000人），ガーナ（1993年以降に1万1,000人）で大勢の患者の発生が報告されている（図6.1）[8,9]．またエンデミックが起きている33か国のうち15か国については年間患者数が5,000～6,000人という報告がある[9]．1980年以降，西アフリカでブルーリ潰瘍患者が増えた原因として，森林伐採などの環境的要因を指摘する研究者もいる[9]．西アフリカ以外のアフリカのサハラ以南の地域でもエンデミックが起きており，アフリカ以外のいくつかの国でも発生が報告されている．その1つがオーストラリアだが，そこでは主に先住民アボリジニーに感染が見られる．さらにブラジルの仏領ギアナとの国境近くでも発生している[9]．ヒトのマイコバクテリア感染症の中で最も多く見られるのは結核であり，ブルーリ潰瘍は2番目ないし3番目に多い病気である．しかし主に熱帯の僻地で発生しているため，世界疾病負荷を正確に推定するに至っていない．

図6.2はマイコバクテリウム・ウルセランスに感染して潰瘍ができ，皮膚組織が壊れた状態の写真である．ブルーリ潰瘍は主に学齢期の子どもに見られる．ブルーリ潰瘍の初期症状として皮膚の直下に小結節ができる．ただし痛みは伴わない．その後，この小結節が壊れて広い範囲に潰瘍ができる[9]．潰瘍は一般的に腕や脚にできるが，顔，胸，生殖器などどこにでもできる[9]．ブルーリ潰瘍の原因であるマイコバクテリウム・ウルセランスは皮膚と皮下

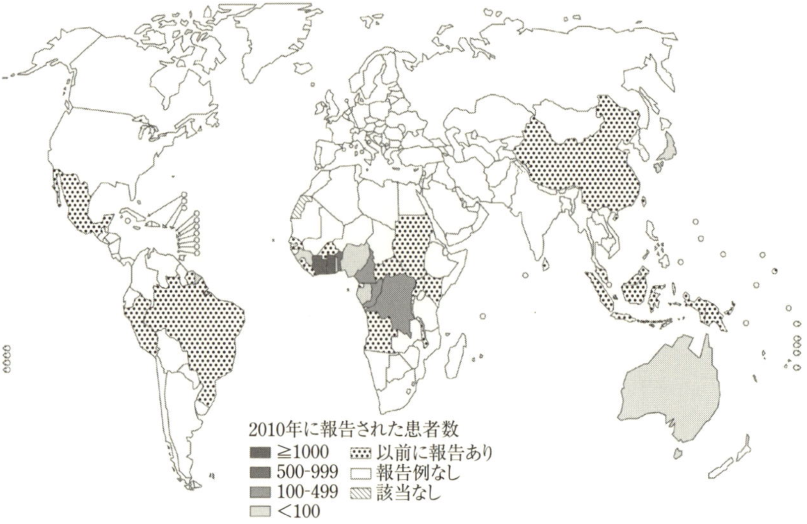

図 6.1　2010 年のブルーリ潰瘍の世界分布.（gamapserver.who.int/mapLibrary/Files/Maps/Global_buruli_ulcer_2010.png［© 2011 WHO］を参照.）

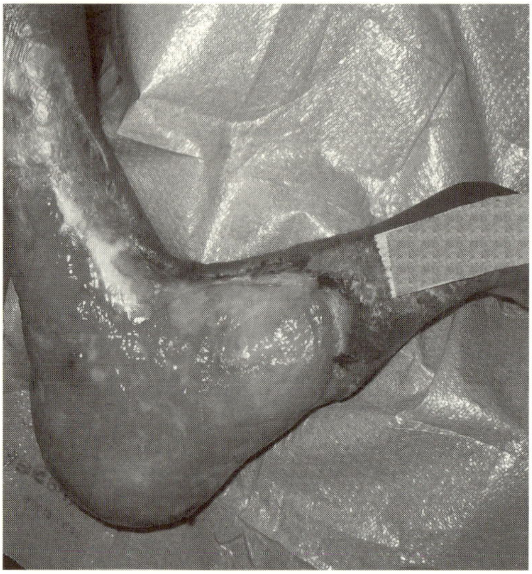

図 6.2　ブルーリ潰瘍．西アフリカのベニン．（写真は CDC の Public Health Image Library［phil.cdc.gov］より.）

組織を壊す毒素を産生するために，潰瘍ができると考えられている．この細菌が作る毒素はマイコラクトンと呼ばれ，大きさ，化学組成，ヒトの皮膚を壊す生化学的なしくみなど，科学的な情報がかなりわかっている[10]．またマイコバクテリウム・ウルセランスの全ゲノム配列が最近決定され，マイコラクトン合成のために必要な酵素をコードする遺伝子がプラスミドと呼ばれる遺伝因子にあることもわかった[9,11]．プラスミドは染色体DNAとは別に存在し，自己複製できる環状DNA分子である．

ブルーリ潰瘍は通常痛みがなく，潰瘍が原因で死ぬことも滅多にないが，いくつかの重い症状が現れる．皮膚組織が壊れて下の骨に感染が及ぶ骨髄炎を発症したり，腕や脚の切断を余儀なくされたりすることもある．また潰瘍が膝や肘などの関節に近い場所にできると，潰瘍が治った後に関節拘縮が起きて腕や脚を動かしにくくなることもある．

ブルーリ潰瘍は社会経済的にも大きな影響を与えている．西アフリカではブルーリ潰瘍の患者１人の治療費用が，政府が保健衛生に関して支出している国民１人あたりの金額を上回ることが多い[9]．また，この章の冒頭で引用した文章からもわかるように，魔力や呪いによって病気が伝播するという迷信が生まれている[1]．「邪悪な目」と呼ばれる迷信もあり，ブルーリ潰瘍を誰かに見られるともっと悪くなると信じられている．オランダのフローニンゲン大学病院の研究チームは最近，ブルーリ潰瘍に関する迷信とブルーリ潰瘍に対する態度についてガーナで調査を行った[1]．患者との面接調査の結果，ブルーリ潰瘍が差別を生み，貧困を助長していることがわかった．たとえば「邪悪な目」の迷信について，ある患者は次のように話している[1]．

> 大勢の人に傷を見られたら治らなくなってしまいます．私の病気のことを皆が話したり，傷に驚かれたりしてもやはり治らなくなります．……「邪悪な目」で見られないように，着替えるときは必ず扉を閉めるようにしています．

この話からも，ブルーリ潰瘍になった人が迷信のために地域で孤立し，治療を受けることさえ嫌がる様子がうかがえる．フローニンゲンのチームはブルーリ潰瘍になった人が疎外される原因は，この病気がヒトからヒトへ直接伝播しないにもかかわらず，病気がうつるという不安があるためであり，また孤立を助長しているのは，患者自身が呪いや魔力のせいでブルーリ潰瘍になると信じているためだとしている[1].

> もしその家族が呪いや魔力をもっていることがわかったら私はその人たちを軽蔑するようになるでしょう．病気の原因が呪いや魔力だという噂を耳にします．

ブルーリ潰瘍になった若者は結婚をしたり，村の指導者的立場になったりする可能性が低いことも明らかになった[1].

ブルーリ潰瘍は魔力で伝播するわけはないが，伝播の正確なしくみは今でも科学的にはっきりしていない．アフリカのサハラ以南では，ブルーリ潰瘍は流れの緩やかな川などの水辺で発生している．また，エンデミックが起きている地域では，一部の水生昆虫の唾液腺，または脚に付着したバイオフィルムからマイコバクテリウム・ウルセランスそのものやそのDNAが見つかっている[12].

こうした発見から，ブルーリ潰瘍は水媒介性の感染症（川で泳ぐことも感染リスクとなる），動物媒介性の感染症，または水媒介性と動物媒介性の両方の性質をもつ感染症であるという仮説が立てられた[9]．子どもたちはおそらく，泳ぎ始めたころから水生昆虫に咬まれたり，水生昆虫に付着したバイオフィルムの中のマイコバクテリウム・ウルセランスに触れたりして，ブルーリ潰瘍になるリスクが高い環境に自らで入ってしまうのだろう[9]．しかし，マイコバクテリウム・ウルセランスの伝播には水生昆虫が何らかの役割を果たしていることがわかっているにもかかわらず，これを利用したブルーリ潰瘍の新しい予防法は今のところないのである．また，水に頻繁に触れないように子どもたちに言い聞かせることは，エンデミックが起きている地域の大規模な予防対策としては現実的ではない．このような方法はもう１つの水媒介性NTDs，住血吸虫症の予防対策としてもやはり現実的ではない．

ブルーリ潰瘍の管理と治療は複雑で，西アフリカの熱帯の僻地では特に難しい．たとえば，マイコバクテリウム・ウルセランスを研究室で培養し，濃度レベルの異なる抗生物質とともに試験管に入れた場合は，いくつかの抗生物質が効くことがわかっているが，患者の体内で同じ抗生物質が効くかどうかはわからない．リファンピシンとストレプトマイシンは結核治療のために開発された薬剤だが，最近これらを 8 週間投与する方法がブルーリ潰瘍の治療でも効果を発揮する可能性が出てきた[8]．ただしストレプトマイシンは内服できないため，僻地でも注射で体内に注入する必要がある．また，潰瘍の範囲が広く，皮膚組織や皮下組織が大量に壊れている場合は，感染している部位に抗生物質が十分に届かないおそれがある[8,9]．このため潰瘍が広範囲に及ぶ場合，リファンピシン，ストレプトマイシンなどの基本的な抗生物質（つまり結核など他のマイコバクテリア感染症の治療に使われるような薬剤）を使うだけでなく，壊死した組織の切除（デブリードマンによる処置），潰瘍の切除，皮膚の移植など，必要に応じ外科的な処置も行う必要がある．ただし外科的処置を行っても再発率は高い[8]．また残念ながら，ブルーリ潰瘍のエンデミックが起きている西アフリカの熱帯の僻地には，このような処置の経験が豊富な優秀な外科医も，外科処置用の施設を用意できる医療従事者もどちらもいないのである．

このようにブルーリ潰瘍は「最悪の状況」にある NTDs である．まず，他の NTDs と同じように熱帯の僻地のみで発生しているため，実際の患者数さえ把握できていない．また，魔力や呪いや「邪悪な目」で病気になったり悪化したりするという迷信があるため，患者は外見的な変化に伴い差別を受けるようになり，地域で疎外されることになる．このため医療サービスを受けられる数少ない機会があっても，患者は自ら医療サービスを受けようとしない．さらにブルーリ潰瘍の治療法にしても予防法にしても簡易な解決策が見つかっていない．そのため，ブルーリ潰瘍に関する研究を早急に進め，伝播のしくみを解明し，それに基づいた革新的な予防対策を立てる必要がある．ブルーリ潰瘍が NTDs として深刻な状況にあることを受けて，WHO は 1998 年にブルーリ潰瘍の対策に関する国際的な取り組みの調整と国際的な研究課題の設定を目的として，ブルーリ潰瘍グローバルイニシアティブを設立した[8]．続いて 2004 年には，調査と対策の継続，新しい治療法と予防法の研究促進を求める WHO 総会決議が採択された[8]．

資金や人材などのリソースが不足していても服用可能なブルーリ潰瘍の薬

剤を一刻も早く開発する必要がある[8]．またブルーリ潰瘍を予防するために，安全で効果的なワクチンを開発し，伝播がすでに深刻な西アフリカの各地で使用するという方法も期待が持てるかもしれない．ビル＆メリンダ・ゲイツ財団が支援して，アエラス結核ワクチングローバル財団[13]などが行った結核ワクチン開発の大規模な取り組みでは，ブルーリ病のワクチンとしても期待されるワクチンがいくつか開発されている．たとえば遺伝子組換えワクチンとDNAワクチンである[14]．これらのワクチンのターゲットとなる新しい抗原を見つける方法として，同時進行中のマイコバクテリウム・ウルセランスのゲノムの探索結果を利用することが考えられる．しかし，この研究ではマイコバクテリウム・ウルセランスの遺伝子変異を考慮する必要もある[14]．しかし現時点において臨床試験が行われているブルーリ潰瘍のワクチンは存在しない．こうした貧困対策ワクチンの開発の問題点については第11章で詳細に説明する．

ハンセン病

差別という点では，ハンセン病と呼ばれるマイコバクテリア感染症がNTDsの中でもとりわけ大きな差別を生み出してきたといえる．「文明的な」古代ギリシャや古代ローマ，さらに中世のヨーロッパの歴史を見るだけでもそう言える[15,16]．よく知られているようにハンセン病にかかると外見に特徴的な変化が生じるため，この病気について詳細に書かれた古代文書がいくつもある．ハンセン病は正確な記録文書が残る最古の感染症だと考える学者もおり，一部の学者はハンセン病の起源は古代エジプトのころだと推測している．古代エジプトの国王ラムセス2世（紀元前1379～1290年ごろ）は，8万人と推定されるハンセン病患者を追放し，サハラ砂漠のはずれに移住させたとされている[15]．またモーセ五書〔旧約聖書の初めの5つの文書〕の3つ目の書であるレビ記には，ハンセン病患者を「穢れた者」と宣言することについてモーセが受けた詳しい啓示の内容が書かれている[1,15]．旧約聖書や新約聖書にはこのほかにも「ハンセン病」について書かれている箇所が膨大にある[1,16]．ただし，これらに書かれている外見の変化は，皮膚症状を伴う他の感染症の可能性もある．聖書は古代文書のなかでも，NTDsが差別の原因となることが最も詳しく述べられている文書であろう[1]．なおハンセン病においても，他のNTDsと同様に，女性のほうが差別を受けやすい．

ハンセン病の起源がエジプトである可能性は高いが，一部の医学史家は古代中国の文書やヒンドゥー教のヴェーダに書かれているハンセン病と考えられる病気について検討し，ハンセン病の起源がアジアである可能性のほうが高いと考えている[16]．ハンセン病はおそらく古代の貿易経路またはアレクサンドロス大王（紀元前356～323年）の遠征軍を通じてアナトリア（小アジア）に広まり，さらに古代ギリシャと古代ローマへと広まった[15,16]．カリフォルニア大学のアーウィン・W・シャーマンはヒポクラテス（紀元前470年ごろ～380年ごろ）はハンセン病を見たことがなかったために，ハンセン病について何も書かなかったのではないかと述べている[16]．これは，聖書の中でハンセン病について書かれている箇所が他の感染症に関するものであり，感染症以外の病気が含まれている可能性もあるという考えを幾分支持するものである．シャーマンらによれば，様々な皮膚の病気を表す言葉として使われていたヘブライ語のצָרַעַת（ツァーラアト）という単語が紀元前300年ごろに「鱗（うろこ）状の」という意味のギリシャ語のλέπρα（レプラ）という単語に翻訳されたために，このような混乱が起きているのではないかとのことである．

ハンセン病に関するヨーロッパ最古の正確な記録は西暦150年のものである[16]．またヨーロッパの墓地で収集された骨を分析した結果から，ハンセン病が中世ヨーロッパで広まったこともわかっている．中世ヨーロッパではハンセン病患者の顔が獅子（ライオン）に似ているため獅子面症と呼ばれることがあった．このころにはハンセン病患者専用の療養施設や病院が作られてハンセン病療養所またはハンセン病病院（ラザレット）と呼ばれていた．ラザレットとは，聖書に登場する外見が変化した物乞いの名前ラザロに由来する[15,16]．中世のヨーロッパのハンセン病病院は現在の病院より修道院に近い存在だった．しかしハンセン病への不安が広がっていたため，ハンセン病患者は日常的にこうした施設に強制的に送られていた．メディカルライターのバートン・ルーチェは，中世のヨーロッパ全体にハンセン病恐怖症が広がり，

12～14世紀に最もひどかったと考えている[15]．この時期はハンセン病のエピデミックがヨーロッパで最も深刻だったころである．ハンセン病恐怖症のために，たとえばハンセン病患者はハンセン病病院に強制的に送られる前，あるいは追放され物乞いになる前に自らの葬儀が行われることを受け入れなければならなかった．また，街を歩くときには「ラザロの鐘」を鳴らして自分がいることを周りに知らせなければならなかった．さらに不幸なことに，火あぶりにされたり生き埋めにされたりしたハンセン病患者もいた[15,16]．中世のヨーロッパで起きたハンセン病のエピデミックがどこから始まったのかはわからないが，十字軍遠征から戻った騎士が原因でエピデミックが起きた可能性も示されている[16]．「ラザロ騎士団」と呼ばれるハンセン病感染者の世話をする騎士修道会もあった[16]．しかし，その後ハンセン病は明らかに少なくなった．その理由は今でもわからないが，同じころに結核も蔓延していたため（都市化の進展がその原因かもしれない），結核と何らかの接点があったか，結核に感染した大勢の人々がハンセン病に対する交差免疫を獲得したという推測もある[17]．このように結核菌に感染することが，らい菌の感染に効果をもつワクチンとして作用していた可能性がある．

米国とハンセン病患者との関わりも古く，興味深い．20世紀初めまで米国本土のハンセン病患者は相当数にのぼり，とりわけルイジアナ州には大勢の患者がいた．1916年の連邦議会では，米国内のハンセン病患者の居住環境は劣悪で，一部の患者は独房に収容された犯罪者のように扱われていると証言されている[18]．ルイジアナ州のインディアンキャンププランテーションが国立ハンセン病療養所になる約20年前からハンセン病患者がこの場所に収容され，インドで開発された大風子油（だいふうしゆ）による新たな治療が行われていた．過去30年間に行われた臨床試験で，この治療法には抗ハンセン病効果があることが示されているが，効果的な治療法であるかどうかについては議論の余地がある．患者の治療と看護は，聖バンサン・ド・ポールが創設した愛徳修道女会の修道女たちが行った[18]．米国国立ハンセン病センターは最終的に1999年に閉鎖されるまでの100年間以上存続した（図6.3）．国立ハンセン病センターはこの間，米国本土でハンセン病患者の治療を行う唯一の入院施設だった．カービルに来た患者は死ぬまでずっと家族や友人に会わないこと

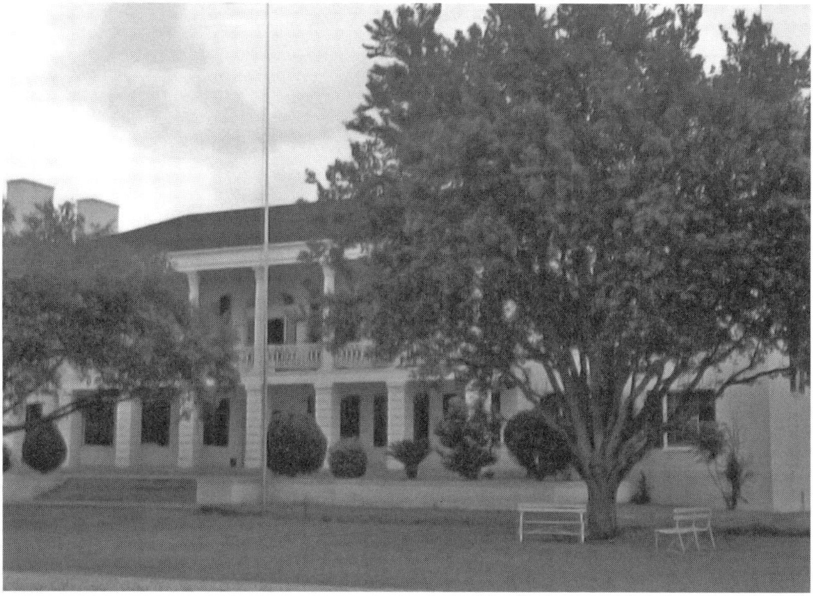

図6.3　ルイジアナ州カービルの米国国立ハンセン病センター.（写真はCDCのPublic Health Image Library［phil.cdc.gov］より.）

が多く，本名を捨てることもあった．そして病院スタッフとそこの患者が新たな家族となった．また病院の敷地内には歯科医院，食堂，墓地や刑務所まであらゆる施設が揃っており，独立した1つの村のようだった．米国では20世紀半ばまでハンセン病患者が深刻な差別を受けており，公衆トイレや公共交通機関の利用を拒まれていた[16]．特に中国系米国人はハンセン病の原因になることが多いと誤解され差別されていた[16]．

米国のハンセン病史においては，ハワイのモロカイ隔離地区が作られたことも記すべき事実である[19]．ハワイの国王は19世紀半ばにハンセン病患者をモロカイ島の隔離地区に収容することを命じた．この際，ハンセン病患者が隔離地区を抜け出せないように，三方を太平洋に囲まれ，残りの一方が険しい崖になっている地区が選ばれた．モロカイに隔離されることになった患者の多くは，この地区に向かう途中，海岸から数百m離れた海上で船から突き落とされ，泳いで島にたどり着いた[16]．ダミアン神父（ヨセフ・ダミアン・デ・ブーステル）は，1873年にホノルルのカトリック布教本部からモロカイ島に赴任したベルギー人ローマカトリック教会の宣教師である．ダミアン神父は10年以上にわたり隔離地区で暮らすハンセン病患者の世話を続けた後，自らもハンセン病を発症し，5年後にモロカイ島で死去した[16,19]．ダミアン神父は「モロカイの殉教者」と呼ばれ，ローマ教皇から1995年に福者，2009年に聖人の敬称を与えられた[16,19]．また，ダミアン神父の銅像が米国連邦議会の議事堂とハワイ州議会の議事堂に置かれている（図6.4）．

複数の抗マイコバクテリア薬を組み合わせて投与する多剤併用療法（MDT: multidrug therapy）と呼ばれる治療法を広く使用した結果，今日で

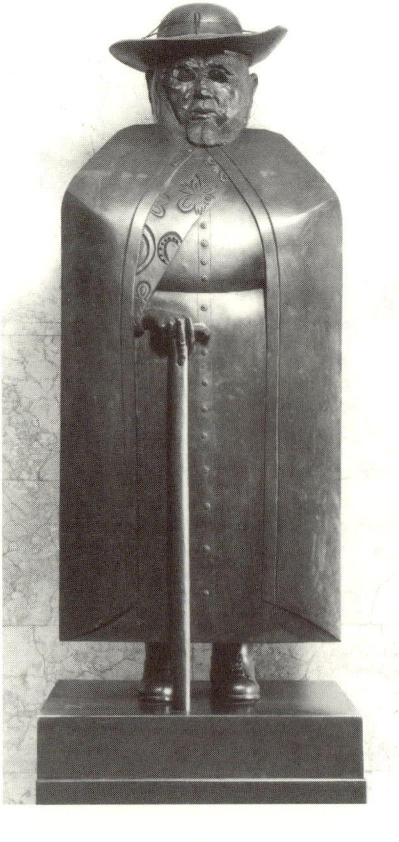

図6.4　米国連邦議会の議事堂に置かれているダミアン神父の銅像．（aoc.gov/capitol-hill/national-statuary-hall-collection/father-damien を参照．）

は世界のハンセン病有病者数が19万2,000人まで減少し（図6.5），新たにハンセン病と診断される患者数は年間22万8,000人と推定されている[20]．新たにハンセン病と診断される患者の約半数はインドに見られ（12万7,000人），次いでブラジル（3万5,000人），インドネシア（1万7,000人），コンゴ民主共和国（5,000人），エチオピア（4,000人）と続く[20]．WHOはハンセン病の有病率が1万人あたり1人未満まで低下した国を公衆衛生上の問題としてハンセン病が排除された国としている[20]．そのためほとんどの国でハンセン病が排除されているが，最近，国家レベルで排除目標を達成した国としてコンゴ民主共和国，モザンビーク，東ティモールがある．ただしインドやブラジルなど約10か国は規定の排除基準を満たしていながら，エンデミックが深刻な地域がまだ国内に残っているという状況である[20]．

ハンセン病の原因はらい菌である．らい菌はノルウェーの科学者のG・H・アルマウェル・ハンセンが1800年代後半に発見し，ヒトの病気の原因であることがいち早くわかった細菌である[21,22]．マイコバクテリウム・ウルセランス，結核菌，らい菌などマイコバクテリアは特定の染色剤を使うと赤

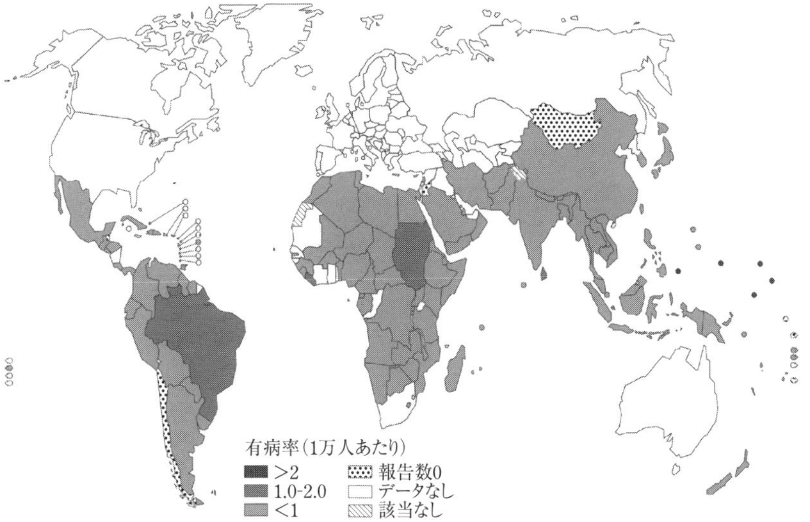

図6.5　ハンセン病の有病率．2011年1月初めのWHOへの報告データ．（gamapserver.who.int/mapLibrary/Files/Maps/Leprosy_PR_2010.png［© 2011 WHO］を参照．）

く染まることから抗酸菌とも呼ばれ，顕微鏡で見ると通常は塊状か柵状に並んでいる（図 6.6）．ハンセン病は感染者の鼻の分泌物を介して伝播する可能性が最も高く，1 人の感染者が生きたらい菌を 1 日あたり 1,000 万個も排出していると推定されている[21]．排出されたらい菌が他の人々に伝播するしくみはわかっていないが，吸い込まれて呼吸器に付着するか傷口から侵入して伝播すると考えられている[21]．一般的に，たとえば家族のようにハンセン病患者と密接に接触することがなければ，健康な人にハンセン病が伝播することはない[21]．らい菌の自然宿主はヒトだけだが，チンパンジーなどヒト以外の霊長類でも感染は認められる．また，興味深いことに，ココノオビアルマジロの体内でもらい菌が増殖することがわかっている．

らい菌と接触したすべての人々にハンセン病の症状が現れるわけではない．上述のように，密接に接触しなければ感染が伝播することはない．また仮に伝播したとしても，感染したほとんどの人にはハンセン病の徴候や症状は一切現れない．ハンセン病の徴候や症状が現れる場合，通常は数年後に臨床的な特徴が現れる．つまり，ゆっくりと病気になり，3 ～ 5 年後に身体の変化に気づくことが多い[21]．臨床的な特徴が現れた時点ではすでに，通常は多く

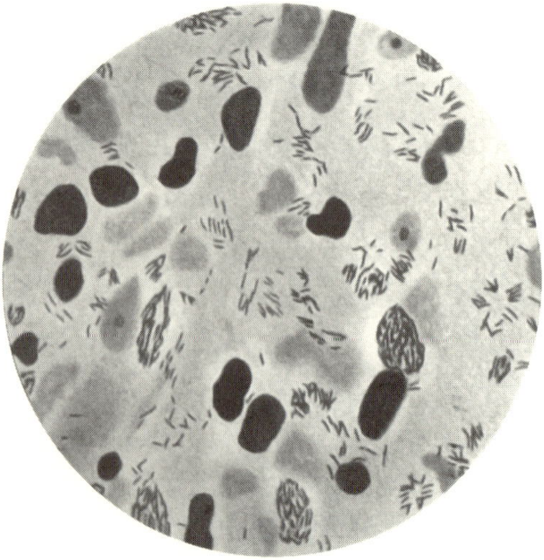

図 6.6　染色後に顕微鏡で見たらい菌．（Rinaldi, 2005 より．）

のらい菌が皮膚や末梢神経（運動機能と感覚機能に関わる神経）で増殖している．そのためハンセン病の初期段階では末梢神経障害が起こり，ピリピリとした痛みを感じたり感覚が失われたりする．炎のような熱い物に触れても患者が気づかず，火傷する場合がある[21]．末梢神経障害が広がると手や足の筋力が低下し，顔の筋力が低下することもある．また皮膚がまだらに変色することもある[21]．

ハンセン病はこのような初期症状の後，通常は2種類の症状のどちらかが現れる[21]．ほとんどの患者には類結核型と呼ばれる症状が現れる．これらの患者ではらい菌に対する強力な免疫応答が始まるため，顔や手，脚部，足先など身体各部の感覚が失われる，あるいは筋力が低下するなど（感覚と筋力の両方の症状が現れる場合もある），どの患者にも同じような症状が現れる．これらの変化は，末梢神経が太くなったり損傷したりするためである[21]．まだら状の皮膚病変も顔，腕や脚の皮膚，背中，臀部（でんぶ）に現れる．一方，らい腫型では類結核型より重い症状が現れる．この症状が現れる患者は非常に少なく，らい菌に感染したときに活発になる免疫応答が開始されない（理由は今でも完全にはわかっていない）[21]．らい菌が抑制されることなく増殖して皮膚と神経に広がり，眼や鼻や口に広がる場合もある[21]．骨まで広がる場合や，精巣や睾丸に影響が及ぶ場合もある．らい菌が皮膚で大量に増殖して広がると皮膚が厚くなり，結節ができて，肌につやが出る[21]．また，耳たぶが変形したり眉毛や睫毛が抜けたりする[21]．火傷などの外傷で外見の変形が進むことも多い．角膜が損傷して失明したり視覚障害が現れたりすることもある．このため発展途上国には現在でもハンセン病のために差別を受けている人々が大勢いる[23]．

らい菌に感染した場合に使用する抗微生物薬が開発され，有効性が示されたことで，ハンセン病の対策は大きく進展した．ハンセン病の治療に効果を発揮することが示された初期の薬剤としてスルホン化合物のダプソンがある．しかし，らい腫型ハンセン病患者のらい菌数が非常に多く，らい菌の遺伝子の変異率が高いため，初期のころから薬剤に耐性を示すらい菌が現れることが指摘されていた．薬剤耐性は結核患者でもよく起こる問題である．しかし1980年代から研究者たちは複数の抗マイコバクテリア薬を組み合わせたパッケージを作って投与する方法で薬剤耐性の問題解決に取り組み始めた．現在ではダプソンとともに抗菌薬のリファンピシンとクロファジミンを投与する方法が広く使われている[22]．この治療法は6～12か月間続ける必要があり，ダプソンとクロファジミンを1日1回，リファンピシンを1か月に1回投与する[21]．

1991年のWHO総会において，10年間にわたってMDTを広く行うことによって，2000年までに公衆衛生上の問題としてのハンセン病を排除するという決議が採択された[22]．日本財団と製薬企業のノバルティス社が大規模な支援を行った結果，現在までに1,400万人を超える人々がMDTを無償で受け，過去にハンセン病のエンデミックが起きていたほとんどの国で排除目標が達成された[2]．ハンセン病の排除には，僻地で病気が発生していること，十分な医療施設が不足していることなど，他の多くのNTDsの対策や排除の取り組みと共通の問題がある[22]．一方，ハンセン病特有の問題として，他のNTDsと比較して，治療法が複雑で，3種類の薬剤をうまく使い分けなければならないという問題がある[22]．

また，WHOなど複数の国際的な保健関連機関では，自分たちが提唱した「有病率を1万人あたり1人未満に減らす」という目標が適切かどうか，また，この目標が適切な科学的根拠に基づいたものかどうかという点で議論が起こっている．この目標は独断的なものであり，科学的な根拠のない政治的な目標であるという意見がある[22]．さらに複数のハンセン病の研究者が，世界のハンセン病患者数はWHOに現時点で登録されている患者数をはるかに上回り，MDTを受ける必要がありながら受けていない人々がもっと大勢いると考えている[22,24]．ある推定によれば，新たにハンセン病と診断される患者の3分の1には神経損傷が認められ，今後さらに悪化して身体障害に至るとされている[24]，このような状況は早く患者を見つけ，直ちに治療を開始することで防止できる．ハンセン病の排除をさらに促進するため，1999年にハンセン病排除のためのグローバルアライアンス（GAEL: Global Alliance for the Elimination of Leprosy）が新たに設立された[22]．設立後，GAELプログラムが行った独自の評価では，ハンセン病の排除よりも，ハンセン病に対して長期的に活動をすることを重視した新しい対策を構築するとともに，神経が損傷した患者のリハビリテーションにより重点を置く戦略に変えることが推奨されている[22]．MDT は患者の治療には効果を発揮するが，鼻の分泌物を介したらい菌放出は必ずしも防止できないため，ハンセン病の伝播を十分に阻止できないという別の懸念もある[22,24]．このためハンセン病について検討している科学者や公衆衛生の専門家は，排除戦略について再考する必要があると考えている[22]．

WHO はこのような懸念を踏まえ，日本財団，ノバルティス社，国際ハンセン病団体連合など複数のパートナーと連携して強いパートナーシップを確立すると同時に，MDT と身体的リハビリテーションを一次医療サービスに組み込むことなどの新しい持続的ハンセン病対策戦略を展開している[22,24]．この新たな国際戦略では，患者を早く見つけること，新たにハンセン病と診断された患者が MDT のすべての薬剤を確実に投与されるようにして障害を減らすことが重視されている[20]．MDT は複雑なため，より単純な対策方法の開発を進めることも求められている．さらに，ハンセン病の伝播を短期間で防止できる，より簡単な MDT を使用する可能性や，2001 年に解析が終わったらい菌のゲノム情報に基づく新たな抗ハンセン病薬の開発[25]，NTDs 治療薬の統合パッケージ（第 10 章）など，ハンセン病の対策と他の貧困病の対策との統合の可能性を探ることもこの戦略の一部となっている[26]．この他の重要な研究活動としては，家族間での接触における予防的化学療法の検討と感染者を早期に見つけるための優れた診断方法の開発などがある[27]．ハンセン病ワクチンの開発やマイコバクテリウム・ボビスの BCG〔カルメット・ゲラン桿菌(かんきん)・結核のワクチンだがハンセン病の予防効果をもつ〕の用途拡大に関する検討も必要とされている[27]．

要点：顧みられないマイコバクテリア感染症

マイコバクテリア感染症

- マイコバクテリアは細長い形状の細菌であり，増殖条件が他の細菌と異なることや，構造的，生化学的特性が独特なことから，微生物のなかでも独立した1つのグループに分類されている.

- 結核菌で起こる結核は最もよく知られているマイコバクテリア感染症である.
- ブルーリ潰瘍とハンセン病は外見上の変化が生じるため, 差別を受けやすいNTDsであり, 患者はほとんどが発展途上国の貧困層の人々である.

ブルーリ潰瘍

- ブルーリ潰瘍はマイコバクテリウム・ウルセランスによって発症し, 外見上の変化を伴う皮膚感染症である. ブルーリとは1962年に大勢の患者の発生が報告されたウガンダのナイル川近くの地名である.
- ブルーリ潰瘍は現在, 西アフリカの熱帯地域で主に発生している.
- ブルーリ潰瘍は一般的に学齢期の子どもに見られ, 通常は腕や脚の広い範囲に潰瘍ができる.
- ブルーリ潰瘍は通常痛みがなく, 潰瘍が原因で死ぬことも滅多にないが, いくつかの重い症状が現れる. また社会経済的にも大きな影響を与え, 魔力や呪いによって病気が伝播するという迷信が広まっている.
- ブルーリ潰瘍は水媒介性の感染症, 動物媒介性の感染症, または水媒介性と動物媒介性の両方の性質をもつ感染症のいずれかである.
- ブルーリ潰瘍の管理と治療は複雑で, 熱帯の僻地では特に難しい.
- 潰瘍の範囲が広範囲に及ぶ場合, 抗生物質を使うだけでなく, 皮膚移植などの外科的な処置も行う必要がある.
- ブルーリ潰瘍は一般に僻地の人々に発症し, 外見上の変化のために差別を受け, 十分な医療サービスも受けられない. このためブルーリ潰瘍は「最悪の状況」にあるNTDsと言える.

ハンセン病

- ハンセン病 (ハンセン氏病とも言われる) の原因はらい菌である. ハンセン病にかかると外見が大きく変化するため, ハンセン病について書かれた古代文書が多数ある. 中世ヨーロッパにはハンセン病恐怖症が広がっていた. 米国の国立ハンセン病センターは1999年に閉鎖されるまで100年間以上存続した.
- MDTを広く使用した結果, 今日では世界で登録されているハンセン病有病者数が19万2,000人まで減少し, 新たにハンセン病と診断される患者数は年間22万8,000人と推定されている．

- 新たにハンセン病と診断される患者は現在，インド，ブラジル，インドネシアに多い．
- ハンセン病は次の2種類の症状のどちらかが現れる．ほとんどの患者には類結核型と呼ばれる症状が現れる．これらの患者ではらい菌に対する強力な免疫応答が始まるため，限られた範囲の症状だけが現れる．一方，らい腫型では類結核型より重い症状が現れる．これらの患者では皮膚と神経の広い範囲に症状が認められ，眼，鼻，口，骨に症状が現れる場合もある．
- 最も広く行われている多剤併用療法（MDT）では，ダプソンとともに抗菌薬のリファンピシンとクロファジミンが投与される．
- 現在までに1,400万人の患者がMDTを受けたと推定されており，過去にハンセン病のエンデミックが起きていたほとんどの国でハンセン病が排除されている．現在進められている国際戦略では，患者を早く見つけること，新たにハンセン病と診断された患者がMDTのすべての薬剤を確実に投与されるようにして障害を減らすことが重視されている．

注

1. Stienstra et al., 2002
2. Plorde, 2004.
3. World Health Organization, 2012a.
4. who.int/tb/publications/global_report/.
5. DOTSは，政府の強力な取り組み，患者発見，患者管理のもとでの標準治療，薬剤安定供給システムの確立，監督と評価システムの5つの要素から成る．who.int/tb/dots/を参照．
6. stoptb.org/events/world_tb_day.
7. Clancey et al., 1962.
8. Converse et al., 2011，Johnson et al., 2005.
9. ベニン，コートジボワール，ガーナの最新の患者数についてはWorld Health Organization, 2012bを参照．ブルーリ潰瘍の臨床に関する優れた2本のレビューが2006年に公表されている．Wansbrough-Jones and Phillips, 2006およびSizaire et al., 2006を参照．who.int/mediacentre/factsheets/fs199/にも情報が掲載されている．
10. マイコラクトン毒素と，マイコラクトン毒素をコードするマイコバクテリウム・ウルセランス（*M. ulcerans*）の遺伝子の詳細についてはGeorge et al., 1999およびStinear et al., 2004を参照．
11. マイコバクテリウム・ウルセランスのマイコラクトン毒素に関連する遺伝子が発現

しているプラスミドについてはStinear et al., 2004を参照．Townsend, 2004にも概要が示されている．

12. ブルーリ潰瘍の伝播で水生昆虫が果たす役割については1999年に Portaels et al., 1999で初めて示唆された．これ以降の文献を総括した最近の論文には Silva et al., 2007およびMerritt et al., 2010がある．
13. アエラス結核ワクチングローバル財団のwebページのURLはaeras.orgである．
14. ブルーリ潰瘍のワクチン開発の見込みに関する最新のレビューにはEinarsdottir and Huygen, 2011がある．マイコバクテリウム・ウルセランスの遺伝子が変異する性質の問題についてはWalsh et al., 2010を参照．
15. ハンセン病の歴史の概要についてはRoueché, 1986の68～86ページの説明が優れている．バートン・ルーチェは40年以上にわたって*New Yorker*誌の「医学史」（Annals of Medicine）という連載記事の一部を担当し，医学に関する謎について書いていた．1994年に83歳で死去．彼の生涯についてはLerner, 2005を参照．
16. ハンセン病の歴史についてはSherman, 2006の第14章303～311ページの説明も優れている．
17. この仮説はDonoghue et al., 2005で提唱されている．
18. カーヴィルの国立ハンセン病療養所の歴史についてはknowla.org/entry/576およびGaudet, 2004を参照．
19. モロカイのダミアン神父の経歴についてはyourislandroutes.com/articles/leprosy.shtmlおよびvisitmolokai.com/kala.htmlに概要が示されている．
20. World Health Organization, 2011, who.int/lep/.
21. ハンセン病の臨床の説明としてLeprosy Group, WHO, 2002が優れている．
22. Rinaldi, 2005, who.int/topics/leprosy/.
23. Tsutsumi et al., 2007.
24. Lockwood and Suneetha, 2005, Rodrigues and Lockwood, 2011.
25. Cole et al., 2001.
26. Lockwood, 2004.
27. Rodrigues and Lockwood, 2011, Duthie et al., 2011.

文献

Clancey J, Dodge R, Lunn HF. 1962. Study of a mycobacterium causing skin ulceration in Uganda. *Ann Soc Belg Med Trop* **42:** 585–590.

Cole ST, Eigimeier K, Parkhill J, James KD, Thomson NR, Wheeler PR, Honoré N, Garnier T, Churcher C, Harris D, Mungall K, Basham D, Brown D, Chillingworth T, Connor R, Davies RM, Devlin K, Duthoy S, Feltwell T, Fraser A, Hamlin N, Holroyd S, Hornsby T, Jagels K, Lacroix C, Maclean J, Moule S, Murphy L, Oliver K, Quail MA, Rajandream MA, Rutherford KM, Rutter S, Seeger K, Simon S, Simmonds M, Skelton J, Squares R, Squares S, Stevens K, Taylor K, Whitehead S, Woodward JR, Barrell BG. 2001. Massive gene decay in the leprosy bacillus. *Nature* **409:** 1007–1011.

Converse PJ, Nuermberger EL, Almeida DV, Grosset JH. 2011. Treating *Mycobacterium ulcerans* disease (Buruli ulcer): from surgery to antibiotics, is the pill mightier than the knife? *Future Microbiol* **6**: 1185–1198.

Donoghue HD, Marcsik A, Matheson C, Vernon K, Nuorala E, Molto JE, Greenblatt CL, Spigelman M. 2005. Co-infection of *Mycobacterium tuberculosis* and *Mycobacterium leprae* in human archaeological samples: a possible explanation for the historical decline of leprosy. *Proc Biol Sci* **272**: 389–394.

Duthie MS, Gillis TP, Reed SG. 2011. Advances and hurdles on the way toward a leprosy vaccine. H*um Vaccin* **7**: 1172–1183.

Einarsdottir T, Huygen K. 2011. Buruli ulcer. *Hum Vaccin* **7**: 1198–1203.

Gaudet M. 2004. *Carville: Remembering Leprosy in America.* University Press of Mississippi, Jackson.

George KM, Chatterjee D, Gunawardana G, Welty D, Hayman J, Lee R, Small PL. 1999. Mycolactone: a polyketide toxin from *Mycobacterium* ulcerans required for virulence. *Science* **283**: 854–857.

Johnson PD, Stinear T, Small PL, Plushke G, Merritt RW, Portaels F, Huygen K, Hayman JA, Asiedu K. 2005. Buruli ulcer (*M. ulcerans* infection): new insights, new hope for disease control. *PLoS Med* **2**: e108.

Leprosy Group, WHO. 2002. Leprosy, p 1065–1084. *In* Cook GC, Zumla AI (ed), *Manson's Tropical Diseases,* 21st ed. W. B. Saunders, New York, NY.

Lerner BH. 2005. Remembering Berton Roueché—master of medical mysteries. *N Engl J Med* **353**: 2428–2431.

Lockwood DN. 2004. Leprosy and poverty. *Int J Epidemiol* **33**: 269–270.

Lockwood DN, Suneetha A. 2005. Leprosy: too complex a disease for a simple elimination paradigm. *Bull World Health Organ* **83**: 230–235.

Merritt RW, Walker ED, Small PL, Wallace JR, Johnson PD, Benbow ME, Boakye DA. 2010. Ecology and transmission of Buruli ulcer disease: a systematic review. *PLoS Negl Trop Di*s **4**: e911.

Plorde JJ. 2004. Mycobacteria, p 439–456. *In* Ryan KJ, Ray CG (ed), *Sherris Medical Microbiology,* 4th ed. McGraw-Hill Medical Publishing Division, New York, NY.

Portaels F, Eisen P, Cuimaraes-Peres A, Fonteyne PA, Meyers WM. 1999. Insects in the transmission of *Mycobacterium ulcerans* infection. *Lancet* **353**: 986.

Rinaldi A. 2005. The global campaign to eliminate leprosy. *PLoS Med* **2**: e341.

Rodrigues LC, Lockwood DN. 2011. Leprosy now: epidemiology, progress, challenges, and research gaps. *Lancet Infect Dis* **11**: 464–470.

Roueché B. 1986. *The Medical Detectives.* Washington Square Press, New York, NY.
『推理する医学』山本俊一訳，西村書店，1985 年.

Sherman IW. 2006. *The Power of Plagues.* ASM Press, Washington, DC.

Silva MT, Portaels F, Pedrosa J. 2007. Aquatic insects and *Mycobacterium ulcerans:* an association relevant to Buruli ulcer control? *PLoS Med* **4**: e63.

Sizaire V, Nackers F, Comte E, Portaels F. 2006. *Mycobacterium ulcerans* infection: control, diagnosis, and treatment. *Lancet Infect Dis* **6**: 288–296.

Stienstra Y, van der Graaf WT, Asamoa K, van der Werf TS. 2002. Beliefs and attitudes toward Buruli ulcer in Ghana. *Am J Trop Med Hyg* **67**: 207–213.

Stinear TP, Mve-Obiang A, Small PL, Frigui W, Pryor MJ, Brosch R, Jenkin GA, Johnson PD, Davies JK, Lee RE, Adusumilli S, Garnier T, Haydock SF, Leadlay PF, Cole ST. 2004. Giant plasmid-encoded polyketide synthases produce the macrolide toxin of *Mycobacterium ulcerans*. *Proc Natl Acad Sci USA* **101**: 1345–1349.

Townsend CA. 2004. Buruli toxin genes decoded. *Proc Natl Acad Sci USA* **101**: 1116–1117.

Tsutsumi A, Izutsu T, Islam AM, Maksuda AN, Kato H, Wakai S. 2007. The quality of life, mental health, and perceived stigma of leprosy patients in Bangladesh. *Soc Sci Med* **64**: 2443–2453.

Walsh DS, Portaels F, Meyers WM. 2010. Recent advances in leprosy and Buruli ulcer (*Mycobacterium ulcerans* infection). *Curr Opin Infect Dis* **23**: 445–455.

Wansbrough-Jones M, Phillips R. 2006. Buruli ulcer: emerging from obscurity. *Lancet* **367**: 1849–1858.

World Health Organization. 2011. Leprosy update, 2011. *Wkly Epidemiol Rec* **86**: 389–399.

World Health Organization. 2012a. Tuberculosis. Fact sheet no. 104. October 2012. World Health Organization, Geneva, Switzerland. who.int/mediacentre/factsheets/fs104/.

World Health Organization. 2012b. Buruli ulcer (*Mycobacterium ulcerans* infection). Fact sheet no. 199. August 2012. World Health Organization, Geneva, Switzerland. who.int/mediacentre/factsheets/fs199/.

第7章

キネトプラスト類による感染症

ヒトアフリカトリパノソーマ症（睡眠病），シャーガス病，リーシュマニア症

黒い人影が，木々のあいだにうずくまり，横たわり，坐（すわ）り，幹にもたれ，地面に這いつくばっていた．薄暗い明かりの中で，半ば浮かびあがり，半ば闇に消されているそれらの人影は，ありとあらゆる苦痛と諦めと絶望の姿態を示していた．……彼らがゆっくりと死につつあるのは，はっきりとわかった……緑がかった薄闇の中でごちゃごちゃに入り乱れて横たわる病気と飢えに冒された黒い影にすぎなかった．

ジョゼフ・コンラッド『闇の奥』〔黒原敏行訳〕

キネトプラスト類による感染症とは，鞭毛（べんもう）とDNAを含む特殊な細胞小器官（キネトプラストと呼ばれる）をもつ単細胞寄生生物が原因で起こるヒト原虫感染症のことである．この感染症は，リンパ系フィラリア症やオンコセルカ症と同じように媒介昆虫により伝播する．代表的なものとしてヒトアフリカトリパノソーマ症（HAT: human African trypanosomiasis），シャーガス病，リーシュマニア症があり，これらによる年間死亡者数は約7万人に達しており，致死率の高い顧みられない熱帯病（NTDs）となっている[1]．また，ヒトアフリカトリパノソーマ症は貧困を助長し，紛争地域や紛争後の混乱によって再興しやすく，紛争を逃れ，移ってきた人々に患者が多いという点も見過ごすことはできない．たとえばスーダンの上ナイル地域の西部では1988～1994年に約10万人がリーシュマニア症で死亡し，この10年間の戦争や紛争で荒廃したアンゴラ，コンゴ民主共和国（DRC），スーダン，ウガンダのヒトアフリカトリパノソーマ症の死亡率はHIV/エイズの死亡率を上回っている[1]．これらの患者に必須医薬品が投与されていれば，多くの命を

救えた可能性が高い．ただし薬剤を投与できたとしても，薬剤の毒性が高いために死に至ることもある．キネトプラスト類による感染症の治療に使われる薬剤は，ほとんどが 20 世紀の初めから半ばにかけて開発された比較的古い薬剤である．こうした薬剤は基本的に北アメリカやヨーロッパや日本ではほとんど売れないため利益が得にくく，新しい薬剤の開発や薬剤の改良がほとんど進んでいない．

ヒトアフリカトリパノソーマ症

アフリカのサハラ以南の現代史と，睡眠病とも呼ばれるヒトアフリカトリパノソーマ症の伝播には密接なつながりがある．ヒトアフリカトリパノソーマ症は血液中と中枢神経系に寄生する原虫で起こる致死率の高い NTDs であり，現在はアフリカ大陸西側のセネガルから，東側のソマリアまで帯状に広がる「ツェツェベルト」と呼ばれる地域で 1 万人弱（ただし，この病気は一般的にアフリカの地方の僻地で発生しているため，正確な感染者数はわからない）が感染している（図 7.1，図 7.2）．この帯状地域には 20 種を超えるツェツェバエが生息している．ツェツェバエとはヒトアフリカトリパノソーマ症の媒介昆虫で，グロッシナ属のサシバエである．現時点でヒトアフリカトリパノソーマ症の患者数が最も多く，ヒトアフリカトリパノソーマ症になるリスクが最も高い地域は，この帯状の地域のなかでも主に紛争が長期間続き，そのためにツェツェバエの駆除と患者の発見および治療という公衆衛生対策を実施できなかった地域である[1]．アンゴラ，中央アフリカ共和国，コンゴ民主共和国，スーダン，ウガンダ北部では人災とも言える内紛と同時にヒトアフリカトリパノソーマ症が再興している[1]．

トリパノソーマ・ブルースの亜種 2 種類のうちどちらかに感染するとヒトアフリカトリパノソーマ症になる．トリパノソーマ・ブルースは細長い原虫で，鞭毛を使ってヒトの血液中を優雅に泳ぐ（図 7.3）．顕微鏡で見るトリパノソーマ属の動きが優雅なのは，体の横の鞭毛に「波動膜」と呼ばれる膜がついているためである．

ヒトや動物を病気にするトリパノソーマ・ブルースの亜種は実際 3 種類あ

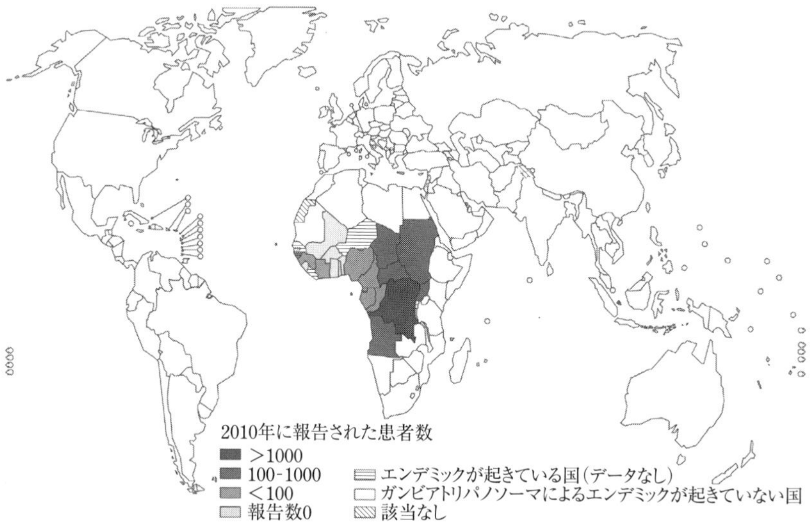

図 7.1　2010 年のガンビア型ヒトアフリカトリパノソーマ症（ガンビアトリパノソーマ）の世界分布.（gamapserver.who.int/mapLibrary/Files/Maps/Global_trypanosomiasis_gambiense_2010.png［© 2011 WHO］を参照.）

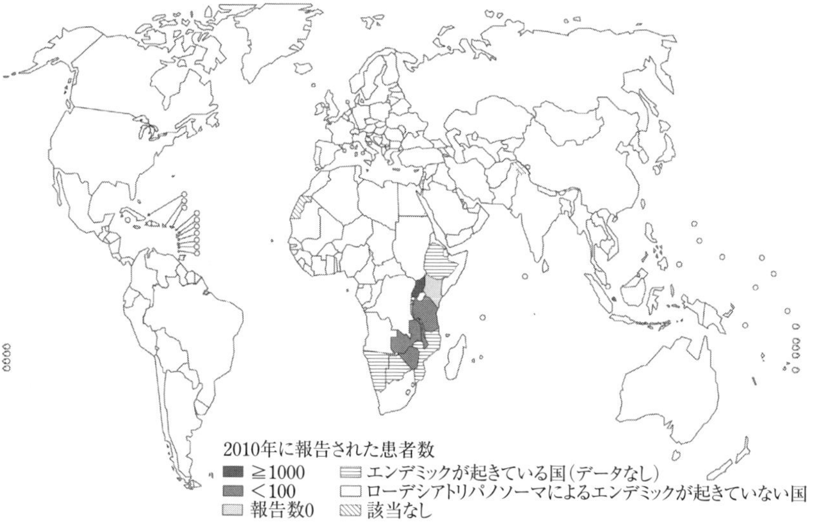

図 7.2　2010 年のローデシア型ヒトアフリカトリパノソーマ症（ローデシアトリパノソーマ）の世界分布.（gamapserver.who.int/mapLibrary/Files/Maps/Global_trypanosomiasis_rhodesiense_2010.png［© 2011 WHO］を参照.）

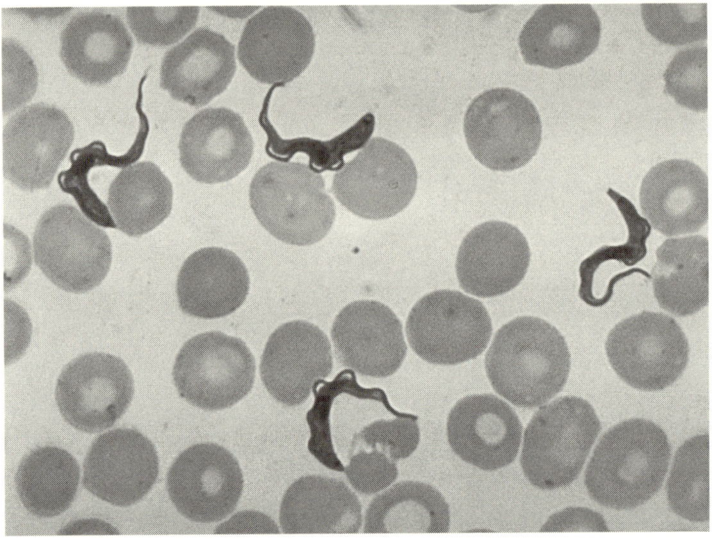

図 7.3　血液中にいる染色されたトリパノソーマの顕微鏡写真．（写真は，CDC の Public Health Image Library［phil.cdc.gov］より．）

表 7.1　ヒトアフリカトリパノソーマ症および動物トリパノソーマ症を起こす主な種

病気	寄生原虫	ツェツェバエ	地理的分布	ヒトの感染者数の推定値	主な動物宿主の有無
西アフリカ（ガンビア型）ヒトアフリカトリパノソーマ症	ガンビアトリパノソーマ	グロッシナ属パルパリス群	西アフリカ．東端はスーダンおよびウガンダの一部	1万	無
東アフリカ（ローデシア型）ヒトアフリカトリパノソーマ症	ローデシアトリパノソーマ	グロッシナ属モルシタンス群	東アフリカ（ガンビアトリパノソーマに比べ分布域は狭い）	1,000 超	有
ナガナ（ウシトリパノソーマ症）	ブルーストリパノソーマ，トリパノソーマ・バイバックス，トリパノソーマ・コンゴレンセ	グロッシナ属	ツェツェベルト全体	感染しない	有

るが，これらを形態学的に見分けることはできない（表7.1）．ガンビアトリパノソーマは西アフリカで見られるヒトの睡眠病の原因である（ガンビア型ヒトアフリカトリパノソーマ症と呼ばれ，ヒトアフリカトリパノソーマ症患者の95%を占める[1]）．また，ローデシアトリパノソーマは東アフリカで見られるヒトアフリカトリパノソーマ症の原因である（ローデシア型ヒトアフリカトリパノソーマ症と呼ばれる）[2]．もう1種類の亜種，ブルーストリパノソーマはヒトには感染しないが，ウシが感染するとナガナと呼ばれる衰弱の激しい病気になる．その地域の牛肉と乳製品の生産量が大幅に減ることになり，アフリカ僻地の貧困層の健康に深刻な被害が及ぶ．ある推定によれば，アフリカのサハラ以南のウシ1億5,000万頭のうち30%はナガナに感染するリスクがあり，牛乳や牛肉の年間損失額は約50億米ドルに上ると予想されている[3]．

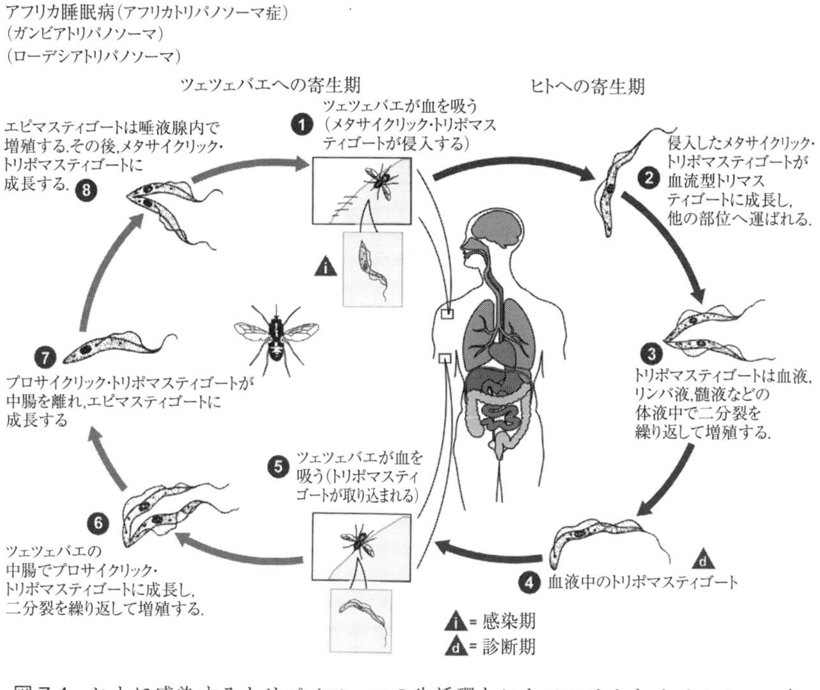

図7.4　ヒトに感染するトリパノソーマの生活環とヒトアフリカトリパノソーマ症．
（CDCのPublic Health Image Library［phil.cdc.gov］より．）

雌のツェツェバエにヒトやウシが刺されると，ツェツェバエの唾液腺に寄生している感染型の寄生原虫（メタサイクリック・トリポマスティゴート）がヒトやウシの組織内に入って感染する（図 7.4）．刺された部分に炎症（下疳と呼ばれる病変）が起きた後，寄生原虫がリンパ節を通って最終的に血液中に入り，トリポマスティゴートとなって無性分裂で増殖する．トリパノソーマが血液中にいる状態は寄生虫血症と呼ばれる．寄生虫血症を起こしている感染者や感染動物を別のツェツェバエが刺すと，トリパノソーマがハエに取り込まれ，ハエの腸で成長した後，腸から唾液腺に移動する．このように感染者または感染動物が別のツェツェバエに刺されることで感染が伝播する．

この 30 年間の科学的研究の結果，寄生虫であるトリパノソーマと宿主であるヒトの相互関係が変化を繰り返し，非常に興味深い防御と侵入のしくみが発達してきたことが明らかになっている．たとえば，ウシにナガナを起こすブルーストリパノソーマは，ヒトだけがもつ高密度リポタンパク質（HDL）の毒性作用に弱いため，ヒトの血液中で生き続けることができない[4]．ヒト HDL があるとブルーストリパノソーマはすぐに死滅する．このためヒト HDL（「善玉コレステロール」と呼ばれることが多い）は，冠動脈の病気の際にコレステロールの代謝を促して低密度リポタンパク質（LDL）の作用を相殺するだけでなく，ブルーストリパノソーマに対する自然防御のしくみとして進化してきた可能性がある．一方，ガンビアトリパノソーマとローデシアトリパノソーマは，トリパノソーマに対する HDL の作用に抵抗する生化学的なしくみを進化させている．この他トリパノソーマがもつ生き延びるための重要なしくみとして，宿主の哺乳類の免疫応答を免れる独特の能力がある．ヒトやウシは通常，感染症の病原体に初めて感染したときから一般的に数日または数週間以内に，個々の病原体のみに対応する特別な抗体を作って病原体を攻撃する．しかしトリパノソーマは，細胞表面の抗原を変化させる抗原変異と呼ばれる方法を進化の過程で発達させた．侵入した寄生生物のみに対応する特別な抗体が宿主の体内で作られる前に，細胞表面にある糖タンパク質組成を変化させたトリパノソーマの一群が現れるのである[5]．このトリパノソーマは抗体による攻撃を受けない．血液中でトリパノソーマが世代交代する間にこうした状態が繰り返され，最終的にトリパノソーマが中枢神経系に達し，そこに侵入する．

現在，限られた地域ではあるが，2種類のヒトアフリカトリパノソーマ症が同時に発生している国がある．ウガンダである[2]．西アフリカ（ガンビア型）ヒトアフリカトリパノソーマ症（ガンビア型トリパノソーマ症）と東アフリカ（ローデシア型）ヒトアフリカトリパノソーマ症（ローデシア型トリパノソーマ症）は疫学的にも生態学的にも異なるだけでなく，臨床的な特徴も大きく異なる．しかし，どちらの病気にかかっても最終的に昏睡状態になって死に至る[2]．全く治療が行われない場合，ヒトアフリカトリパノソーマ症の致死率は高くなる．

ガンビア型トリパノソーマ症がヒトアフリカトリパノソーマ症のほとんどを占めているが，一般的にこの感染症は川の近くで発生し，植物が群生し，グロッシナ属パルパリス群のツェツェバエが多数いる地域で多い．また，感染者数はアンゴラ，中央アフリカ共和国，チャド，南スーダン，コンゴ民主共和国の紛争地域および紛争後の地域に多い[1]．このヒトアフリカトリパノソーマ症では感染から数年後に典型的な睡眠病の特徴が現れる．初期には，特有の症状はほとんど現れず，発熱，疲労，頭痛が起こる．ただし，耳のすぐ後ろにある首のリンパ節の肥大，顔面の腫脹（腫れ），掻痒感（かゆみ）など，ガンビア型トリパノソーマ症であることを示す症状が現れる場合もある[2]．首のリンパ節が肥大した状態はウィンターボトム徴候と呼ばれる．この名は，イギリス領植民地のシエラレオネで働いていた医師が「黒人嗜眠（しみん）症」と呼ぶ症状とリンパ節の肥大の関連を発見したため，医師の名にちなんで付けられた[6]．貧血や内分泌障害も現れるが，この初期症状が続く約2年の間に治療をしないと，寄生原虫が中枢神経系に侵入する睡眠病の段階に進行することになる．トリパノソーマが脳内や脳を覆う髄膜の中で増殖すると慢性的に炎症が起こる（髄膜脳炎と呼ばれる）．髄膜脳炎が起こるとまず激しい頭痛が持続し，歩行障害が起こり，パーキンソン病のような動きが見られる．また極端な妄想を抱いたり，攻撃性を示したりするなど，性格が大きく変わったように感じられる．また，昼間こうした行動の間に眠ってしまうことがあり，患者は最終的に昏睡状態に陥って死亡する．このようにヒトアフリカトリパノソーマ症はこの数十年間，致死性の病気とされてきたが，

PLOS Neglected Tropical Diseases に最近発表された論文ではこの考えに疑問が投げかけられた．一部の人々に「トリパノソーマ耐性」がある可能性が示されたのである[6]．

ローデシア型トリパノソーマ症は主にケニア，マラウイ，モザンビーク，タンザニア，ウガンダ，ザンビアで発生している．ガンビア型トリパノソーマ症に比べて急激に悪化するため，初期症状が現れてからおおむね1年以内に死に至る[2]．1902～1905年にイギリス領東アフリカで起きたローデシア型トリパノソーマ症のエピデミックでは25万人が死亡したと推定されている[6]．ローデシア型はガンビア型と疫学的に大きく異なる点もある．ローデシア型は，ヒトの血液より家畜（ブタ，イヌ，ヒツジ，ウシ，ヤギなど）や野生動物（ブッシュバックなど）の血液を吸うことが多いグロッシナ属のモルシタンス群のツェツェバエが伝播する．また，グロッシナ・モルシタンスは川沿いよりも，低木が点在するサバンナでヒトアフリカトリパノソーマ症を伝播する[2]．さらに，ローデシア型はガンビア型と違い，様々な哺乳類の体内で増殖できるため，ヒトだけがローデシア型の宿主というわけではない．これに対してガンビア型はヒトだけに寄生するとされている．このようにローデシア型トリパノソーマ症はそもそも人獣共通感染症（動物からヒトに伝播する病気）である．この点がこの感染症のエピデミックへの対処にどれほど重要な意味をもつかについては後で説明する．

睡眠病は症状が劇的に現れ，死に至り，アフリカの村々に壊滅的な被害を及ぼしてきたため，サハラ以南の歴史にいつまでも消えない記憶として残っている．植民地の歴史という点では，睡眠病はヨーロッパ諸国がアフリカ大陸で植民地統治を実現する際の大きな妨げであったため，イギリスに加えてベルギー，フランス，ドイツ，ポルトガルの各国は医学的活動のかなりの部分を睡眠病の研究に向け，この脅威に立ち向かった．ヒトアフリカトリパノソーマ症は他のどの病気にも増して植民地統治を行っていたヨーロッパ各国の政府に重要な問題であり，19世紀末の10年間から20世紀初めの数十年間にアントワープ（ベルギー），バーゼル（スイス），ハンブルク（ドイツ），リスボン（ポルトガル），リバプールおよびロンドン（イギリス）に第一世代の熱帯医学校が作られた．これらの熱帯医学校のほとんどはヨーロッパの港湾都市に設立されており，植民地から戻った船員や船舶運輸関係者にヒトアフリカトリパノソーマ症などの熱帯病が大きな影響を与えていたことを示している[7]．リバプール熱帯医学校の創設者であるアルフレッド・ルイス・ジョーンズ卿は，西アフリカとの海運業に多額の投資をしたリバプールの有力実業家だった[7]．

アフリカのサハラ以南で睡眠病による多数の死者が出て，とりわけベルギー領コンゴの植民地住民への拡大がひどいことが知られ始めたのもこのころだった．ジョゼフ・コンラッドはベルギー領コンゴを舞台とした小説『闇の奥』で睡眠病患者と思われる見捨てられた人々を描いている[6,7]．また陸軍の軍医監のデビッド・ブルースはスコットランド人の細菌学者で，1894年にズールーランド（現在の南アフリカのクワズルナタール州）で働いていたときにナガナになったウシから初めてトリパノソーマを見つけ，それをイヌに注射するとイヌも衰弱して病気になることを明らかにした．その1年後にはナガナの自然媒介動物がツェツェバエであることも発見している[6]．さらにリバプール熱帯医学校のジョン・エバレット・ダットンは1902年に，ガンビア川を走る汽船に勤務していた船員から見つかったヒトトリパノソーマについて初めて報告している[6]．ダットンが自ら描き，トリパノソーマ・ガンビエンセと名付けた原虫の水彩画（復刻版）を図7.5に示す．ダットンはこの発見から3年後，ベルギー領コンゴで働いていたが，回帰熱という細菌感染症にかかり死去している．ダットンの故郷の村であるリバプールの南東，チェシャー州バンバリーの教会には現在，ダットンとリバプール熱帯医学校の功績を伝えるステンドグラスのパネルがある[6,7]．その後，ロンドン王立協会が支援した睡眠病に関する委託調査の一環としてウガンダの睡眠病のアウトブレイク（通常発生しているレベル以上に感染症が増加している状態）を調査していたデビッド・ブルースとアルド・カステラーニは，ツェツェバエがこのヒトトリパノソーマも伝播することを明らかにした[6]．ブルースは，ローデシア型トリパノソーマ症を起こす原虫が動物からヒトに伝播されることも発見している[6]．

19世紀末から20世紀初めにかけてはイギリス人の個々の活動だけでなくフランス，ドイツ，スイス，イングランドで，ヒトアフリカトリパノソーマ

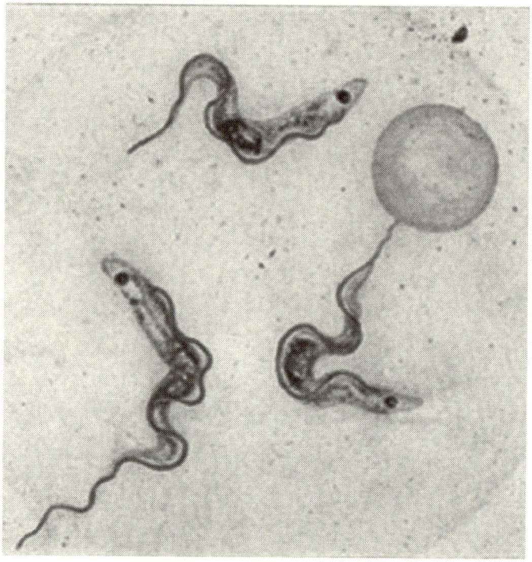

図 7.5　感染した患者の血液から見つかったガンビアトリパノソーマの水彩画．J・E・ダットンが描いた水彩画の復刻版．（絵はリバプール大学のアーカイブより．David H. Molyneux 提供．）

症の治療薬を新たに開発しようという動きがあった．探検家のデビッド・リビングストンは 1858 年にすでにツェツェバエに刺された場所をヒ素で治療している．マラリア病原体の共同発見者であるフランス人アルフォンス・ラブランは 1902 年に亜ヒ酸ナトリウムでヒトアフリカトリパノソーマ症を治療できる可能性があることを見いだした[8]．その直後には，ヒ素に有機化合物を結合する化学修飾を行うと毒性がかなり下がることも発見されている[8]．化学療法の生みの親であるパウル・エールリヒは 1907 年に，このような有機ヒ素化合物であるアトキシルを初めて合成し，その特徴を詳細に明らかにした[8]．エールリヒはユダヤ系プロイセン人で，ロベルト・コッホとともにベルリンで研究を行った後，フランクフルトに移って王立実験治療研究所の所長となっている．この後，リバプール熱帯医学校のアントン・ブラインルが実験動物のトリパノソーマ症をアトキシルで治療できることを示した．アトキシルの毒性は非常に高かったが，ブラインルのこの発見が同じヒ素を含む化合物であるメラルソプロールの開発につながることとなった．もう1つの有機ヒ素化合物のトリパルサミドもこの時期に現在のロックフェラー大学の前身ロックフェラー医学研究所で開発された[8]．これらの発見が基礎となってメラルソプロールの開発と試験が進められ，睡眠病の治療に初めての成功がもたらされた．メラルソプロールはスイス人内科医であり化学者でもあったエルスント・フリードハイム（1899～1989年）が開発した薬剤で，第一世代のヒ素製剤アトキシルやトリパルサミドに比べて安全性に優れている．しかしヒ素化合物であるためやはり毒性は高いと考えられており，睡眠病の治療でこの薬剤を投与された患者のうち，1割程度は現在でも死亡するか，重度の毒性反応（治療後の反応性脳症と呼ばれる）を示す[9]．残念ながらこのように毒性が高いにもかかわらず，メラルソプロールは現在でも中枢神経系の症状まで進行したヒトアフリカトリパノソーマ症の数少ない治療薬として使われている．

メラルソプロール以外のヒトアフリカトリパノソーマ症の治療薬には，寄生原虫が中枢神経系に侵入する前の初期段階の治療に今でも広く使われているペンタミジンとスラミンという2つの薬剤がある（ともにヒ素化合物ではない）．どちらもメラルソプロールよりも前に開発されたものである．1916年に発見されたスラミンは色素トリパンレッドの誘導体である．パウル・エールリヒは多くの色素が一定の微生物に結合することに注目し，開発を進めれば化学療法剤にできるという考えを早くからもっていた．ペンタミジンはスラミンより遅い1936年に発見された[8]．このようにヒトアフリカトリパノソーマ症の治療薬はほぼすべてが50年以上前に開発されたものである．

トリパノソーマ・ブルースの全ゲノム配列が明らかになった2005年以降，新世代の抗トリパノソーマ薬を開発するにあたって理論的にはこの全ゲノム情報を利用できるようになっている[10]．より安全でより効果的な薬剤を開発できる可能性があるにもかかわらず，毒性の高い薬剤を使い続けていることをもどかしく感じる人もいるだろう．研究開発が全般に進まない理由はいくつかあるが，主な理由はヒトアフリカトリパノソーマ症がNTDであり，製薬企業が新しい化合物を開発して試験を行っても企業としての利益を得にくいからである．オンコセルカ症，リンパ系フィラリア症，トラコーマに関する章で，大規模な製薬企業が薬剤を無償提供する態勢を整えていることを述べた．しかし，明らかに損失が生まれる製品の研究開発に着手し，投資を行うことについて，株式公開企業〔株式の自由な売買が認められている企業〕が株主を説得するとなると話は全く別である．

ヒトアフリカトリパノソーマ症の必須医薬品の利用可能性については2つの問題がある．まず現在使われている薬剤の毒性が高く，使用できない場合も多いことであり，2つ目は新しい薬剤を開発しても企業としての利益を得にくいことである．この2つ目の問題を浮き彫りにした例としてエフロルニチンというヒトアフリカトリパノソーマ症の新しい薬剤がある．エフロルニチンはもともと新しい抗がん剤として開発され，試験が行われていたが，抗がん剤としての研究開発は中止された．このためエフロルニチンは抗がん剤の画期的な治療薬にはならなかったが，ガンビア型トリパノソーマ症で中枢神経系の症状が現れる時期に投与すると効果を発揮することが1990年代にわかった．エフロルニチンは症状が進んだ睡眠病を治療できるうえに，毒性の高いヒ素も含まれない初めての薬剤だったため，この発見で治療が大きく進展すると考えられた．しかし採算がとれるほど販売できる見込みがなかったため，アフリカのサハラ以南で使用するためにエフロルニチンを開発しても製薬企業が利益を得る可能性は低かった．

そこで2001年，フランスの非営利組織，国境なき医師団と世界保健機関（WHO）が協力し，製薬企業のアベンティス社（現在のサノフィ社）にエフロルニチンを製造してアフリカで広く入手できるようにしてほしいと訴えかけ，これが実現した．アベンティス（サノフィ）社はこの画期的な合意に際して，ペンタミジンとメラルソプロールの生産についても同意した．こうしてWHOは，ペンタミジン，メラルソプロール，エフロルニチンの生産と提供についてはアベンティス（サノフィ）社と，スラミンとニフルチモックスの生産についてはバイエル社と官民パートナーシップを結び，アフリカトリパノソーマ症のエンデミックが起きている国々にこれらの薬剤を無償で提供できるようになった[1]．第11章では，顧みられない病気のための新薬開発イニシアティブ（DND*i*: Drugs for Neglected Diseases *initiative*）などの新製品開発のパートナーシップがどのようにして新たな抗トリパノソーマ薬の開発と臨床試験を進めているかについて現状を説明する[11]．なおDND*i*は，ジュネーブを拠点とし，国境なき医師団，ブラジルのオズワルド・クルーズ財団，インド医学研究評議会，ケニア中央医学研究所，マレーシア保健省，フランスのパスツール研究所，熱帯病医学特別研究訓練プログラムなどの複数の組織とパートナーシップを組んでいる．DND*i*とともに，カリフォルニア大学サンフランシスコ校のサンドラー寄生虫症基礎研究センターや，シアトルバイオメドなどの学術機関を基盤とした比較的小規模な研究所も，トリパノソーマ・ブルースのゲノム情報に基づいて非常に革新的で効率的な（ハイスループットな）方法で新しい抗トリパノソーマ薬の発見を試みている．またノースカロライナ大学を拠点とし，ビル＆メリンダ・ゲイツ財団が支援するコンソーシアムは，真菌症の治療薬として開発された薬剤をヒトアフリカトリパノソーマ症の治療薬に作り替えようとしている[12]．さらにニフルチモックスを併用することで現在使われているメラルソプロールなどの薬剤の投与量を減らして，これらの薬剤の毒性作用を抑えようという試みもある[13]．DND*i*が主導した研究の結果，ヒトアフリカトリパノソーマ症の新しい治療法としてニフルチモックスとエフロルニチンの併用療法（NECT: nifurtimox and eflornithine combination therapy）が最近導入された[13]．これらの2種類の薬剤を組み合わせることで，それぞれを単独あるいは他の薬剤と併用する場合に比べて治療期間が短くなり，投与量も減らすことができる[13]．ただし残念なことに，NECTの使用は，より毒性が高いが低価格で使用できるメラルソプロールの代用としての検討である[13]．ヒトアフリカトリパノソーマ症の次世代の治療については検討すべき課題がいくつもあるが，今後10年以内にヒトアフリカトリパノソーマ症の新しい治療薬が複数開発されることが期待されている．

西アフリカでも東アフリカでも，ヒトアフリカトリパノソーマ症の対策と予防は20世紀の半ばまでに大幅に進展した．しかし2種類のヒトアフリカトリパノソーマ症には疫学的な違いがあるため，それぞれに必要とされる手法は異なっていた[14]．ガンビア型ヒトアフリカトリパノソーマ症にはヒトだけがなるため（つまり病気の伝播に関わる動物宿主が存在しないため），手法としてはガンビアトリパノソーマ感染者の大規模スクリーニングと感染者の治療が行われてきた．20世紀初頭，西アフリカにあったフランスやベルギーの植民地では，移動検診チームが現地を訪れ，数千万人規模のスクリーニングを行った．感染者が見つかった場合はヒ素化合物のトリパルサミドで治療が行われた．この活動によって，ヒトトリパノソーマ感染者がほぼいなくなり伝播が阻止された．フランス人医師で科学者でもあるユージン・ジャモ（1879～1937年）はこの手法を開発したことで高く評価されている．ジャモはカメルーン滞在中に，ガンビア型トリパノソーマ症の発症率を300分の1まで低下させたとされている．ジャモはこの業績でノーベル賞にノミネートされた[15]．これに対し，ローデシア型トリパノソーマ症には伝播に関わる動物宿主が存在し，ローデシアトリパノソーマはウシやブッシュバックからも大量に見つかるため，ジャモの方法ではうまくいかない．イギリス人が支配していた東アフリカ地域では20世紀初期に，ブッシュバックなどの動物が生息する地域から離れた場所に住民を例外なく強制移住させる対策が取られた[6]．イアン・モードリンとスー・ウェルバーン夫妻は，現在ウガンダ東部で飼われているウシの18%にローデシアトリパノソーマが寄生しており，ヒトに感染するトリパノソーマの保有動物になっていると考えている．彼らは感染しているウシへの抗トリパノソーマ薬の投与やプアオン殺虫剤（ウシの体の表面に直接かける殺虫剤）の滴下で，ヒトアフリカトリパノソーマ症のヒトへの伝播を阻止できるのではないかと考え調査している．なお西アフリカでも東アフリカでも，餌を使ってツェツェバエを捕獲する方法や広い範囲に殺虫剤を散布する方法などが媒介動物に対して効果があると見られている[14]．

ガンビア型トリパノソーマ症とローデシア型トリパノソーマ症の対策は，土壌伝播性蠕虫感染症，住血吸虫症，リンパ系フィラリア症，オンコセルカ症，トラコーマなどのNTDsの集団薬剤投与に比べて非常に多くの人手を要する．このため感染者の発見と治療でガンビア型トリパノソーマ症を，動物宿主を標的とすることでローデシア型トリパノソーマ症を撲滅できる場合が多いにもかかわらず，これらの実施が困難になると，たちまちヒトアフリカトリパノソーマ症の抑止措置が機能しなくなり，病気が発生し始める．これがアフリカのサハラ以南の多くの紛争地域と紛争後に実際に起きていることである．人道的な活動が危機的な状況に陥った実態がよくわかる例としてアンゴラ一帯で起きた出来事がある[16]．アンゴラの総面積は約50万平方マイル（130万 km^2）で総人口が1,200万人であり，アフリカでも国土の広大な国に挙げられる．1926～1952年にガンビア型トリパノソーマ症の対策のための活動が積極的に行われた．アンゴラの対策プログラムは感染者の発見と治療という従来のジャモのモデルに基づいて行われたため，感染者を見つけて抗トリパノソーマ薬であるペンタミジンを投与し治療するペンタミジン治療部隊が重要な役割を果たした[15]．その結果，アンゴラが独立した1975年の前年の患者数はわずか3人だった．しかし残念ながらこの状態はこの年で終わることになる．アンゴラ全面独立民族同盟（UNITA）とソビエトが支援するマルクス主義のアンゴラ解放人民運動（MPLA）政権の衝突で1976年から約40年間にわたる内戦が始まったのである．このとき病気のスクリーニングを行う妨げとなったのは安全性の確保ができないことと地雷だった．ヒトアフリカトリパノソーマ症の患者は診断と治療を行う施設に来ることができず，移動検診チームも動くことができなかった．また薬剤や顕微鏡などの機器も大量に略奪された．このような状況を受け，ヒトアフリカトリパノソーマ症のスクリーニングを受けた人数は1950年代の1,200万人（全人口）から，1998年にはわずか15万人に減少した．このころの患者数は約7,000人とされているが，睡眠病と報告された患者が1人いる場合，報告されないまま睡眠病で死亡した患者は12人いると推定するウガンダでの研究があり[17]，これに従えばおそらくこの10倍以上の患者がいたと思われる．

カトリック教会だけは内戦中も，この地域のヒトアフリカトリパノソーマ症対策のためのANGOTRIPという組織で国境を越えて活動することが許可されていた[16]．ヒトアフリカトリパノソーマ症のエンデミックが起きているアンゴラ北西部地域に作られた保健施設では，首のリンパ節の触診（ウィンターボトム徴候の検査）や顕微鏡による血液中のトリパノソーマの検査，さらに抗トリパノソーマ抗体を調べる血清学的な検査に基づいて診断が行われた．感染者には中枢神経系の症状があるかどうかに応じて，ペンタミジンとメラルソプロールのどちらかが投与された．ANGOTRIPが1996年から2001年に約20万人のスクリーニングを行った結果，ヒトアフリカトリパノソーマ症の死亡率が大幅に低下した[16]．反政府勢力UNITAのリーダー，ジョナス・サビンビが2002年に死亡したことも公衆衛生状態がわずかながら回復する要因だったと考えられている[16]．残念ながらガンビア型トリパノソーマ症の再興が，武力衝突が起きているコンゴ民主共和国，スーダンなどでも生じている．また東アフリカがローデシア型トリパノソーマ症のエピデミックにつながるアウトブレイクが起こりやすい状況であることにも変わりはない．たとえばビクトリア湖の周辺地域では，ウガンダで1980年代に起きた大規模なアウトブレイクのように，何万人もの人々が死亡するエピデミックが周期的に起きている[17,18]．アフリカのツェツェベルトの一部の地域では武力衝突が終息したため，ヒトアフリカトリパノソーマ症をいずれは排除できるという希望ももてるが，この目標を実現するには新しい診断法と治療法だけでなく，媒介動物と動物宿主の対策のための新しい手法も必要である[18]．「紛争と感染症」の関係は現在でも，アフリカのサハラ以南で繰り返されるヒトアフリカトリパノソーマ症の再興にとって大きな問題となっている[19]．

シャーガス病（アメリカトリパノソーマ症）

アメリカトリパノソーマ症はブラジル人カルロス・シャーガスにちなんでシャーガス病とも呼ばれている．1909年，シャーガスがまだ若手医師だったころ，この病気を発症させるクルーズトリパノソーマ（彼が師事したオズワルド・クルーズにちなんでこの名が付けられた）を発見し，さらにその後，感染の生活環も解明した[20]．トリパノソーマが原因であるということ以外，アメリカトリパノソーマ症がヒトアフリカトリパノソーマ症に似ている点は臨床的にも疫学的にもほとんどない．シャーガス病はラテンアメリカの最貧困層の人々が患者のほとんどを占める昆虫媒介性の感染症であり（図7.6），患者数は1,000万人と推定されている[21]．このためクルーズトリパノソーマの伝播率と病気の有病率はラテンアメリカの最貧困国で最も高いとされている．クルーズトリパノソーマの感染者の割合が現在最も高い国はボリビアで，地方でも都市部でも血清有病率（血清学的な検査を行った集団の中で陽性となった人の割合）が25%を超えている[22]．メキシコと中央アメリカ，アン

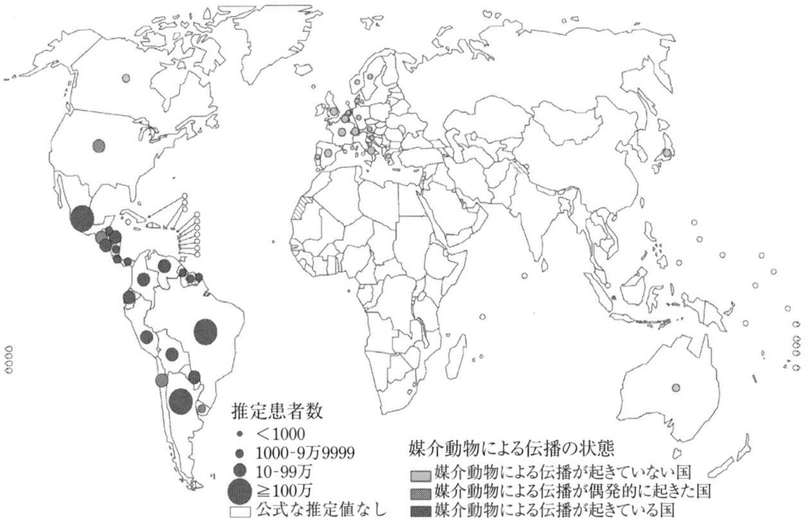

図 7.6　公式な推定値に基づくクルーズトリパノソーマ感染症の世界分布と媒介動物による伝播の状態．2006 〜 2009 年．（gamapserver.who.int/mapLibrary/Files/Maps/Global_chagas_2009.png［© 2010 WHO］を参照．）

デス山脈一帯（コロンビア，エクアドル，ペルー，ベネズエラ．この地域，特にペルーとチリ北部では紀元前 2000 年ごろのミイラ化した遺体からもクルーズトリパノソーマの DNA が見つかっている）[6]，グランチャコと呼ばれる低地地域（ボリビア，パラグアイ，アルゼンチン北部，ブラジル南部にまたがる地域）もシャーガス病のエンデミックが起きている地域である．エンデミックが起きているアメリカ大陸のこれらの地域では，シャーガス病が心臓の慢性的病気の主な原因となる状態が続いている．またシャーガス病は現在アマゾン地域でも発生しており，アメリカ，ヨーロッパ（特にスペイン）などにも移民によって持ち込まれている．この現象は「シャーガス病のグローバル化」と呼ばれることがある[23]．なおアメリカでのシャーガス病の状況については，テキサス州など南部の州で病気の伝播が確認されたことなどを含め第 9 章で詳しく説明する．シャーガス病対策の成功例としては，南米シャーガス病対策イニシアティブ（INCOSUR: Inctativa de Salud del Cono Sur）と呼ばれる革新的な媒介動物対策プログラムで，シャーガス病の有病率が大幅に低下する成果が得られたことなどが挙げられる[24]．このように媒介動物の対策を進めることで，今後10年以内に南アメリカ南部地域などでシャーガス病の伝播が起きない排除の状態を実現できるという楽観的な考え方もある．しかし，ヒトアフリカトリパノソーマ症の東アフリカ型と西アフリカ型に大きな違いがあったように，シャーガス病にもいくつか地域ごとの違いがある．そのなかでもメソアメリカ（メキシコと中央アメリカ）のエンデミック発生地域は特に注目されている．それは，この地域の感染のしくみと媒介動物は，生態学的に他の地域と異なっており，シャーガス病の排除がたいへん難しいとされているからである．またシャーガス病になる妊婦の割合が高く，母親から子どもへシャーガス病が伝播するという点も，見過ごされがちだが大きな問題である．この問題は媒介動物による伝播が起きていない地域，すなわち排除地域でも起こっている[25]．ラテンアメリカの妊婦の10% 以上がクルーズトリパノソーマに感染しているという推定値もある[25]．

ゴキブリのような大きな虫が血を吸うのを想像してみてほしい．クルーズトリパノソーマを媒介する昆虫は，各地で暗殺虫，接吻(せっぷん)虫，ビンチュカ（ベンチュカ），髪切り虫などと呼ばれるサシガメである（図7.7）．サシガメは農業地域に生息するゴキブリと同じ仲間の昆虫で，一般的にアメリカ大陸の僻地の家屋の壁や草ぶき屋根の隙間にいる．夜中になると隙間や草ぶき屋根などの安全な場所から出てきて，眠っているヒトや動物の皮膚から血を吸うことが多い．チャールズ・ダーウィンはアルゼンチンの旅行記の中で，サシガメの特徴とサシガメが食欲旺盛に血を吸う様子を詳しく描写している（なおダーウィンには数年後にシャーガス病の慢性症状とされている様々な症状が現れている）[26]．

> 私は夜中にサシガメの一種であるビンチュカに襲撃された（まさに襲撃という言葉がふさわしい）……パンパス〔アルゼンチンの大草原〕に生息する大きな黒い虫だ．体長は3 cm 弱，翅がなく，やわらかく，体の上を這いまわる非常に嫌な昆虫である．血を吸う前はかなり細いのだが，血を吸うと膨らんで丸くなる．こうなるといとも簡単に押しつぶすことができる．私が捕まえた虫は……かなり腹を減らしていた．テーブルの上に置かれ，周囲を取り囲まれても指を差し出そうものなら，果敢な虫はすぐに刺し口を

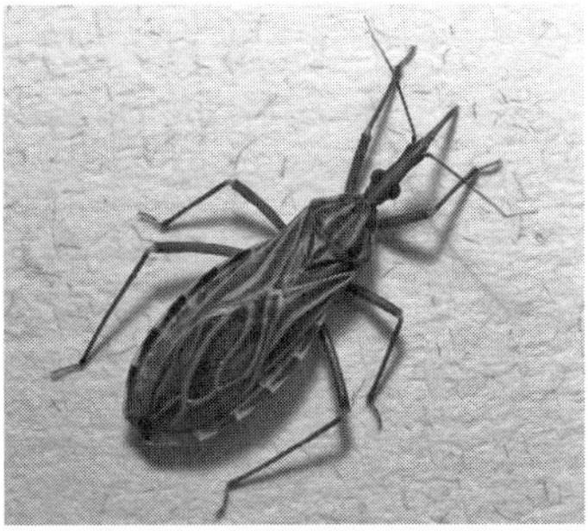

図 7.7　サシガメ．（University of Manitoba（Winnipeg, Canada）の Erwin Huebner 提供．）

伸ばして襲いかかり，可能な限り血を吸い続ける．傷口に痛みはなかった．血を吸っている時間は 10 分に満たなかったが，ウエハースのように薄い体が膨れていく様子に釘付けになった．

サシガメがアメリカトリパノソーマ症を伝播している可能性を示したのがカルロス・シャーガスである．ブラジル初の生物医学研究所，マングインホス実験病理学研究所の若手医師だったシャーガスは，国内のマラリア対策を取りまとめ，主導していたことで高く評価されていた[20]．なおマングインホス実験病理学研究所は，その後オズワルド・クルーズ研究所となり，現在はオズワルド・クルーズ財団（FIOCRUZ）の主要部門となっている．ブラジルにおいて感染症を専門に，幅広く研究を行っている大規模な生物医学研究機関である．シャーガスは当時，鉄道会社の技術者から，粗末な家屋に生息するサシガメという虫とその夜間の吸血行動について話を聞き興味をもった．そしてサシガメについて調査を開始したところ，トリパノソーマを発見した．そして研究所の所長だったオズワルド・クルーズにちなんだ名前を付けた[20]．さらにシャーガスは肝臓と脾臓とリンパ節が腫れて顔がむくみ（顔の腫脹），発熱しているバーニスという名前の 22 か月の女児の血液からもトリパノソーマを見つけた．彼は同じ家のネコからもトリパノソーマを見つけている．バーニスの急性期の症状はその後に回復した．そして 52 年後（シャーガスが亡くなってから 27 年後），バーニスはミナスジェライス州の農場に住み，すでに 3 人の孫がいることがわかり，ある大学付属病院で血液検査が行われた．その結果，彼女がシャーガス病であることが確認された．なおバーニスは 1981 年に 73 歳で死去している[20]．

ヒトがクルーズトリパノソーマに感染するしくみはたいへん興味深い（図 7.8）．アフリカトリパノソーマ症の発育終末トリパノソーマであるメタサイクリック・トリポマスティゴートが媒介昆虫の唾液腺に寄生し，刺し傷から侵入するのとは違い，アメリカトリパノソーマ症の発育終末トリパノソーマはサシガメの後腸に寄生する．フランス人の有名な寄生虫学者エミール・ブルンプトは，シャーガスとほぼ同時期にブラジルで研究を行っていたときに，クルーズトリパノソーマへの感染の最初の段階が自己接種（手や指に付いた病原体を患者自身が自分の身体の別の部分に付けてしまうこと）であることを示した．このような伝播はサシガメが血を吸っているときに糞をすると起きる．つまり寝ているときにサシガメに刺されたヒトが，トリパノソーマが

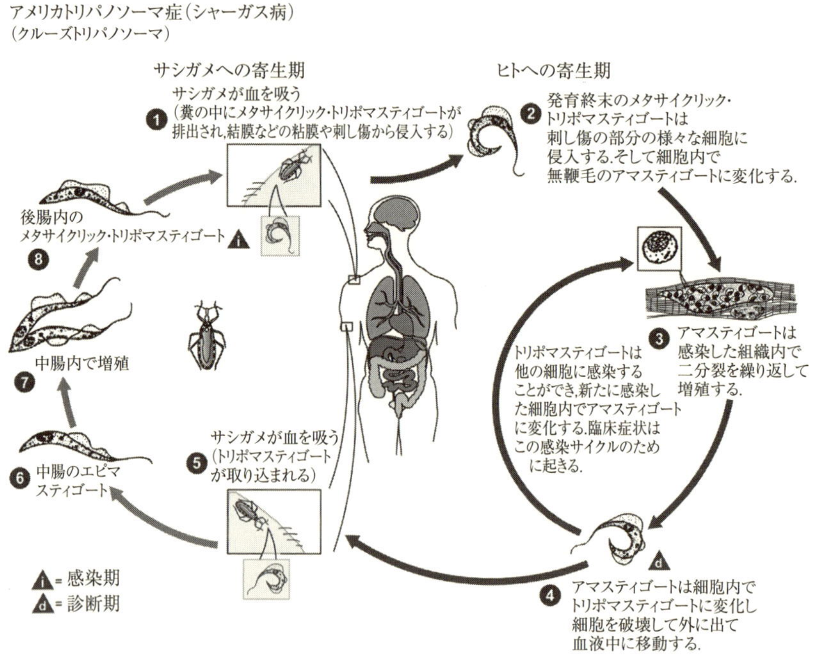

図 7.8　クルーズトリパノソーマの生活環とシャーガス病．（CDC の Public Health Image Library［phil.cdc.gov］より．）

含まれているサシガメの糞に触ってしまった後，眼や口などの粘膜やサシガメの刺し傷に触れると感染する．発育終末トリパノソーマが粘膜に侵入した後の動きもトリパノソーマ・ブルースとはまったく異なる．クルーズトリパノソーマのメタサイクリック・トリポマスティゴートは，トリパノソーマ・ブルースのようにすぐに血液中に移動してトリポマスティゴートになって増殖する代わりに，細胞に侵入して細胞内の病原体として増殖する[27]．侵入直後のこの段階では侵入した部分の周辺で炎症が起きるため，眼の周りや顔が腫れたり（ロマーニャ徴候），他の部分の皮膚が腫れたり（シャゴーマ）する．トリパノソーマは細胞内に入るとアマスティゴートと呼ばれる丸い形になって増殖するが，その後細胞が破壊されて次のトリポマスティゴートになる．トリポマスティゴートになった後，血液中に移動して様々な組織に侵入する．トリパノソーマが組織に侵入を開始し始めたころには，発熱，頭痛，脾臓と肝臓の腫れ，顔や全身に現れる浮腫（むくみ）などシャーガス病の急性期の症状が見られる[28]．ただし急性期の症状はあまり劇的ではないことが多く，明確な症状が現れないこともある．この時期血液中にトリパノソーマを確認できる場合もある．またシャーガス病の急性期の症状として心臓の炎症（心筋炎）を起こすこともある．心筋炎になると心臓の伝導障害や心不全を起こすことがあるため，死亡リスクが非常に高くなる．サトウキビなどから作ったジュースの中につぶれたサシガメが紛れていて，たまたま飲んでしまったためにクルーズトリパノソーマに突然感染する場合もある．アマゾン地域のクルーズトリパノソーマの伝播では，口から飲み込むというこのような例が感染経路の１つと考えられており，おそらく他の地域でも起きていると思われる[29]．

多くの患者はこの急性期の症状が現れた後で回復し，症状が見られない時期（不確定期のシャーガス病）が何年間か続いた後，慢性期と呼ばれるクルーズトリパノソーマ症の新しい段階に進行する．このような症状，つまり慢性期のシャーガス病の症状は急性期の症状が現れた患者の約30%に現れる[28]．慢性期の患者は心臓の電気伝導に重い障害が生じて，不整脈，動悸，胸部の痛み，作業時の呼吸困難，失神を起こす．また一部の患者は心臓が肥大化して構造にゆがみが現れる心筋症と呼ばれる状態になる．心筋症になるといずれは心不全や心臓壁の動脈瘤を起こし，突然死することもある．このように心臓に症状が現れるだけでなく，一部の患者では結腸と食道の弾力がなくなって極端に広がる奇妙な症状（巨大結腸症，巨大食道症）も起こる．巨大結腸症や巨大食道症になると，食べ物を吐いたり，食べ物を飲み込む時に痛みを感じたり，重い便秘になったりする．巨大結腸症や巨大食道症（さらに心筋症）とシャーガス病の関連は1960年代のフリッツ・ケーベルレの研究で発見されている[6,30]．クルーズトリパノソーマに感染してから長い期間が経過した後で心筋症や巨大結腸症や巨大食道症になるしくみについては複数の説が示されている[30]．しかし，心臓や結腸や食道に少数のクルーズトリパノソーマが寄生し続けるためにこのような症状を起こすのか，ヒトの免疫応答のせいでこのような症状が起きるのかがはっきりしていないため，現在も議論が続けられている．最近では，心臓にトリパノソーマが寄生し続けていることが確定期のシャーガス病の重要な要素だと考えられるようになってきた[31]．慢性期に起こる大きな問題は心臓と消化管（胃腸管）の両方をコントロールする自律神経系の異常だと考えられているが，この異常の原因はやはりトリパノソーマの寄生と自己免疫反応のどちらかだと考えられている．複数の臨床医や研究者によれば，心臓の症状と消化管（胃腸管）の症状が起こる頻度に地域的な差があり，これは6系統のクルーズトリパノソーマの遺伝子に差があるためだとされている[32]．

シャーガス病の症状の説明のなかでも非常に革新的で，広くは受け入れられていないが，議論の的となっている説がある．それは，クルーズトリパノソーマが細胞に侵入したときに，宿主であるヒトまたは動物のゲノムにトリパノソーマのDNA，特にキネトプラスト内のDNAが取り込まれる場合があるという観察結果に基づくものである[33]．このように後天的に遺伝子が変化すると宿主の細胞のタンパク質構造が変化する可能性があり，自己免疫反応を起こすきっかけになるかもしれない．また，クルーズトリパノソーマに感染した妊婦のうち約10人から20人に1人は垂直感染〔母子感染〕が起きて胎児がトリパノソーマに感染し，先天性シャーガス病と呼ばれる重い症状が現れる．すでに説明したようにアメリカ大陸で感染している妊婦は数十万人いるため，先天性シャーガス病の患者は数万人いることになる[22,25]．この母子感染はシャーガス病の新たな問題となっている．

シャーガス病の慢性期の症状は複数の方法を組み合わせて治療する必要がある．シャーガス心筋症は抗不整脈薬を投与し，ペースメーカーを使って治療する．しかし重い心筋症の場合は心臓移植が唯一の治療法になることもある．このため当然のように，ラテンアメリカのある世代の心臓外科医は心臓移植に熟達している．消化管の症状の治療でも手術を必要とすることが多い．シャーガス病の急性期の治療に薬剤を使用できる場合は，ニフルチモックス（ヒトアフリカトリパノソーマ症の治療にも使われる）とベンズニダゾール（紛らわしい名前だが土壌伝播性蠕虫感染症の治療に使われる抗蠕虫薬のベンズイミダゾール［メベンダゾールとアルベンダゾール］とは別の薬剤である）の2種類の抗トリパノソーマ薬を使うことができる．しかし残念ながら，シャーガス病の急性期の患者の多くは治療が効果を発揮する時期に見つからない．また治療が効果を発揮する時期に診断を受けたわずかな患者にも，これらの薬剤を1〜2か月間毎日投与しなければならない．さらに，これらの薬剤がシャーガス病に大きな効果を発揮しているのかどうかについても議論となっている．たとえば，治療を行ってもほとんどの患者の体内にトリパノソーマが寄生し続ける．また重い心臓病になる患者や長期間にわたって症状が現れる患者も多い．このような状況に加えて，ニフルチモックスとベンズニダゾールの毒性作用は非常に急激に現れ，かつ慢性的なものでもある．さらに妊婦にニフルチモックスとベンズニダゾールを投与することはできない（したがってシャーガス病になった妊婦の治療に使える薬剤は1つもない）．このため新しい抗クルーズトリパノソーマ薬の開発は急務である．クルーズトリパノソーマのゲノム解析が完了したため[34]，理論的には解析結果に基づいて新薬の開発を進めることができるはずである．しかし，販売しても一般的にそれほど売れる薬剤ではないため，ヒトアフリカトリパノソーマ症に関してすでに説明したDND*i*などのごく一部の製品開発パートナーシップのみが新薬の開発を行っている．なお*PLOS Neglected Tropical Diseases*に発表した論文で我々は，貧困との関連，病気を診断する難しさ，安全で効果的な治療薬がないこと，高い割合で母子感染が起こることなど，アメリカ大陸でのシャーガス病の現状とアフリカでHIV/エイズのエピデミックが起きた初期の状況が不気味なほどに似ていることを指摘している[35].

シャーガス病対策のための簡単な予防的化学療法はない．また，20世紀に行われたヒトアフリカトリパノソーマ症対策のペンタミジン投与キャンペーンのように，大規模な検査で患者を見つけて抗トリパノソーマ薬で治療する方法も現実的ではない．このような状況であるにもかかわらず，INCOSURイニシアティブは広い地域の媒介昆虫について対策を取ることで南アメリカ南部地域でのシャーガス病対策において大きな成功を収めている[24]．南アメリカのこの地域でシャーガス病を主に媒介するサシガメはトリアトーマ・インフェスタンスである．この種類のサシガメはこの地域の粗末な家屋の中だけに生息しているため，ピレスロイド系殺虫剤の屋内残留噴霧を大規模に行うことで家庭内での感染を減らすことができる[24]．この際，屋内残留噴霧と同時に住居の近くにある鶏小屋などにも殺虫剤を散布したり，調査を継続的に行いサシガメが再び棲(す)みついた家屋に屋内残留噴霧をさらに行ったりする[24]．南アメリカ南部地域でトリアトーマ・インフェスタンスがシャーガス病を伝播している地域のうち，アルゼンチン，ブラジル，チリ，パラグアイ，ウルグアイではシャーガス病の伝播が大幅に低下した．また，チリ，ウルグアイ，アルゼンチンの4州，ブラジルの10州，パラグアイの1州ではシャーガス病が伝播する状態が排除されたと認定されている[24]．一方，南アメリカ南部地域の最貧国ボリビアでは排除の取り組みがまだ始まったばかりである．このようにINCOSURは，ラテンアメリカ諸国の共同プログラムがうまく進んだ例の1つである．

中央アメリカなどでは，大規模な屋内残留噴霧によるシャーガス病の排除が南アメリカ南部地域ほど簡単には進んでいない．中央アメリカではINCOSURと同じような成功を目指してシャーガス病対策中米イニシアティブ（IPCA）と呼ばれるイニシアティブが排除に取り組んでいるが，トリアトーマ・インフェスタンスではなくトリアトーマ・ジミジアータがこの地域のシャーガス病の主な媒介昆虫であるため事態は難しい状況になっている．トリアトーマ・ジミジアータはトリアトーマ・インフェスタンスと異なり，住居の周りにあるヤシの木に生息しているが，ヤシの木に効果的に殺虫剤を散布する方法がないのである[24]．このため家屋に媒介昆虫が侵入するたびに何回も殺虫剤を噴霧しなければ，媒介昆虫を抑えることができない．こうした問題のため，患者の発見と治療も含め，地域単位での調査がますます重要視されている[24,36]．

ベネズエラを除くアンデス山脈一帯の国々での排除の取り組みは南アメリカ南部地域の進捗状況に比べてはるかに遅れており，多くの地域で基本的な調査が始まったばかりである．長期的な対策としてシャーガス病のワクチンを開発することは理論的には可能だが，世界の最貧困層の人々のための製品を開発するうえでいくつかの問題があるため，新世代の貧困撲滅ワクチンの開発試験はなかなか難しい[37]．第11章では，現在の治療薬に代わるシャーガス病の治療ワクチンを開発するために我々が始めたいくつかの取り組みについて説明する．

中央アメリカには顧みられない病気のエンデミックが貧困層で起きている地域が多数ある．私はこうした地域に行くたびにマイアミやヒューストンからわずか数時間の距離であることをあらためて認識し愕然とする．ホンジュラスでシャーガス病のエンデミックが起きているほとんどの地域は，アメリカの西海岸に行くよりもわずかな時間で行くことができる．アメリカの自宅で明け方に起きて出かけ，午後には中央アメリカの公共病院の小児病棟を回ってシャーガス病などのNTDsの子どもたちや栄養失調の子どもたちを診察するということを何度もしてきた．現在アフリカのサハラ以南の状況にしっかりと目が向けられるようになってきている．その一方で，西側諸国のバイオテクノロジーで得られた最高レベルの成果を我々に最も近い国々で活かすことができていないというのは残念なことである．

リーシュマニア症

リーシュマニア症は発展途上国の貧困層の1,200万人がかかっているとされる重い寄生虫症である（図7.9，図7.10）．リーシュマニア症には2種類の病型がある．その1つ，皮膚リーシュマニア症（CL: cutaneous leishmaniasis）は潰瘍ができて外見が大きく変化する慢性的な皮膚感染症である．もう1つの内臓リーシュマニア症（VL: visceral leishmaniasis．カラアザール

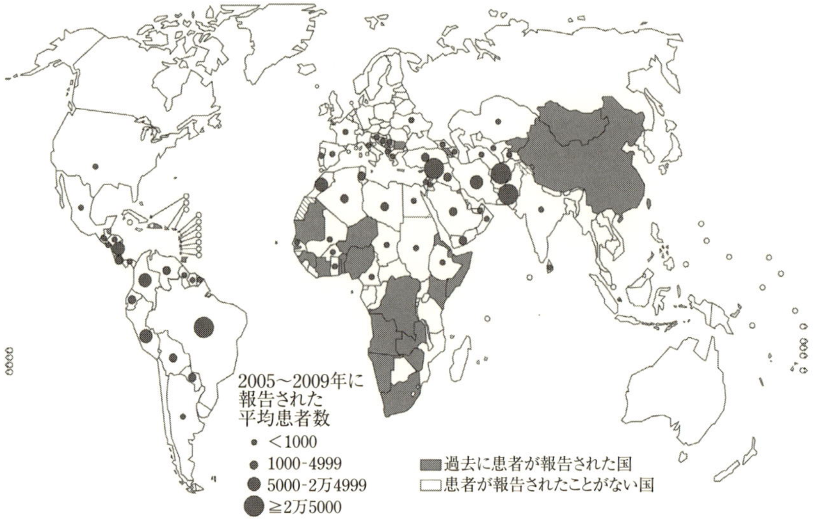

図 7.9　2009 年の皮膚リーシュマニア症の世界分布.（gamapserver.who.int/mapLibrary/Files/Maps/Global_leishmaniasis_cutaneous_2009.png［© 2010 WHO］を参照.）

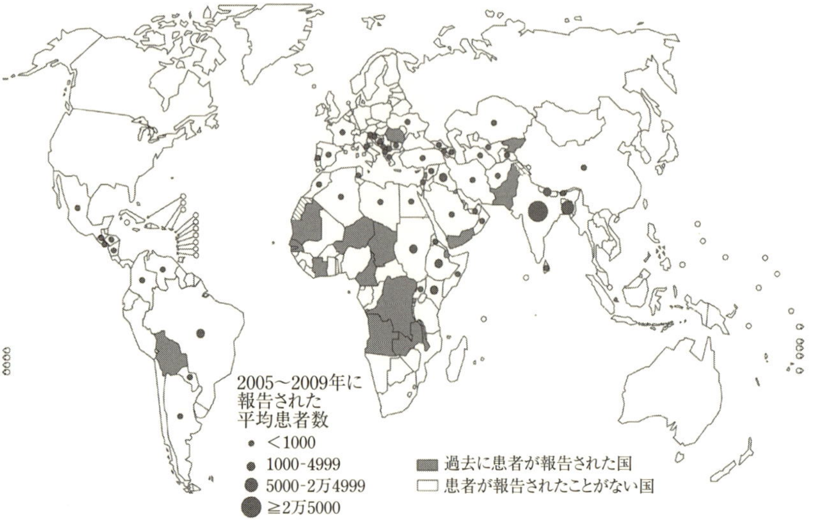

図 7.10　2009 年の内臓リーシュマニア症の世界分布.（gamapserver.who.int/mapLibrary/Files/Maps/Global_leishmaniasis_visceral_2009.png［© 2010 WHO］を参照.）

とも呼ばれる）は，肝臓，脾臓，血液，骨髄など複数の臓器に影響が及ぶ播種性〔種をばらまくように血液によって感染が広がる〕感染症である．また，中央アメリカや南アメリカではまれにもう1つの病型の皮膚粘膜リーシュマニア症（MCL: mucocutaneous leishmaniasis）も見られる．リーシュマニア症の古い記録としてペルシャ人医師であり哲学者でもあったアビセンナ（アブー・アリー・アル＝フサイン・イブン・アブド・アッラーフ・イブン・シーナー）が10世紀に記したものがあり，それよりさらに古いものには紀元前7世紀のものもある[6]．熱帯と亜熱帯の広い地域で毎年約150～200万人がリーシュマニア症になっている（また数万人がリーシュマニア症で死亡している）[3]．ただし東アジアのバングラデシュ，インド，ネパールとアフリカのスーダンとアメリカ大陸のブラジルのわずか5か国の患者が内臓リーシュマニア症患者の90%を占めている．同じように中東のアフガニスタン，イラン，サウジアラビア，シリアとアメリカ大陸のブラジル，ペルーの患者が皮膚リーシュマニア症患者の90%を占めている[38]．公衆衛生のコントロールという観点からは，どの病型の必須医薬品も入手しにくく，現在使われている抗リーシュマニア症薬の毒性が高いことが問題となっている．病気のために早く死亡した場合や病気による障害で健康な生活を送れなくなった場合に失われる健康に生活できる年数に基づいた疾病負荷の推定値（障害調整生存年数）から見ると，リーシュマニア症は死亡者数に関してマラリアに次いで最も対策の必要な原虫感染症である．リーシュマニア症はHIV/エイズ患者に起こる主な日和見感染症〔通常は病気を起こしにくい病原体で起こる感染症〕でもあるとされている．

リーシュマニア症は南ヨーロッパとアメリカのテキサス州のごく狭い地域でも発生しているが，大部分は低所得国と中所得国で発生している．皮膚リーシュマニア症の患者のほとんどは中央アジアと中東（特にアフガニスタン，アルジェリア，イラン，パキスタン，サウジアラビア，シリア）またはアメリカ大陸（特にブラジルとペルー）の人々である一方，内臓リーシュマニア症の患者はインド亜大陸（インド，バングラデシュ，ネパール），スーダン，ブラジルで高い割合で発生している[39,40]．これらの地域の貧困層の家屋の壁にはひび割れがあったり土が剥き出しの床になっていたりして，内臓リーシュマニア症と皮膚リーシュマニア症の両方を伝播するサシチョウバエが住みやすい環境となっている．また下水設備が十分に整っていない都市部でごみが適切に回収されない場合もサシチョウバエが繁殖しやすくなるが，さらに感染症の動物宿主になる野良イヌが棲みつきやすくもなる[41]．このほかにアジア，アフリカ，インドの最貧困層の人々が必須医薬品を手に入れにくいことも，リーシュマニア症と貧困が結びつきやすい原因となっている．効果的な治療薬がなく，リーシュマニア症患者との接触が難しいことが，現時点ではリーシュマニア症の撲滅を妨げる大きな問題となっている．特に女性患者は感染によって外見が変化するために深刻な差別を受けており，女性患者は医療施設に来ることも治療を受けることも拒むために接触はきわめて困難である[41]．このため，障害調整生存年数で示すリーシュマニア症の疾病負荷は，男性よりも女性で高いという結果になっている[41]．

リーシュマニア症のリスク因子として紛争も挙げられる．患者の発見と治療，媒介昆虫の駆除などの公衆衛生対策が中断したことで，アンゴラ，コンゴ民主共和国，スーダンなどでヒトアフリカトリパノソーマ症が再興したのと同じように，現在の南スーダンで2回目の内戦が5年目に突入した1988年にスーダンの上ナイル州の西部で内臓リーシュマニア症の大規模なエピデミックが発生した．スーダンとエチオピアの国境付近に逃げてきた戦争難民に感染が蔓延したのである[42]．内臓リーシュマニア症のエピデミックが起きた主な理由は，マラリア対策として行っていた屋内残留噴霧（サシチョウバエの個体数の抑止にも効果を発揮する）の中断，内臓リーシュマニア症のエンデミックが起きていたエチオピア地域からの兵士の流入，難民の栄養失調（栄養失調になると感染しやすくなると考えられる）だった[42]．1988年には3万人が内臓リーシュマニア症で亡くなり，国境なき医師団が設置した緊急センターでは1989～1995年に1万9,000人が治療を受けた[42]．1984～1994年までの感染者は28万人で，このうち約10万人が死亡したとする推定もある[42]．このようにスーダンで内戦が起きたことで，土壌伝播性蠕虫症と住血吸虫症のエンデミックに加えて，ヒトアフリカトリパノソーマ症，トラコーマ，内臓リーシュマニア症の少なくとも3種類のNTDsが広まったのである．

内臓リーシュマニア症と皮膚リーシュマニア症はどちらもHIV/エイズ患

者によく見られる病気でもある．HIV/エイズと同時に内臓リーシュマニア症になる例は南ヨーロッパ（約2,000人の同時感染が報告されている）などで見られるが，南ヨーロッパ以外では特にブラジルで多い．

内臓リーシュマニア症や皮膚リーシュマニア症はリーシュマニア属の複数の種で起こる（表7.2）．リーシュマニア症は小さくて弱々しく見えるサシチョウバエが皮膚を刺したときに，鞭毛がある状態の寄生原虫（プロマスティゴートと呼ばれる）が皮膚内に侵入することで伝播する（図7.11）[40,43]．その後の展開は驚くべきものである．リーシュマニア属の寄生原虫はマクロファージ（我々の体内に用意されている，感染症の病原体から身体を守るためのプロフェッショナルなキラー細胞）に取り込まれて消化されることなく，むしろ効率的に取り込まれるようにマクロファージを引き寄せる．マクロファージの中に入ると，通常は大部分の微生物が消化される分解酵素や化学物質が豊富な毒性の高い環境にもかかわらず実際に成長し，アマスティゴートのまま増殖を繰り返す．最終的にはマクロファージが破壊されて新しいアマスティゴートが放出され，放出されたアマスティゴートが別のマクロファージに侵入する．皮膚リーシュマニア症では感染したマクロファージとアマスティゴートが皮膚に留まる．一方，内臓リーシュマニア症ではマクロファージが肝臓，脾臓，骨髄に移動して，そこで新たな世代のアマスティゴートが放

表7.2　ヒトリーシュマニア症の概要[a]

病気	旧世界型の主な種	旧世界型の主な地理的分布	新世界型の主な種	新世界型の主な地理的分布
内臓リーシュマニア症	ドノバンリーシュマニア	スーダンおよびインド亜大陸（ネパールおよびバングラデシュ）	シャーガスリーシュマニア	ブラジル
	インファンタムリーシュマニア	南ヨーロッパ		
皮膚リーシュマニア症	熱帯リーシュマニア，メジャーリーシュマニア	アフガニスタン，アルジェリア，イラン，パキスタン，サウジアラビア，スーダン，シリア	多数の種	ペルー，ブラジル，中央アメリカ
粘膜皮膚リーシュマニア症			ブラジルリーシュマニア	ボリビア，ブラジル，ペルー，中央アメリカ

[a] Alvar et al., 2006a の情報に基づく．

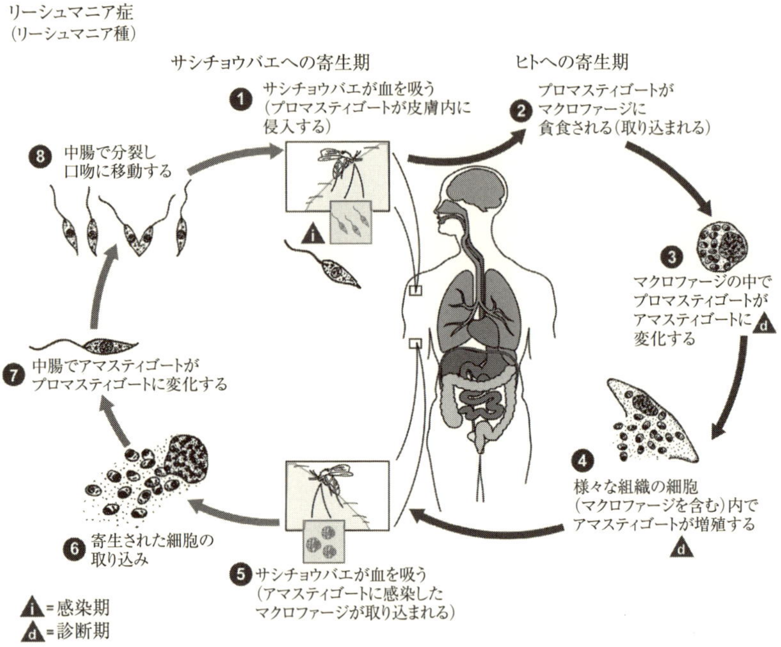

図 7.11　リーシュマニア症感染の生活環．(CDC の Public Health Image Library [phil.cdc.gov] より．)

出されるため，全身に大きな影響が現れる[40]．ヒトではこのように，ヒトアフリカトリパノソーマ症を起こすキネトプラスト類のトリパノソーマは完全に細胞外に寄生し，アメリカトリパノソーマは細胞内と細胞外の両方に寄生し，リーシュマニア属の寄生原虫はほぼ完全に細胞内に寄生する．

皮膚リーシュマニア症の初期に現れる症状はブルーリ潰瘍に似ており，まず結節（こぶ）ができて数週間から数か月後に潰瘍になる．この潰瘍は各地で様々な名前で呼ばれており（バグダッドの腫れもの，デリーの腫れもの，アレッポのこぶ，バルフの瘤腫（りゅうしゅ），東洋瘤腫など），縁が隆起したクレーター状の形をしている（図 7.12）．「ピザのような」形をしていると表現されることも多い．リーシュマニア症の潰瘍のほとんどは時間が経つと自然に治るが，外見が変化する瘢痕と呼ばれる傷が残ることが多い．粘膜皮膚リーシュマニア症は皮膚リーシュマニア症の変異型で，鼻の軟骨に潰瘍が広がって顔の

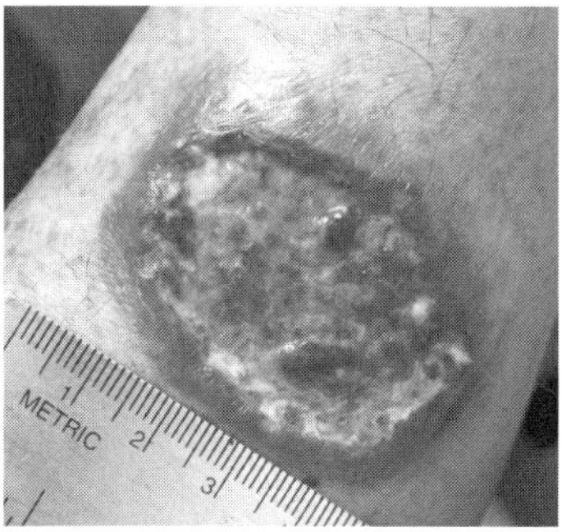

図 7.12　皮膚リーシュマニア症の「ピザのような」形の潰瘍.（写真は CDC の Public Health Image Library〔phil.cdc.gov〕より.）

様々な部分が激しく破壊される.

アフガニスタンやインドでは，皮膚リーシュマニア症の潰瘍や傷痕があるために社会的に理不尽な扱いを受けることがある．他の多くの NTDs と同じように皮膚リーシュマニア症で受ける差別も，少女や出産可能な年齢の女性で特に深刻である．たとえばアフガニスタンでは，皮膚リーシュマニア症患者に触れても病気がうつることがないにもかかわらず（媒介昆虫のサシチョウバエを介さなければうつらない），母親が皮膚リーシュマニア症になると自分の子どもに触れさせてもらえなくなる．また若い女性は皮膚リーシュマニア症になると結婚できなくなる．コロンビアでは皮膚リーシュマニア症になった妻を夫が離縁し，バングラデシュでは夫の家族が妻の治療費を負担しないという事態が起きている[41].

内臓リーシュマニア症は複数の内臓と血液に影響を及ぼすため，1 日に何回か急激に熱が上がる高熱，寝汗，食欲低下，数か月間での著しい体重減少など，様々な症状が現れる[40]．多くの地域では小さい子どもが内臓リーシュマニア症になりやすいが，病気が重くかなり悪化していても驚くほど元気で活発な子どもが多い．内臓リーシュマニア症になった子どもの骨髄には多数のリーシュマニアが寄生しているため，白血球も赤血球も作ることができなくなる．その結果，患者は子どもに限らず大人も汎血球減少症〔赤血球，白血球，血小板がすべて減少した状態〕になり，循環血液中の血球数が減少して，貧血などの血液の異常が現れる．また肝臓と脾臓が大きく腫れることも知られている．内臓リーシュマニア症に感染した子どもがアメリカに来ると，白血病やリンパ腫が進行した状態と誤診されることが多い．内臓リーシュマニア症の患者の中には皮膚が黒くなる患者もいる．このためインドなどでは内臓リーシュマニア症がカラアザール（黒熱病という意味）と呼ばれることがある[40]．1980年代の終わりから1990年代の初めにスーダンで起きた内臓リーシュマニア症のエピデミックのときの死者の主なリスク因子は，年齢（非常に若いか非常に高齢），病気になってから5か月以上が経過，重い貧血と栄養失調，脾臓の腫れ，組織内の寄生原虫の多さだった[42]．有名なマラリア学者のロナルド・ロス卿は1899年にインドで研究を行っていたとき，内臓リーシュマニア症を重いマラリアだと考えた．しかし，スコットランド人軍医のウィリアム・リーシュマンとマドラス大学医学部教授のチャールズ・ドノバンがその数年後にカラアザールの原因を発見した[6]．

皮膚リーシュマニア症も内臓リーシュマニア症も治療可能な感染症だが，使用される薬剤の多くは毒性が高く，使用できない場合が多い．ヒトアフリカトリパノソーマ症の治療で，新世代の抗トリパノソーマ薬を作れる可能性があるにもかかわらず，中枢神経系の症状まで進行した場合の治療に非常に毒性が高いヒ素化合物が使われ続けていることを説明したが，リーシュマニア症の状況もそれほど変わらないのである．患者に毒性の高いヒ素を投与する代わりに，やはり毒性の高い重金属のアンチモンを投与しているだけである．リーシュマニア症の治療で最も使われる治療薬は，今でも世界中のほとんどの地域でアンチモンを含む化合物である．内臓リーシュマニア症の治療では通常，アンチモンを含む化合物のスチボグルコネートを1か月間毎日投与する必要がある．このような治療法は，治療費の面でも患者が働けない期間の長さという面でもコストが大きい．治療全体の費用は薬剤だけでも30米ドルから1,500米ドルと推定される．患者が生産活動を行うことができないために失われる分と家族にかかる負担を損失として考えると，全体的なコストは非常に大きくなる．たとえばネパールでは，1人の内臓リーシュマニア症患者の治療にかかる平均費用が国民1人あたりの年間平均収入に等しい[41]．皮膚リーシュマニア症の治療でも毒性の高い薬剤を複数回投与する必要があるという点も考えると，皮膚の潰瘍が自己治癒するのを待たずに薬剤を投与することに治療上の十分なメリットがあるのかどうか疑わしい．内臓リーシュマニア症と皮膚リーシュマニア症の両方について，治癒率を正確に調べる（臨床的な効果と寄生原虫の数の減少の両方を調べる）臨床試験をしっかりと行う必要がある．

皮膚リーシュマニア症と内臓リーシュマニア症の治療に別の薬剤が使用されることもある．たとえば，がんなどの重い病気になり感染症にかかりやすくなっている患者が日和見真菌症になった場合の治療薬として最初に開発されたリポソーマルアムホテリシンBという薬剤を使用する方法がある．リポソーマルアムホテリシンBを1回投与するだけで内臓リーシュマニア症の治療効果が見られることが多いが，1回投与するだけで数百ドルかかるため，インドのビハール州（スチボグルコネートに耐性を示す寄生原虫が広がっている地域）などの低所得地域では使うことができない．ミルテホシンという内臓リーシュマニア症の新しい服用薬もあり，内臓リーシュマニア症になった貧困層の人々の外来治療に理想的な薬剤だが，同じように費用が高い．このため，内臓リーシュマニア症になった最貧困層の人々は治療に時間がかかり，アンチモンを含む毒性の高い薬剤で治療を受けなければならない．あるいは必須医薬品をまったく使うことができない場合も多い．DND*i* とワンワールド保健研究所（現在はPATHの一員）の少なくとも2つの非営利組織が，毒性の低い新しい薬剤の開発と試験を行っている．これは，資金や人材などのリソースが不足している地域に望まれる，治療期間を短縮できる薬剤である．このような取り組みの結果，パロモマイシンという薬剤がインド薬剤監視総局によって承認された．パロモマイシンを使う治療1回の費用は患者1人あたり10米ドル未満と推定されている[44]．

内臓リーシュマニア症も皮膚リーシュマニア症も疫学的に複雑であるため，リーシュマニア症の世界的な対策の取り組みも一筋縄では行かない[39]．ブラジル，南ヨーロッパなどの一部の地域ではサシチョウバエがイヌからヒトへリーシュマニア症を伝播する場合がある．いわゆる人獣共通のリーシュマニア症の対策には一般的に，これらの動物を減らすか，アンチモン製剤などの薬剤で集団治療を行う必要がある．しかし世界中で深刻な疾病負荷の原因となっているリーシュマニア症の多くは，いわゆるヒト媒介性のリーシュマニア症である．つまり病気を起こす寄生原虫の主たる保有宿主がヒトなのである[39,40]．残念ながらヒト媒介性のリーシュマニア症を封じ込めるには一般的に，早期診断と早期治療，殺虫剤処理した蚊帳を配布してサシチョウバエに刺されにくくすることなど，人手がかかる方法を行う必要がある[39]．ここまで説明したように，内臓リーシュマニア症が発生している低所得国，特にインドとスーダンでは，必須医薬品を使用できないことが対策を妨げる主な原因である．必須医薬品を使用できない理由として，薬剤のコストが高い，薬剤投与のために病院のベッドが必要である，患者が治療のために仕事を休むことを望まないことが挙げられる[39]．必須医薬品の入手は，アンチモン製剤に耐性を示す寄生原虫が広がったために，より価格の高い薬剤を使用しなければならないインドのビハール州で特に問題になっている．ビハール州で1年間に治療を受ける患者は感染者全体の15%に過ぎないとする推定がある[39]．バングラデシュとインドとネパールは2005年に，公衆衛生上の問題である内臓リーシュマニア症の排除に取り組む協定に調印した．ただし早期診断に適した方法も大規模に治療できる手段もないため，現時点でこの取り組みが成功するかどうかは不透明である[39]．ミルテホシンとパロモマイシンをさらに使用できるようになれば，大きな成果を期待できる．第11章では抗リーシュマニア症ワクチン開発の可能性について説明する．

要点：キネトプラスト類による感染症

- キネトプラスト類による感染症は，DNAを含む特殊な細胞小器官（キネトプラストと呼ばれる）と鞭毛をもつ単細胞寄生生物が原因で起こるヒト原虫感染症のことである．この感染症は3種類あり，患者の多くは貧困層の人々である．
- これらの病気は紛争地域や紛争後の混乱地域でよく発生する．

ヒトアフリカトリパノソーマ症

- ヒトアフリカトリパノソーマ症は睡眠病とも呼ばれ，アフリカのサハラ以南の1万人が感染していると推定されている．アンゴラ，コンゴ民主共和国，スーダン，ウガンダの紛争地域や紛争後の地域の感染率が最も高い．

・ ヒトアフリカトリパノソーマ症を起こす原虫はトリパノソーマ属の2種類の亜種である．ガンビアトリパノソーマが西アフリカで見られるヒトアフリカトリパノソーマ症の原因であり，ローデシアトリパノソーマが東アフリカで見られるヒトアフリカトリパノソーマ症の原因である．どちらの病気も治療しないと致死率が高くなる．両方のヒトアフリカトリパノソーマ症が発生しているのはウガンダのみである．
・ ヒトアフリカトリパノソーマ症は媒介動物が伝播する病気で，グロッシナ属のツェツェバエに刺されると感染する．
・ 西アフリカのガンビア型トリパノソーマ症は慢性症状が現れやすい．寄生している原虫は細胞表面の抗原を変化させながら血液中やリンパ節内に数年留まり，その後に中枢神経系の症状が現れ始める．この病気には動物宿主が存在しない．
・ 東アフリカのローデシア型トリパノソーマ症は急激に症状が悪化する傾向が強く，動物宿主が存在する．患者は1年以内に死亡する．
・ ヒトアフリカトリパノソーマ症の治療に使われる薬剤の毒性は高い．これらの薬剤は20世紀の初めから半ばにかけて開発されたものである．
・ 西アフリカのガンビア型トリパノソーマ症の対策は感染者を見つけて治療する方法と媒介動物の駆除により行われている．一方，東アフリカのローデシナ型トリパノソーマ症の対策は動物宿主に寄生するトリパノソーマと媒介動物の駆除により行われている．

シャーガス病

・ シャーガス病はアメリカトリパノソーマ症とも呼ばれており，クルーズトリパノソーマによって起こる．クルーズトリパノソーマは宿主の細胞に侵入し，アマスティゴートになって増殖する．
・ シャーガス病の患者数は約1,000万人で，そのほとんどはラテンアメリカの最貧困層の人々である．シャーガス病はアメリカやヨーロッパ（特にスペイン）でも発生している．
・ シャーガス病はサシガメ，特にトリアトーマ属が伝播する．
サシガメは粗末な家屋の壁の隙間や草ぶき屋根に生息していることが多い．トリパノソーマを含むサシガメの糞を自分の眼や口や傷口に自分で付けて自己接種したためにシャーガス病になることが多い．
・ クルーズトリパノソーマに感染している妊婦の割合はかなり高く，母子感染は5～10%の確率で起こる．

- 急性期のシャーガス病では発熱，浮腫（むくみ），心臓の電気伝導の障害が見られる．
- シャーガス病の急性期症状が見られた患者のうち約30%が慢性期に進行し，心筋症，巨大結腸症，巨大食道症などになる．
- シャーガス心筋症はラテンアメリカの心臓病の主な原因である．
- 2種類の抗シャーガス病薬の有効性には疑問の余地があり，毒性作用を起こすこともある．
- 南アメリカ南部地域のシャーガス病は，媒介昆虫のトリアトーマ・インフェスタンスをターゲットとした屋内残留噴霧で効率的に対策が行われている．
- メキシコ，中央アメリカなどでは対策が他の地域より難しく，排除の見込みもはっきりしていない．

リーシュマニア症

- 約1,200万人がリーシュマニア属の寄生原虫に感染している．スーダンなどではこの20年間に，死亡する危険性が非常に高いエピデミックが起きている．
- リーシュマニア症はサシチョウバエが刺すことで伝播する．
- 皮膚リーシュマニア症では外見の変化が生じ，ピザのような形の潰瘍ができる．この潰瘍は自己治癒することが多いが，瘢痕と呼ばれる傷痕が残る場合がある．発展途上国では瘢痕があるために女性が深刻な差別を受けることが多い．
- 内臓リーシュマニア症（カラアザール）は白血病のような症状と徴候が現れ，非常に衰弱する熱性の病気である．致死性が非常に高くなることがある．内臓リーシュマニア症の患者のほとんどはインド亜大陸（インド，ネパール，バングラデシュ）とスーダンとブラジルの人々である．内臓リーシュマニア症はHIV/エイズ患者に起こる日和見感染症でもある．
- 皮膚リーシュマニア症と内臓リーシュマニア症の治療にアンチモンを含む薬剤が今でも広く使われている．ただしアンチモンを含む薬剤は毒性が高く，投与方法も難しい．
- 内臓リーシュマニア症の対策には治療プログラムをうまく進める必要があるため，この疾病はいまだに多くの低所得国で広く見られる．

注

1. ヒトアフリカトリパノソーマ症患者数の推定値は World Health Organization, 2012b より．アフリカでの紛争後のヒトアフリカトリパノソーマ症およびリーシュマニア症の再興については Anonymous, 1997, Ritmeijer and Davidson, 2003, Collin et al., 2006 を参照．死亡者数の推定値は 2010 年の世界疾病負荷研究（Global Burden of Disease 2010 Study）（Lozano et al., 2012）より．
2. ヒトアフリカトリパノソーマ症の疫学と臨床的特徴の概要については Burri and Brun, 2002, Pepin and Meda, 2001, Fèvre et al., 2006 が優れている．最近 Jamonneau らは，ガンビアトリパノソーマに感染しても以前から考えられていたように致死率が非常に高いわけではないと報告している（Jamonneau et al., 2012）．注 6 も参照．
3. 情報は Sherman, 2006 の 325 〜 330 ページより．
4. HDL でトリパノソーマの細胞が溶解する（死滅する）ことはロックフェラー大学に当時在籍していたメアリー（ミキ）・リフキンが 1970 年代に発見した．この現象に関する最新のレビューは Vanhollebeke and Pays, 2010 を参照．
5. 変化する抗原は「変異表面糖タンパク質」（VSG）と呼ばれる．トリパノソーマで抗原が変化する細胞学的なしくみと分子的なしくみはグラスゴー大学にいたキース・ビッカーマンと，当時はケンブリッジ大学に在籍し，現在はロックフェラー大学に移ったジョージ・クロスが 1970 年代に最初に報告した．この現象に関する最新のレビューは Pays et al., 2004 および Rudenko, 2011 を参照．
6. ヒトアフリカトリパノソーマ症と他のキネトプラスト類による感染症の歴史については Cox, 2004, Sherman, 2006, Hoppe, 2003 を参照．ヒトのトリパノソーマ耐性という考えは Jamonneau et al., 2012 に示されている．この章の初めの引用文は Conrad, 1902 の 31 〜 32 ページより．
7. リバプール熱帯医学校とロンドン熱帯医学校はともに 1899 年に設立された．ロンドン熱帯医学校はその後，1924 年にロックフェラー財団から資金提供された際にロンドン衛生熱帯医学校に改名した．熱帯医学校の詳細については Power, 1999 を参照．ロンドン衛生熱帯医学校の詳細については Haynes, 2001 を参照．
8. パウル・エールリヒは化学療法を「宿主に害が及ぶことなく，宿主に侵入した生物に害を及ぼす薬剤を使用する治療法」と定義した．この定義については Riethmiller, 2005 を参照．ロックフェラー医学研究所のルイーズ・ピアースによるトリパルサミドの開発については Pearce, 1921 を参照．
9. 治療後の反応性脳症と，ヒトアフリカトリパノソーマ症で中枢神経系に起こる神経性の問題については Kennedy, 2006 を参照．
10. トリパノソーマ・ブルースのゲノムの概要については Berriman et al., 2005 を参照．DND*i* の活動については Pecoul, 2004 を参照．
11. 顧みられない病気のための新薬開発イニシアティブ（DND*i*）の web ページの URL は dndi.org である．
12. 抗トリパノソーマ薬のハイスループットスクリーニング〔膨大な候補化合物の中から目的とする病気に効果を発揮する化合物を効率的に見つける技術〕については McKerrow, 2005 を参照．
13. ヒトアフリカトリパノソーマ症の治療方法については Bisser et al., 2007, Pepin,

2007, Simarro et al., 2012 を参照.

14. ヒトアフリカトリパノソーマ症対策のための2つの方法については Fèvre et al., 2006 を参照.
15. ユージン・ジャモの功績については asnom.org/oh/en/0541_trypanosomiase.php を参照.
16. アンゴラでのヒトトリパノソーマ症の再興については Stanghellini and Josenando, 2001 および Abel et al., 2004 を参照.
17. Odiit et al., 2004.
18. Welburn et al., 2006, Malvy et al., 2011, Brun and Blum, 2012, Aksoy, 2011.
19. 「紛争と感染症」(conflict and contagion) という言葉は, ワシントン D.C. を拠点とする政策シンクタンクの化学兵器・生物兵器規制研究所 (CBACI) の所長のマイケル・ムーディの言葉を借用した.
20. カルロス・シャーガスの経歴と彼の医学的貢献については Lewinsohn, 2003 および Sá, 2005 を参照.
21. 1,000 万人という数値は World Health Organization, 2012a のものである. World Health Organization, 2002, Rassi et al., 2012 などの資料では 800 ~ 900 万人または 800 ~ 1,000 万人とされている.
22. Salas Clavijo et al., 2012.
23. Gascon et al., 2010, Schmunis and Yadon, 2010.
24. シャーガス病の媒介動物対策プログラムについては Yamagata and Nakagawa, 2006 を参照.
25. Pérez-López and Chedraui, 2010, Barona-Vilar et al., 2012.
26. ダーウィンが記した内容については Sá, 2005 を参照. シャーガス病でダーウィンに現れたと考えられる症状については Bernstein, 1984 を参照.
27. クルーズトリパノソーマが細胞に侵入して増殖する際の分子的なしくみと細胞学的なしくみは Andrade and Andrews, 2005 に簡潔にまとめられている.
28. シャーガス病の臨床症状については Miles, 2002, Teixeira et al., 2006b, Rassi et al, 2012 の説明が優れている.
29. この情報は Shikanai-Yasuda and Carvalho, 2012 による.
30. 長い期間が経過してから心筋症になることについては Marin-Neto et al., 2007 を参照. フリッツ・ケーベルレが示したシャーガス病の古典的な説明については Köberle, 1968 を参照.
31. Machado et al., 2012.
32. Bellini et al., 2012.
33. kDNA (キネトプラスト DNA) の水平転移仮説については Nitz et al., 2004 および Teixeira et al., 2006a を参照.
34. クルーズトリパノソーマのゲノムは El-Sayed et al., 2005 で公表されている.
35. Hotez et al., 2012.
36. Schofield et al., 2006.
37. シャーガス病の新しいワクチン開発の取り組みについては, Quijano-Hernandez and Dumonteil, 2011, Vázquez-Chagoyán et al., 2011, Dumonteil et al., 2012, Lee et al., 2012 などのレビューがある.

38. 情報は who.int/leishmaniasis/burden/ より.
39. 情報は Alvar et al., 2006a より.
40. 皮膚リーシュマニア症と内臓リーシュマニア症の生活環と臨床的な特徴については Murray et al., 2005 を参照.
41. リーシュマニア症が偏見の原因となり，貧困を助長するという点については Alvar et al., 2006b を参照.
42. スーダンで起きたリーシュマニア症のエピデミックについては Zijlstra and El-Hassan, 2001 を参照.
43. リーシュマニア症の伝播でサシチョウバエが果たす役割は 1941 年にソール・アドラーと彼の同僚の M・ベールが明らかにするまで結論が出ていなかった．アドラーはヘブライ大学で教授となり，イスラエルの現代寄生虫学の創始者の 1 人と考えられている.
44. Duthie et al., 2012.

文献

Abel PM, Kiala G, Loa V, Behrend M, Musolf J, Fleischmann H, Theophile J, Krishna S, Stich A. 2004. Retaking sleeping sickness control in Angola. *Trop Med Int Health* **9:** 141–148.

Aksoy S. 2011. Sleeping sickness elimination in sight: time to celebrate and reflect, but not relax. *PLoS Negl Trop Dis* **5:** e1008.

Alvar J, Croft S, Olliaro P. 2006a. Chemotherapy in the treatment and control of leishmaniasis. *Adv Parasitol* **61:** 223–274.

Alvar J, Yactayo S, Bern C. 2006b. Leishmaniasis and poverty. *Trends Parasitol* **22:** 552–557.

Andrade LO, Andrews NW. 2005. The *Trypanosoma cruzi*–host-cell interplay: location, invasion, retention. *Nat Rev Microbiol* **3:** 819–823.

Anonymous. 1997. Trypanosomiasis re-emerges under cover of war. *Afr Health* **19:** 3.

Barona-Vilar C, Giménez-Martí MJ, Fraile T, González-Steinbauer C, Parada C, Gil-Brusola A, Bravo D, Gómez MD, Navarro D, Perez-Tamarit A, Fernandez-Silveira L, Fullana-Montoro A, Borrás R. 2012. Prevalence of *Trypanosoma cruzi* infection in pregnant Latin American women and congenital transmission rate in a non-endemic area: the experience of the Valencian Health Programme (Spain). *Epidemiol Infect* **140:** 1896–1903.

Bellini MF, Silistino-Souza R, Varella-Garcia M, de Azeredo-Oliveira MT, Silva AE. 2012. Biologic and genetics aspects of Chagas disease at endemic areas. *J Trop Med* **2012:** 357948.

Bernstein RE. 1984. Darwin's illness: Chagas' disease resurgens. *J R Soc Med* **77:** 608–609.

**Berriman M, Ghedin E, Hertz-Fowler C, Blandin G, Renauld H, Bartholomeu DC, Lennard NJ, Caler E, Hamlin NE, Haas B, Böhme U, Hannick L, Aslett MA, Shallom J, Marcello L, Hou L, Wickstead B, Alsmark UC, Arrowsmith C, Atkin RJ, Barron AJ, Bringaud F, Brooks K, Carrington M, Cherevach I, Chillingworth TJ, Churcher

C, Clark LN, Corton CH, Cronin A, Davies RM, Doggett J, Djikeng A, Feldblyum T, Field MC, Fraser A, Goodhead I, Hance Z, Harper D, Harris BR, Hauser H, Hostetler J, Ivens A, Jagels K, Johnson D, Johnson J, Jones K, Kerhornou AX, Koo H, Larke N, Landfear S, Larkin C, Leech V, Line A, Lord A, Macleod A, Mooney PJ, Moule S, Martin DM, Morgan GW, Mungall K, Norbertczak H, Ormond D, Pai G, Peacock CS, Peterson J, Quail MA, Rabbinowitsch E, Rajandream MA, Reitter C, Salzberg SL, Sanders M, Schobel S, Sharp S, Simmonds M, Simpson AJ, Tallon L, Turner CM, Tait A, Tivey AR, Van Aken S, Walker D, Wanless D, Wang S, White B, White O, Whitehead S, Woodward J, Wortman J, Adams MD, Embley TM, Gull K, Ullu E, Barry JD, Fairlamb AH, Opperdoes F, Barrell BG, Donelson JE, Hall N, Fraser CM, Melville SE, El-Sayed NM. 2005. The genome of the African trypanosome *Trypanosoma brucei*. *Science* **309**: 416–422.

Bisser S, N'Siesi FX, Lejon V, Preux PM, Van Nieuwenhove S, Miaka Mia Bilenge C, Büscher P. 2007. Equivalence trial of melarsoprol and nifurtimox monotherapy and combination therapy for the treatment of second-stage *Trypanosoma brucei gambiense* sleeping sickness. *J Infect Dis* **195**: 322–329.

Brun R, Blum J. 2012. Human African trypanosomiasis. *Infect Dis Clin North Am* **26**: 261–273.

Burri C, Brun R. 2002. Human African trypanosomiasis, p 1303–1323. *In* Cook GC, Zumla AI (ed), *Manson's Tropical Diseases*, 21st ed. W. B. Saunders, New York, NY.

Collin SM, Coleman PG, Ritmeijer K, Davidson RN. 2006. Unseen kala-azar deaths in south Sudan (1999–2002). *Trop Med Int Health* **11**: 509–512.

Conrad J. 1902. *Heart of Darkness*. Murfin RC (ed). Bedford Books of St. Martin's Press, Boston, MA, 2nd ed, 1996.『闇の奥』黒原敏行訳, 光文社古典新訳文庫, 2009 年.

Cox FE. 2004. History of sleeping sickness (African trypanosomiasis). *Infect Dis Clin North Am* **18**: 231–245.

Croft SL, Olliaro P. 2011. Leishmaniasis chemotherapy—challenges and opportunities. *Clin Microbiol Infect* **17**: 1478–1483.

Dumonteil E, Bottazzi ME, Zhan B, Heffernan MJ, Jones K, Valenzuela JG, Kamhawi S, Ortega J, Ponce de Leon Rosales S, Lee BY, Bacon KM, Fleischer B, Slingsby BT, Betancourt Cravioto M, Tapia-Conyer R, Hotez PJ. 2012. Accelerating the development of a therapeutic vaccine for human Chagas disease: rationale and prospects. *Expert Rev Vaccines* **11**: 1043–1055.

Duthie MS, Raman VS, Piazza FM, Reed SG. 2012. The development and clinical evaluation of second-generation leishmaniasis vaccines. *Vaccine* **30**: 134–141.

**El-Sayed NM, Myler PJ, Bartholomeu DC, Nilsson D, Aggarwal G, Tran AN, Ghedin E, Worthey EA, Delcher AL, Blandin G, Westenberger SJ, Caler E, Cerqueira GC, Branche C, Haas B, Anupama A, Arner E, Aslund L, Attipoe P, Bontempi E, Bringaud F, Burton P, Cadag E, Campbell DA, Carrington M, Crabtree J, Darban H, da Silveira JF, de Jong P, Edwards K, Englund PT, Fazelina G, Feldblyum T, Ferella M, Frasch AC, Gull K, Horn D, Hou L, Huang Y, Kindlund E, Klingbeil M, Kluge S, Koo H, Lacerda D, Levin MJ, Lorenzi H, Louie T, Machado CR, McCulloch R,

McKenna A, Mizuno Y, Mottram JC, Nelson S, Ochaya S, Osoegawa K, Pai G, Parsons M, Pentony M, Pettersson U, Pop M, Ramirez JL, Rinta J, Robertson L, Salzberg SL, Sanchez DO, Seyler A, Sharma R, Shetty J, Simpson AJ, Sisk E, Tammi MT, Tarleton R, Teixeira S, Van Aken S, Vogt C, Ward PN, Wickstead B, Wortman J, White O, Fraser CM, Stuart KD, Andersson B. 2005. The genome sequence of *Trypanosoma cruzi*, etiologic agent of Chagas disease. *Science* **309**: 409–415.

Fèvre EM, Picozzi K, Jannin J, Welburn SC, Maudlin I. 2006. Human African trypanosomiasis: epidemiology and control. *Adv Parasitol* **61**: 167–221.

Gascon J, Bern C, Pinazo MJ. 2010. Chagas disease in Spain, the United States and other non-endemic countries. *Acta Trop* **115**: 22–27.

Haynes DM. 2001. *Imperial Medicine: Patrick Manson and the Conquest of Tropical Disease*. University of Pennsylvania Press, Philadelphia.

Hoppe KA. 2003. *Lords of the Fly: Sleeping Sickness Control in British East Africa, 1900–1960*. Praeger, Westport, CT.

Hotez PJ, Dumonteil E, Woc-Colburn L, Serpa JA, Bezek S, Edwards MS, Hallmark CJ, Musselwhite LW, Flink BJ, Bottazzi ME. 2012. Chagas disease: "the new HIV/AIDS of the Americas." *PLOS Negl Trop Dis* **6**: e1498.

Jamonneau V, Ilboudo H, Kaboré J, Kaba D, Koffi M, Solano P, Garcia A, Courtin D, Laveissière C, Lingue K, Büscher P, Bucheton B. 2012. Untreated human infections by *Trypaonosoma brucei gambiense* are not 100% fatal. *PLOS Negl Trop Dis* **6**: e1691.

Kaye P, Scott P. 2011. Leishmaniasis: complexity at the host-pathogen interface. *Nat Rev Microbiol* **9**: 604–615.

Kennedy PG. 2006. Human African tryapanosomiasis—neurological aspects. *J Neurol* **253**: 411–416.

Kirchhoff LV. 2011. Epidemiology of American trypanosomiasis (Chagas disease). *Adv Parasitol* **75**: 1–18.

Köberle F. 1968. Chagas' disease and Chagas' disease syndrome: the pathology of American trypanosomiasis. *Adv Parasitol* **6**: 63–116.

Lee BY, Bacon KM, Wateska AR, Bottazzi ME, Dumonteil E, Hotez PJ. 2012. Modeling the economic value of a Chagas' disease therapeutic vaccine. *Hum Vaccin Immunother* **8**: 1293–1301.

Lewinsohn R. 2003. Prophet in his own country: Carlos Chagas and the Nobel Prize. *Perspect Biol Med* **46**: 532–549.

Lozano R, Naghavi M, Foreman K, Lim S, Shibuya K, Aboyans V, Abraham J, Adair T, et al. 2012. Global and regional mortality from 235 causes of death for 20 age groups in 1990 and 2010: a systematic analysis for the Global Burden of Disease Study 2010. *Lancet* **380**: 2095–2128.

Machado FS, Tyler KM, Brant F, Esper L, Teixeira MM, Tanowitz HB. 2012. Pathogenesis of Chagas disease: time to move on. *Front Biosci* (*Elite Ed*) **4**: 1743–1758.

Malvy D, Chappuis F. 2011. Sleeping sickness. *Clin Microbiol Infect* **17**: 986–995.

Marin-Neto JA, Cunha-Neto E, Maciel BC, Simões MV. 2007. Pathogenesis of chronic Chagas heart disease. *Circulation* **115**: 1109–1123.

McKerrow JH. 2005. Designing drugs for parasitic diseases of the developing world. *PLoS Med* **2**: e210.

Miles MA. 2002. American trypanosomiasis (Chagas disease), p 1325–1137. *In* Cook GC, Zumla AI (ed), *Manson's Tropical Diseases*, 21st ed. W. B. Saunders, New York, NY.

Murray HW, Berman JD, Davies CR, Saravia NG. 2005. Advances in leishmaniasis. *Lancet* **366**: 1561–1577.

Nitz N, Gomes C, de Cássia Rosa A, D'Souza-Ault MR, Moreno F, Lauria-Pires L, Nascimento RJ, Teixeira AR. 2004. Heritable integration of kDNA minicircle sequences from *Trypanosoma cruzi* into the avian genome: insights into human Chagas disease. *Cell* **118**: 175–186.

Odiit M, Shaw A, Welburn SC, Fèvre EM, Coleman PG, McDermott JJ. 2004. Assessing the patterns of health-seeking behaviour and awareness among sleeping-sickness patients in eastern Uganda. *Ann Trop Med Parasitol* **98**: 339–348.

Pays E, Vanhamme L, Pérez-Morga D. 2004. Antigenic variation in *Trypanosoma brucei:* facts, challenges, and mysteries. *Curr Opin Microbiol* **7**: 369–374.

Pays E, Vanhollebeke B, Vanhamme L, Paturiaux-Hanocq F, Nolan DP, Pérez-Morga D. 2006. The trypanolytic factor of human serum. *Nat Rev Microbiol* **4**: 477–486.

Pearce L. 1921. Studies on the treatment of human trypanosomiasis with tryparsamide (the sodium salt of N-phenylglycineamide-p-arsonic acid). *J Exp Med* **24**: 1–104.

Pecoul B. 2004. New drugs for neglected diseases: from pipeline to patients. *PLoS Med* **1**: e13.

Pepin J. 2007. Combination therapy for sleeping sickness: a wake-up call. *J Infect Dis* **195**: 311–313.

Pepin JJ, Meda HA. 2001. The epidemiology and control of human African trypanosomiasis. *Adv Parasitol* **49**: 71–132.

Pérez-López FR, Chedraui P. 2010. Chagas disease in pregnancy: a non-endemic problem in a globalized world. *Arch Gynecol Obstet* **282**: 595–599.

Power HJ. 1999. *Tropical Medicine in the Twentieth Century: a History of the Liverpool School of Tropical Medicine 1898–1990.* Kegan Paul International, London, United Kingdom.

Quijano-Hernandez I, Dumonteil E. 2011. Advances and challenges towards a vaccine against Chagas disease. *Hum Vaccin* **7**: 1184–1191.

Rassi A Jr, Rassi A, Marcondes de Rezende J. 2012. American trypanosomiasis (Chagas disease). *Infect Dis Clin North Am* **26**: 275–291.

Riethmiller S. 2005. From atoxyl to salvarasan: searching for the magic bullet. *Chemotherapy* **51**: 234–242.

Ritmeijer K, Davidson RN. 2003. Royal Society of Tropical Medicine and Hygiene joint meeting with Médecins Sans Frontières at Manson House, London, 20 March 2003: field research in humanitarian medical programmes. Médecins Sans Frontières interventions against kala-azar in the Sudan, 1989–2003. *Trans R Soc Trop Med Hyg* **97**: 609–613.

Rudenko G. 2011. African trypanosomes: the genome and adaptations for immune eva-

sion. *Essays Biochem* **51**: 47–62.
Sá MR. 2005. The history of tropical medicine in Brazil: the discovery of *Trypanosoma cruzi* by Carlos Chagas and the German school of protozoology. *Parassitologia* **47**: 309–317.
Salas Clavijo NA, Postigo JR, Schneider D, Santalla JA, Brutus L, Chippaux JP. 2012. Prevalence of Chagas disease in pregnant women and incidence of congenital transmission in Santa Cruz de la Sierra, Bolivia. *Acta Trop* **124**: 87–91.
Schmunis GA, Yadon ZE. 2010. Chagas disease: a Latin American health problem becoming a world health problem. *Acta Trop* **115**: 14–21.
Schofield CJ, Jannin J, Salvatella R. 2006. The future of Chagas disease control. *Trends Parasitol* **22**: 583–588.
Sherman IW. 2006. *The Power of Plagues*. ASM Press, Washington, DC.
Shikanai-Yasuda MA, Carvalho NB. 2012. Oral transmission of Chagas disease. *Clin Infect Dis* **54**: 845–852.
Simarro PP, Franco J, Diarra A, Postigo A, Jannin J. 2012. Update on field use of the available drugs for the chemotherapy of human African trypanosomiasis. *Parasitology* **139**: 842–846.
Stanghellini A, Josenando T. 2001. The situation of sleeping sickness in Angola: a calamity. *Trop Med Int Health* **6**: 330–334.
Teixeira AR, Nascimento RJ, Sturm NR. 2006a. Evolution and pathology in Chagas disease—a review. *Mem Inst Oswaldo Cruz* **101**: 463–491.
Teixeira AR, Nitz N, Guimaro MC, Gomes C, Santos-Buch CA. 2006b. Chagas disease. *Postgrad Med J* **82**: 788–798.
Vanhollebeke B, Pays E. 2010. The trypanolytic factor of human serum: many ways to enter the parasite, a single way to kill. *Mol Microbiol* **76**: 806–814.
Vázquez-Chagoyán JC, Gupta S, Garg NJ. 2011. Vaccine development against *Trypanosoma cruzi* and Chagas disease. *Adv Parasitol* **75**: 121–146.
Welburn SC, Coleman PG, Maudlin I, Fèvre EM, Odiit M, Eisler MC. 2006. Crisis, what crisis? Control of Rhodesian sleeping sickness. *Trends Parasitol* **22**: 123–128.
World Health Organization. 2002. Expert committee on the control of Chagas disease. Technical report series no. 905. World Health Organization, Geneva, Switzerland.
World Health Organization. 2012a. Chagas disease (American trypanosomiasis). Fact sheet no. 340. August 2012. World Health Organization, Geneva, Switzerland. who.int/mediacentre/factsheets/fs340/.
World Health Organization. 2012b. Trypanosomiasis, Human African (sleeping sickness). Fact sheet no. 259. October 2012. World Health Organization, Geneva, Switzerland. who.int/mediacentre/factsheets/fs259/.
Yamagata Y, Nakagawa J. 2006. Control of Chagas disease. *Adv Parasitol* **61**: 129–165.
Zijlstra EE, El-Hassan AM. 2001. Leishmaniasis in Sudan. 3. Visceral leishmaniasis. *Trans R Soc Trop Med Hyg* **95**(Suppl 1): S1/27–S1/58.

第8章
都市部における顧みられない熱帯病
レプトスピラ症，デング熱，狂犬病

> 犬が狂躁状態になり，犬の飼い主がそのことを通告されていたにもかかわらず犬を鎖につながず，その犬が人を咬んで死なせた場合，犬の飼い主は銀3分の2（40シェケル）を支払わなければならない．その犬が奴隷を咬んで死なせた場合，犬の飼い主は銀15シェケルを支払わなければならない．
>
> バビロンのエシュンナ法典，紀元前23世紀

顧みられない熱帯病（NTDs）は主に発展途上国僻地の貧困地域で発生する感染症である．ただし第7章までに説明したNTDsの中には，都市部のスラム街や貧民街（ブラジルではファベーラと呼ぶ）でも発生するものがある．たとえば土壌伝播性蠕虫感染症で「神聖ならざる三位一体」の1つ，回虫症は，都市部と僻地，両方の貧困地域で発生する．それは病気を伝播する寄生虫の虫卵の生命力が非常に強く，スラム街のような寄生虫に最適とは言えない環境でも生き残ることができるからである．また，アフリカ，インドなどでは都市部に生息する蚊の中にバンクロフト糸状虫を伝播する種がいるため，リンパ系フィラリア症（LF）の発生が都市部の貧困地域で問題となっている．都市部に住む人々の約30%にリンパ系フィラリア症になるリスクがあると推定されている[1]．リーシュマニア症も同じようにスラム街でよく見られ，特にイヌから伝播する人獣共通感染型のリーシュマニア症が多くなっている．

発展途上国の都市部で特に公衆衛生上の問題となっているNTDsはレプトスピラ症，デング熱，狂犬病である．レプトスピラ症とデング熱の伝播を引き起こす1つの要因は都市部の洪水である．地球規模の温暖化によって発

展途上地域で洪水が増えている．そのため，今後数十年間で都市化と気候変動が同時に進んだ場合，レプトスピラ症とデング熱の発症率が高くなると予想されている[2]．気候変動のために，これらのNTDsがアメリカの都市部で蔓延する可能性もある（この点については第9章で説明する）．

レプトスピラ症

リオデジャネイロ，サルバドール，フォルタレザなどブラジルの主要都市には，中心地の周辺にファベーラと呼ばれる人口が密集したスラム街や貧民街がある．ファベーラという呼び名は，19世紀の終わりにブラジル人兵士が反乱軍と戦った場所に多く見られた植物の名前にちなんだものである．兵士たちは戦いから戻ったときにリオデジャネイロの丘陵地を不法占拠して定住し，そこをファベーラと名付けた．現在ファベーラと呼ばれる地域はブラジルの主な都市の丘陵地にあり，一般に住人が自分で建てた粗末な家が無秩序にひしめき合っている．ギャングが多く，抗争が絶えず，犯罪が蔓延している．また警察官が足りないなど，公共サービスが不十分であることも知られている．最貧困地域ファベーラはゴミの定期回収が行われず，下水処理もされていないため，ネズミや野良犬が増えやすい．こうした環境もNTDsの発生を助長している．

このように不潔で劣悪な環境ではレプトスピラ症が発生しやすい．レプトスピラ症は主にネズミとイヌから伝播する人獣共通感染症である．レプトスピラ症を起こす細菌（レプトスピラ菌）は螺旋状の整った形の細菌で（図8.1），ネズミやイヌの腎臓で長期間生き続ける[3]．レプトスピラ菌はこれらの動物の腎臓の排泄に関わる細胞に定着している．このためファベーラに生息するネズミやイヌの尿には数百万ものレプトスピラ菌が含まれている．ファベーラや都市部のスラム街（レプトスピラ症はアメリカのスラム街でも発生している[4]）に雨水が一定の期間溜まったままになると，ネズミやイヌの尿が入り込むため，レプトスピラ菌を大量に含むようになり，ヒトに伝播しやすくなる．ヒトの皮膚にある小さな切り傷や擦り傷からレプトスピラ菌が侵入するとレプトスピラ症になる．たとえば，ファベーラの住人が水路の中

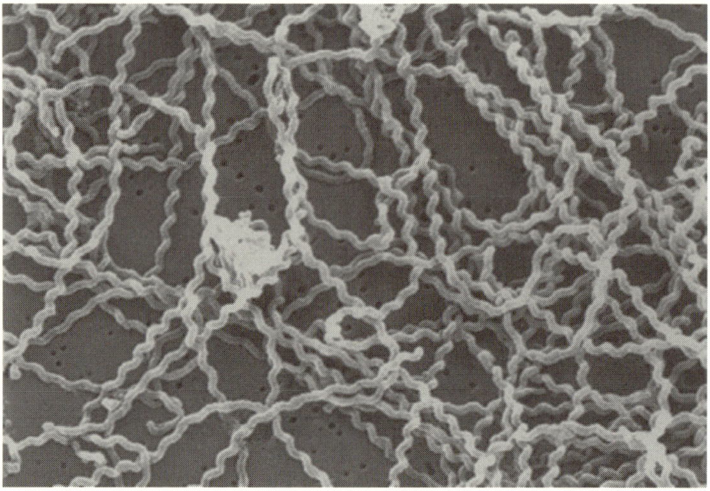

図 8.1　0.1 μm のポリカーボネートフィルター上のレプトスピラ（*Leptospira*）菌の一種．電子顕微鏡写真．（写真は CDC の Public Health Image Library［phil.cdc.gov］より．）

に入るなど水に触れたときにこのようなことが起こる．レプトスピラ菌が眼，鼻，口の粘膜から侵入することもしばしば起こる．

レプトスピラ症は僻地でも発生する．僻地では，家畜の尿に含まれるレプトスピラ菌が水だけでなく土の中にも入り込む[3]．アマゾン川流域など発展途上地域ではコウモリ，齧歯（げっし）類，有袋類など熱帯の様々な哺乳類からもレプトスピラ菌が見つかる[3]．下水や水路での作業，米やサトウキビの収穫，魚の養殖，食品加工など，動物の尿が流れ込むよどんだ水の中や，その近くで仕事をする人々にレプトスピラ症のリスクが非常に高くなっている[5]．レプトスピラ症はアジア太平洋地域でも広がっている[5]．レプトスピラ菌は様々な種類の哺乳類の腎臓に寄生するうえに，都市部のスラム街のあらゆる場所にネズミが生息し，またレプトスピラ菌の伝播が比較的容易に起こることなどもあり，レプトスピラ症は発展途上国で非常によく見られる病気となっている．有病率や発症率のデータはほとんどないが，レプトスピラ症をヒトの人獣共通感染症のなかで最もよく見られる病気だと考える研究者もいる[3]．レプトスピラ症の状況がほとんどわかっていないのは，感染した患者の症状が他の感染症に似ており，目立った特徴があまりないためである．

レプトスピラ菌は非常に活発に動くため，皮膚内に侵入してから様々な組織に移動し拡散する．ほとんどのレプトスピラ症患者には軽い症状しか現れないが，一部の患者には発熱，頭痛，吐き気，嘔吐が見られる[3,5]．このような患者にはその後，皮膚に黄疸が現れるウイルス性肝炎に似た症状も起こる．レプトスピラ症患者の約4分の1にはこうした症状の後，レプトスピラ菌が中枢神経系に侵入し，重い頭痛や眼の奥の痛みを特徴とする髄膜炎が起こる[3]．初期症状だけの患者も髄膜炎を起こした患者も死亡することはめったにない．ただし一部の患者は，黄疸，腎不全，肺出血（肺への出血）を特徴とするワイル病と呼ばれる重いレプトスピラ症になる[3,5]．心臓に症状が現れる患者もいる．ワイル病患者の5～15% が死に至る[3]．ワイル病はイギリスからプリマス植民地へ航行した船に乗っていた齧歯類が原因で発生し，ネイティブアメリカンの人口が減る一因になったと言われている[3]．なぜワイル病にならず軽い症状だけで済む患者がいるのかはわかっていないが，レプトスピラ菌の菌種の違い，宿主であるヒトの体質などの違い，またはこの両方が原因ではないかと考えられる．最近，複数のレプトスピラ菌種のゲノム配列が明らかになったが，ゲノム配列をもとにこの問題が解決するかもしれない[5]．

研究室での実験では，多数の抗生物質にレプトスピラ菌に対する効果が見られるが，実際の治療で，レプトスピラ症の症状を軽減する効果があるどうかについては疑わしい[5]．抗生物質を投与されなくても多くの患者が回復するのである．レプトスピラ症のエンデミックが起きている地域に兵士や旅行者が行く場合，ドキシサイクリンを1回以上投与しておくと予防効果が期待できるが[3]，これをファベーラで大規模に行うのは現実的ではない．下水作業を行うなど，仕事でレプトスピラ菌に触れるリスクが高い場合は，防護服が予防に役立つ．また，サトウキビの若い芽の先端は鋭いため，収穫時に手に切り傷ができてレプトスピラ菌が侵入しやすくなるが，収穫前にサトウキビを焼くと若い芽の数が減るため予防になる[5]．レプトスピラ症のワクチンは開発可能だと考えられている．しかしワクチンを簡単に使用できるようになるまでの公衆衛生対策は，十分な調査に裏付けられた保健システムを機能させるしかない．しっかりと調査を行うためには，機能的な研究室をもち，微生物の培養や最新のPCR〔ポリメラーゼ連鎖反応．DNAやRNAの断片を大量に増幅する反応〕法を用いて，レプトスピラ症を微生物学的に診断する必要がある[6]．有害生物（ネズミ）を駆除し，地域の水を塩素消毒することも，その地域からレプトスピラ症を排除するプログラムでは重要である[6]．どの対策を行う場合も，レプトスピラ症のエンデミックが起きている国々の保健担当省庁が確固たる政治的意思をもち，保健医療システムがしっかりと機能し，維持されていく必要がある．またこの人獣共通感染症の世界的な負荷を完全に把握するためには，レプトスピラ症の国際的なデータベースを一刻も早く作る必要がある[7]．

デング熱（骨折熱）

雨が降って水路や下水に水が溜まったときに，ファベーラやスラム街の住人が気をつけるべきNTDsはレプトスピラ症だけではない．水が溜まった排水溝や貯水池，水を貯めるあらゆる容器，あるいは廃棄されて水が溜まったタイヤなども蚊の繁殖に適した場所である．このような環境ではハマダラカ属の蚊（リンパ系フィラリア症やマラリアを伝播する）やヤブカ属の蚊が繁殖する．ヤブカ属の中でもデング熱と黄熱を起こすフラビウイルスを伝播するネッタイシマカ（図8.2）は特にこのような環境を好む．

南アメリカ大陸では1960年代に媒介蚊対策が集中的に行われた結果，都市部で発生していた黄熱とデング熱が減り始め，1960年代後半には南アメリカ大陸の熱帯地域からほぼ根絶された[8,9]．しかし1970年代になってこれらの対策が行われなくなると，ヤブカ属の蚊が再び繁殖し始めた．1990年代半ばごろまでに，この媒介蚊の地理的分布図は30年前に作られた分布図とほぼ同じ状態になった[9]．この状況は，ツェツェバエ対策が中断したためにアンゴラ，コンゴ民主共和国，スーダンでヒトアフリカトリパノソーマ症が再興した状況とあまり変わらない．しかし南アメリカ大陸の場合，紛争のために媒介蚊対策を中止せざるを得なくなったわけではなく，意図的に止めたのである．現在ブラジルでは数千名が毎年デング熱になり，そのほとんど

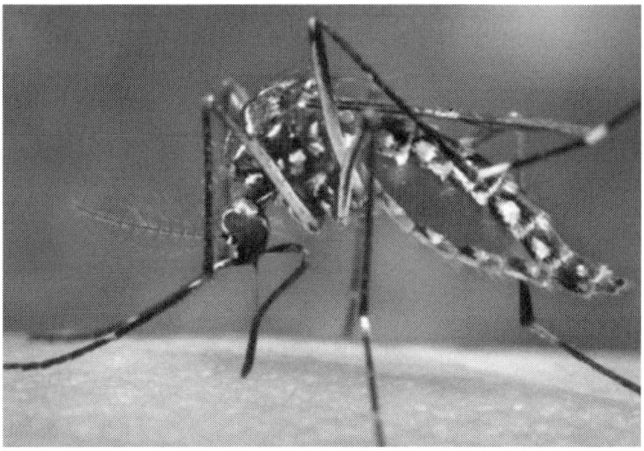

図 8.2　ネッタイシマカ．デング熱の媒介蚊．（写真は CDC の Public Health Image Library ［phil.cdc.gov］より．）

が北東部熱帯地域のファベーラで発生していると推定されている[8]．この地域のファベーラでは，約 2 ～ 3 か月続く雨の激しい時期の後，5 月から 6 月にかけてエピデミックが起こる．この間に媒介蚊のヤブカ属の生活環が複数回繰り返され，地域全体にデング熱を伝播するほどに個体数が増える[8]．世界保健機関（WHO）によると，2010 年のアメリカ大陸のデング熱の発生報告は 160 万件を超えていた[10]．

デング熱は熱帯地域都市部の貧困地域全体に広がっている．デング熱の有病率は不明だが，毎年 5,000 万人から 1 億人程度が感染し，約 50 万人が入院し，入院患者の 2.5% がデング熱と合併症のために死亡すると推定されている[10]（図 8.3）．また 40 億人がデング熱になるリスクにさらされており，この NTDs は世界で最もよく見られるアルボウイルス感染症（節足動物媒介性のウイルス感染症）と言える[10]．デング熱はまた，発展途上国における都市化で起こる最も深刻な問題でもある．僻地から都市部へ人口が流入し続けるとスラム街や貧民街やファベーラが拡大し，ヤブカ属の蚊の生息に適した環境ができる[8]．この 50 年間でデング熱のアウトブレイクは 30 倍に増えたと推定されているが，このような地域では人口流入と同時に，温暖化によると考えられる洪水がその主な原因とされている[11]．アメリカ大陸ではキューバで 1977 ～ 1978 年に初めてデング熱のアウトブレイクが起き，その後も 1981 年と 1997 年に起きている．このほか，ベネズエラでもデング熱のアウ

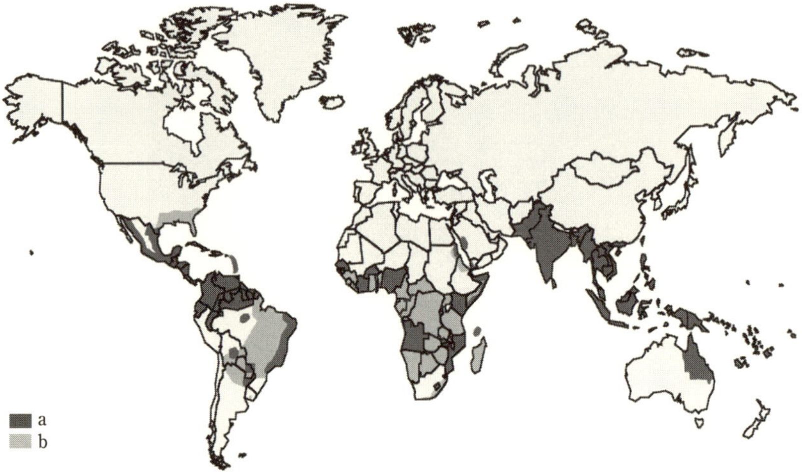

図 8.3　2006 年のデング熱の世界分布．a はネッタイシマカが生息していてデング熱のエピデミックが起きている地域，b はネッタイシマカが生息していてデング熱が散発的に発生している地域を示す．（米国農務省農業研究局のゲイリー・G・クラークが作成．）

トブレイクが起きている[7]．ラテンアメリカ全体では 30 か国を超える国でデング熱のアウトブレイクが起きたことが報告されている．このように急増した要因には，貧困と急激な都市化，下水設備の不足だけでなく，おそらく気候変動や，蚊の対策などの公衆衛生対策を徹底して実施しようという政治的な意思の欠如も関係していると考えられる[11]．ネッタイシマカはアメリカ南部のテキサス州，ルイジアナ州，フロリダ州などでもよく見られるため，ヒューストンやニューオリンズなど，メキシコ湾沿岸地域の都市部にあるスラム街でアウトブレイクが起きても驚くにはあたらない．今のところ，テキサス州南部のメキシコとの国境付近とフロリダ州で，すでにデング熱が発生していることがわかっている．テキサス州南部のアウトブレイクでは，ネッタイシマカに刺されてデング熱になる大きなリスク因子が貧困であることがわかっている[11]．ラテンアメリカでのデング熱のアウトブレイクが爆発的に増えている一方，アジアでもデング熱患者は多数発生し，特に東南アジア，インドとスリランカ，中国南部（特に海南省），南太平洋の島々（特にフィジー）に多い[11]．デング熱はアフリカのサハラ以南の海岸沿いの地域でもよく見られる．

デング熱を起こすのはフラビウイルス科のウイルスである．フラビウイルス科のウイルスには黄熱，ウエストナイル熱，日本脳炎など熱帯病の他の病原体もある．フラビウイルスの特徴は，ヒトのゲノムが2本鎖のDNAであるのに対し，1本鎖のRNAでできたゲノムをもつことである[11]．またデングウイルスの抗原が4種類ある（血清型と呼ばれる）ことも大きな特徴である[11]．血清型はデングウイルスの感染による重篤な症状と関係しているが，この点については後で説明する．デングウイルスはヤブカ属の蚊の唾液腺で増殖する．ヤブカ属の主な種はネッタイシマカだが，ヤブカ属にはこの他に数種がいる．ネッタイシマカは一般的に昼間にヒトを刺す．ウイルスはヒトに侵入するとリンパ節に移動し，さらに血液中に入って全身に広がる[12]．乳幼児や小さい子どもが初めて感染したときには高熱を出すことが多いが，この症状は子どもによく見られる他の病気と区別するのが難しい．一方，ある程度の年齢以上の子どもと大人には古典的デング熱の症状が現れることが多い．古典的デング熱は骨折熱とも呼ばれ，高熱が出ると同時に，頭痛，激しい筋肉痛，関節痛，骨の痛みが生じる[12]．顔，首，胸の潮紅〔一過性の紅斑〕もよく見られる．

最も重い症状を示すのはデング出血熱（DHF）で，デング熱患者の約0.5%に見られる（年間で約50万人）[11]．デング出血熱は，数年以内に2種類の血清型のデングウイルスに感染した子ども（16歳未満）に見られる[12]．子どもが2種類のデングウイルスに感染した場合にどのようにしてデング出血熱になるかはわかっていないが，スコット・ホルステッド（かつてロックフェラー財団に在籍）らは宿主免疫反応が何らかの形で関与しているという仮説を立てている[13]．デング出血熱に見られる臨床症状は，腸や歯茎，膣からの出血という出血性の症状と，出血と同時に起こる数日間の高熱と，循環血液中の血小板の減少である[11]．デング出血熱を起こした患者の一部はさらに悪化して肝不全やデングショック症候群を起こす．デングショック症候群は循環虚脱や激しいショック症状を起こす状態である．デングショック症候群を起こした患者の死亡率は50%に上り，年間で数千名と推定されるデング熱による死亡者のかなりの部分を占めている[11]．デング出血熱のエピデミックはことのほか悲惨なものである．犠牲となるのはほとんどが子どもであり，出血性の症状は子どもたちの不安をかき立てる．アウトブレイクが起きているときは，病院の小児病棟が出血して泣く子どもでいっぱいになることも珍しくない．アジアではデング出血熱のアウトブレイクが増加している．アジアでは1954年にフィリピンのマニラで重症型のものとして初めてエピデミックが報告された〔1915年に台湾で，1942～1944年に西日本で流行．2014年夏，日本で約70年ぶりに報告された〕．その後は1980年以降にエピデミックが急激に増加し，インドネシア，ベトナム，スリランカ，海南省（中国），フィジーで起きている[11]．これらの地域では全般にデング熱の伝播率が高く，数年おきに少なくとも2種類の血清型のデングウイルスが蔓延している．アメリカ大陸では最近，デング出血熱のアウトブレイクが20か国以上で起きている[11]．1981年にキューバで起きたデング出血熱のエピデミックの病原体は東南アジアから持ち込まれた2型のデングウイルスで，1977年に1型のデングウイルスで起きたエピデミックの4年後に起きている[11,12]．

2001年のWHO総会では調査活動の強化を提唱する決議が採択された．WHOはこの決議を受けて，国際的な監視活動の効率を高めるためにDengueNetと名付けたデータ管理システムを構築した[14]．

デング熱とデング出血熱を長期的に抑えるにはやはり安全で効果的なワクチンを開発する必要がある[14]．第11章では，現在進行中の国際的なワクチン開発の取り組みについて説明する．ワクチンが開発されるまでは，人手を必要としても，環境をコントロールするための方法をいくつも併用するしかない．具体的には，媒介蚊が繁殖する場所を減らす（雨水が溜まるものから確実に水を抜いたり，雨水が溜まるものをなくしたりする），殺虫剤を散布する，家屋の設計を改善するなどである[11]．たとえばシンガポールでデング熱のアウトブレイクが起きた場合，シンガポールの国家環境庁は500人の調査員を雇用して，14日以内に半径150 m範囲内で2人のデング熱患者が見つかった地域の戸別訪問調査を行っている[15]．調査員はこれらの地域内で，排水溝や鉢植えやヤシの木の葉の間に水が溜まっている場所がないかどうかを調べる[15]．この方法は20世紀初頭，パナマ運河の建設時に，マラリア，黄熱などの昆虫媒介性感染症を減らすうえで一定の効果が見られたものであり，これによりパナマ運河を建設できたとも言える方法である．シンガポールではデング熱の治療とその対策にかかるコストが年平均10億米ドルと推定されている[15]．多くの発展途上国では残念ながら，現在のシンガポールのような徹底した公衆衛生インフラストラクチャーを構築することはできない．しかしワクチンが開発されるまでは，戸別に家を訪問して蚊を「探して駆除する」以外に有効な対策はあまりない．マラリアやリンパ系フィラリア症の対策では，殺虫剤処理をした蚊帳を使うことで夜間にヒトを刺すハマダラカ属の蚊による伝播を止めることができるが，この方法は昼間にヒトを刺すネッタイシマカ属の蚊には有効ではない[11]．ベトナム国内などデング熱が蔓延している地域のなかには，カイアシ類を使う生物学的な方法や薬剤を使った対策[16]が一定の成果を上げているところもある．

狂犬病

狂犬病はヒトの感染症の中でもとりわけ恐ろしい病気である．狂犬病に感染して臨床症状が現れた場合，ほぼ確実に死亡する．ほとんどの患者はまず恐水症（水を怖がる症状）を特徴とする狂躁型狂犬病と呼ばれる状態になり，本当に恐ろしい最期を迎える[17]．恐水症になると，水を飲もうとしたときにひどい不安や恐怖を感じ，喉や横隔膜（さらにその他の吸気筋）が反射的に収縮する．水の音が聞こえたり，水のことを考えたりするだけで同じ反応を起こすこともある．このような状態が約1週間続いた後，昏睡して麻痺状態に陥り，その後死に至る．

古代エジプト，古代ギリシャ，古代ローマ，古代中国の様々な文書に明らかに狂犬病だとわかる記述を見つけることができる．これはおそらく，狂犬病で死ぬ直前の状態があまりにも悲惨で人々の不安をあおるためだろう[18]．また，この章の冒頭で引用したように紀元前23世紀のバビロンの法典にも狂犬病について記されている[18]．現在，ヒトの狂犬病のほとんどは発展途上国の都市部で発生している．コウモリから伝播した狂犬病がアメリカなどの先進国で散発的に発生することもある（まれにスカンクやアライグマから伝播した狂犬病も発生する）が，狂犬病で死亡する年間5万5,000人の多くは，狂犬病のエンデミックがイヌで起きているアジアとアフリカの人々である[19]．狂犬病による年間死亡者数の半数以上（約3万人）を占めるインドでは，狂犬病患者の約96%がイヌに咬まれて感染している[20]．インドで狂犬病のために亡くなる人の大半は非常に貧しい成人男性である[20]．またインドでもその他の地域でも，都市部の狂犬病は野良イヌに咬まれて伝播することがほとんどである．インドには2,500万頭のイヌがいて，その大部分は飼い主がいないと推定されている[20]．*New York Times* 紙の最近の記事でインドのニューデリー，ムンバイなどの都市部で野良イヌと狂犬病が大きな問題になっていることが紹介されている[20]．

狂犬病による死亡者数が多いことはもちろん深刻な問題だが，狂犬病が経済に与える影響も同じくらい大きな問題である[21]．アメリカでイヌやネコを飼っている人々がワクチン接種にかけている費用は年間3億ドルと推定されているが，その一方で，発展途上国で犬に咬まれた人々に狂犬病ワクチンを投与するためのコストも巨額である[21]．狂犬病のイヌに咬まれた後で狂犬病になって死亡する確率を下げる数少ない方法として，暴露後予防（PEP: post exposure prophylaxis）と呼ばれる狂犬病ワクチンの接種がある．狂犬病になる心配や不安，そしてワクチンを接種しなかった場合に起こりうる恐ろしい最期のために，1年間の狂犬病による死者1人に対し，数千名を超える人々が暴露後予防を受けている．たとえば，タイでは毎年10万人以上が暴露後予防を受けており，その費用は1,000万米ドルに上る[21]．また，アジア全体では毎年700万人が暴露後予防を受けていると推定されている．さらに，世界全体では毎年1,500万人が暴露後予防を受け，30万人以上の命が救われているとされている[19]．暴露後予防の実施率が最も高い国はベトナムである[22]．

狂犬病の動物に咬まれると狂犬病ウイルスを含む唾液が皮膚や筋肉に入り，ウイルスはその場所で増殖した後，神経細胞の細胞膜にある特定の受容体に結合する[23]．咬まれた後で暴露後予防を受けなかった場合，狂犬病ウイルスは1日に約5～10 cm（2～5インチ）の速さで末梢神経内を移動し，中枢神経系に侵入する[23]．狂犬病ウイルスが中枢神経系に侵入した時点で患者の運命が決まる．狂犬病ウイルスは狂躁型狂犬病に見られる臨床症状からわかるように，脳の中でも特に大脳辺縁系と呼ばれる部分に重い障害を起こす．ただし，そのしくみは正確にはわかっていない．検討中の仮説の1つにウイルスが何らかの作用で神経細胞の代謝やニューロン間の接続を妨害するというものがある[23]．このような状況が起こる過程が明らかになれば，狂犬病の臨床症状が現れている患者に対する革新的な治療法の開発につながると思われる．

世界初の狂犬病ワクチンは19世紀にルイ・パスツールによって開発された．この開発をきっかけとして世界各地のフランス語圏にパスツール研究所が設立され，多くの発展途上国で第一世代の狂犬病ワクチンを入手できるようになった．狂犬病ワクチンの開発プロセスはその後改良され，最近では，パスツールが行っていたように動物の神経組織を使うのではなく，試験管内での細胞培養法でウイルスのワクチン株を増殖させる方法が用いられる．神経組織を使う従来のワクチンは毒性が高く副作用も起こすため望ましいものではなく，一部のワクチンには効果があまりないとの疑念もある．しかし最初の開発から1世紀経った現在でも，細胞培養法で作られた高品質な狂犬病ワクチンは発展途上国で広くは使われていない．たとえば，インド亜大陸ではセンプル型と呼ばれるヒツジの脳を使って作られるワクチンが生産されており，ベトナムとアフリカと南アメリカ大陸では乳飲みマウスの脳を使って作られるワクチンが生産されている[23]．このため，細胞培養法を使う狂犬病ワクチンの技術をインドなどの発展途上国に伝える世界的な取り組みが進められている．また暴露後予防用のヒトのワクチンの開発だけでなく，発展途上国の都市部の野良イヌに対するワクチン接種率を高める必要もある．たとえば日本や台湾，アメリカ南部の都市部ではイヌの集団ワクチン接種で狂犬病が排除されている[17]．インド，バングラデシュ，さらに動物の狂犬病死亡数が多いあらゆる場所で，都市部全域にいる野良イヌのワクチン接種を早く行う必要がある．最近定められた世界狂犬病デー〔9月28日〕は，この古くから存在する病気に対する意識を高め，世界の最貧困国の人々のための衛生教育を行うことを目指したものである[24]．

まとめ

国連人口基金によると，現在，世界人口の半数以上が市街地で生活する時代を迎えており，2030年には約50億人が都市部に住むようになると予想されている[1,25]．都市化が進むと同時に都市部の貧困が増加し，スラム街や貧民街，ファベーラの状況は悪化し続けると予測される．発展途上国の都市部において衛生状態を良くするための対策が行われているにもかかわらず，デング熱，レプトスピラ症，狂犬病，その他の都市部のNTDsが増加するとの予測がある．国連人口基金は世界全体で市街地が拡大するのに合わせて，貧困層の人々の人権を尊重し，清潔な水の確保やごみ処理の実施，電力供給を促進する必要があると提言している[25]．これらが実現されないと，次世代の都市部の人々に貧困と苦痛に満ちた生活を強いることになってしまう．

要点：都市部のNTDs

- レプトスピラ症，デング熱，狂犬病は発展途上国の都市部にあるスラム街やファベーラで見られる代表的なNTDsである．
- 現在，世界の総人口の約半数は都市部に住んでいる．

レプトスピラ症

- レプトスピラ症はよく見られる人獣共通感染症であり，レプトスピラ菌が含まれる水路や下水などの水に触れることで伝播する．
- 都市部ではレプトスピラ菌が大量に含まれるネズミや野良犬の尿が原因となってレプトスピラ菌が広まる．
- レプトスピラ症患者には一般的な熱性の症状が現れるが，無菌性の髄膜炎になることもある．最も重い症状はワイル病によるもので，死亡率が高い．
- レプトスピラ症を予防するためには病気の調査と患者の検査を徹底して行うためのシステムが必要である．また環境対策も必要である．

デング熱

- デング熱は都市部で最もよく見られるNTDsであり，年間患者数は5,000万人から1億人とされている．デング熱の患者数は都市化と世界的な温暖化が進むにつれて，他のどのNTDsよりも増え続けると予測されている．
- デング熱は一本鎖のRNAをもつフラビウイルスで起こり，ヤブカ属の雌の蚊に刺されることで伝播する．ネッタイシマカが最もよく見られる媒介蚊である．
- レプトスピラ症と同じように，デング熱患者のほとんどには一般的な熱性の症状が現れる．ただし古典的デング熱は，激しい筋肉痛と頭痛も併発するため骨折熱と呼ばれることもある．
- 最も重い症状はデング出血熱であり，患者は深刻な状態に陥る．デング出血熱は，数年以内に2種類の血清型のデングウイルスに感染すると起こる．デング出血熱になる患者の中にはデングショック症候群で死亡する患者もいる．
- デング熱はラテンアメリカとアメリカのメキシコ湾沿岸地域で発生している．この地域で急増した要因として，貧困と急激な都市化，下水設備の不備に加え，気候変動，さらには公衆衛生対策を実施しようという確固たる政治的意思の欠如があると考えられる．
- デング熱に効果のあるワクチンはまだないが，少なくとも1つのワクチンはまもなく使用できるようになると期待されている．現在の公衆衛生対策は地域の媒介蚊の対策などの方法が取られているが，これには人手を必要とする．そしてコストが高い．たとえばシンガポールでデング熱対策にかかっているコストは年平均約10億米ドルである．
- WHOによる世界的な調査ネットワークDengueNetが稼働している．

狂犬病

- 狂犬病は古代から現代に至るまできわめて恐ろしい感染症である．
- 狂犬病で年間約5万人が死亡している．そのほとんどは発展途上国であり，野良イヌに咬まれたことが原因である．死者の半数以上をインドの人々が占めている．
- 狂犬病が経済に与える影響も非常に大きい．これは，発展途上国でイヌに咬まれた人のほぼ全員が暴露後予防として狂犬病ワクチン接種を受ける必要があるためである．毎年約1,500万人が暴露後予防を受け，30万人以上の命が救われている．

- 発展途上国の多くの製薬企業は，今でも神経組織を使って狂犬病ワクチンを生産している．このようなワクチンは毒性が高いことに加え，試験管内での細胞培養法で生産される次世代ワクチンほど効果が高くないことも多い．
- 多くの国では都市部のイヌに対する集中的なワクチン接種で，狂犬病の公衆衛生対策が実施されている．
- 最近定められた世界狂犬病デーは，発展途上国の人々を対象としてこの古くから存在する病気に関する啓蒙活動を行い，病気に対処できるようにすることを目指している．

注

1. これらの情報は Erlanger et al., 2005 および Utzinger and Keiser, 2006 による．
2. この情報は Gubler et al., 2001 による．
3. レプトスピラ症の概要については Bharti et al., 2003 および McBride et al., 2005 を参照．ワイル病とネイティブアメリカンの人口については Marr and Cathey, 2010 を参照．
4. アメリカの都市部などで発生しているレプトスピラ症については Vinetz et al., 1996 を参照．
5. これらの情報については Scott and Coleman, 2002，Brett-Major and Coldren, 2012, Ko et al., 2009，Victoriano et al., 2009 を参照．
6. John, 2005.
7. Cachay and Vinetz, 2005.
8. ファベーラのデング熱については Heukelbach et al., 2001 を参照．
9. 南アメリカ大陸などでのデング熱の再興については Gubler and Clark, 1995 を参照．
10. この情報は World Health Organization, 2012a および Brady et al., 2012 による．
11. アメリカ大陸でのデング熱の再興については Malavige et al., 2004，Tapia-Conyer et al., 2012，Bouri et al., 2012，Brunkard et al., 2007 を参照．
12. Nimmannitya, 2002.
13. 以前はロックフェラー財団に在籍していたスコット・ホルステッドは小児デングワクチンイニシアティブの設立責任者でもあり，デング出血熱に関する連続感染の仮説で高く評価されている．この仮説については Halstead, 1981 を参照．
14. WHO の DengueNet の活動については who.int/csr/disease/dengue を参照．現時点で臨床試験まで進んでいるデングワクチンの開発に関する最新情報は Heinz and Stiasny, 2012 を参照．
15. デング熱の対策に関するシンガポールの取り組みについては Arnold, 2007 を参照．シンガポールのデング熱のコストについては Carrasco et al., 2011 を参照．
16. ベトナムで行われたカイアシ類を使う対策方法については Kay et al., 2002 を参照．
17. 恐水症など狂犬病の臨床的な特徴については Warrell, 2002 の説明が優れている．

18. 歴史上の記述についてはThéodoridès, 1986を参照．バビロンの法典に記されている狂犬病に関する規則についてはwho.int/immunization/topics/rabies/を参照．この章の初めに引用した文についてはstanford.edu/group/virus/1999/sohoni/rhabdovirus.htmlを参照．
19. ヒトの狂犬病の世界的な負荷についてはWyatt, 2007, Coleman et al., 2004, World Health Organization, 2012bを参照．
20. インドの疾病負荷の評価はSudarshan, 2005を参照（オンラインで見ることができる）．参照した*New York Times*紙の記事はHarris, 2012である．
21. 狂犬病の経済的な影響についてはMeltzer and Rupprecht, 1998を参照．
22. Dinh, 2001.
23. 狂犬病の臨床症状が現れるまでの病理学的な経過についてはWarrell and Warrell, 2004の説明が優れている．
24. Wunner and Briggs, 2010. 世界狂犬病デーのwebサイトのURLはrabiesalliance.org/world-rabies-dayである．
25. この情報はUnited Nations Population Fund, 2007（unfpa.org/urbanization）による．

文献

Arnold W. 2007. Mosquitoes have the edge in Singapore's dengue war. *New York Times* **2007**(June 12).

Bharti AR, Nally JE, Ricaldi JN, Matthias MA, Diaz MM, Lovett MA, Levett PN, Gilman RH, Willig MR, Gotuzzo E, Vinetz JM, Peru-United States Leptospirosis Consortium. 2003. Leptospirosis: a zoonotic disease of global importance. *Lancet Infect Dis* **3**: 757–771.

Bouri N, Sell TK, Franco C, Adalja AA, Henderson DA, Hynes NA. 2012. Return of epidemic dengue in the United States: implications for the public health practitioner. *Public Health Rep* **127**: 259–266.

Brady OJ, Gething PW, Bhatt S, Messina JP, Brownstein JS, Hoen AG, Moves CL, Farlow AW, Scott TW, Hay SI. 2012. Refining the global spatial limits of dengue virus transmission by evidence-based consensus. *PLOS Negl Trop Dis* **6**: e1760.

Brett-Major DM, Coldren R. 2012. Antibiotics for leptospirosis. *Cochrane Database Syst Rev* **2**: CD008264.

Brunkard JM, Robles López JL, Ramirez J, Cifuentes E, Rothenberg SJ, Hunsperger EA, Moore CG, Brussolo RM, Villarreal NA, Haddad BM. 2007. Dengue fever seroprevalence and risk factors, Texas-Mexico border, 2004. *Emerg Infect Dis* **13**: 1477–1483.

Cachay ER, Vinetz JM. 2005. A global research agenda for leptospirosis. *J Postgrad Med* **51**: 174–178.

Carrasco LR, Lee LK, Lee VJ, Ooi EE, Shepard DS, Thein TL, Gan V, Cook AR, Lye D, Ng LC, Leo YS. 2011. Economic impact of dengue illness and the cost-effectiveness of future vaccination programs in Singapore. *PLoS Negl Trop Dis* **5**: e1426.

Coleman PG, Fèvre EM, Cleaveland S. 2004. Estimating the public health impact of rabies. *Emerg Infect Dis* **10**: 140–142.

Dinh KX. 2001. Rabies in humans in Viet Nam, p 255–256. *In* Dodet B, Meslin F-X (ed), *Rabies Control in Asia*. John Libbey Eurotext, Paris, France.

Erlanger TE, Keiser J, Castro MC, Bos R, Singer BH, Tanner M, Utzinger J. 2005. Effect of water resource development and management on lymphatic filariasis, and estimates of populations at risk. *Am J Trop Med Hyg* **73**: 523–533.

Gubler DJ, Clark GG. 1995. Dengue/dengue hemorrhagic fever: the emergence of a global health problem. *Emerg Infect Dis* **1**: 55–57.

Gubler DJ, Reiter P, Ebi KL, Yap W, Nasci R, Patz JA. 2001. Climate variability and change in the United States: potential impacts on vector- and rodent-borne diseases. *Environ Health Perspect* **109**(Suppl 2): 223–233.

Halstead SB. 1981. The pathogenesis of dengue: the Alexander D. Langmuir Lecture. *Am J Trop Med Hyg* **114**: 632–648.

Harris G. 2012. Where streets are thronged with strays baring fangs. *New York Times* **2012**(August 6).

Heinz FX, Stiasny K. 2012. Flavivirus and flavivirus vaccines. *Vaccine* **30**: 4301–4306.

Heukelbach J, de Oliveira FA, Kerr-Pontes LR, Feldmeier H. 2001. Risk factors associated with an outbreak of dengue fever in a favela in Fortaleza, north-east Brazil. *Trop Med Int Health* **6**: 635–642.

John TJ. 2005. The prevention and control of human leptospirosis. *J Postgrad Med* **51**: 205–209.

Kay BH, Nam VS, Tien TV, Yen NT, Phong TV, Diep VT, Ninh TU, Bektas A, Aaskov JG. 2002. Control of *Aedes* vectors of dengue in three provinces of Vietnam by use of *Mesocyclops* (Copepoda) and community-based methods validated by entomologic, clinical, and serological surveillance. *Am J Trop Med Hyg* **66**: 40–48.

Ko AI, Goarant C, Picardeau M. 2009. *Leptospira*: the dawn of the molecular genetics era for an emerging zoonotic pathogen. *Nat Rev Microbiol* **7**: 736–747.

Kroeger A, Nathan M, Hombach J, World Health Organization TDR Reference Group on Dengue. 2004. Dengue. *Nat Rev Microbiol* **2**: 360–361.

Malavige GN, Fernando S, Fernando DJ, Seneviratne SL. 2004. Dengue viral infections. *Postgrad Med J* **80**: 588–601.

Marr JS, Cathey JT. 2010. New hypothesis for cause of epidemic among Native Americans, New England, 1616–1619. *Emerg Infect Dis* **16**: 281–286.

McBride AJ, Athanazio DA, Reis MG, Ko AI. 2005. Leptospirosis. *Curr Opin Infect Dis* **18**: 376–386.

Meltzer MI, Rupprecht CE. 1998. A review of the economics of the prevention and control of rabies. Part 1. Global impact and rabies in humans. *Pharmacoeconomics* **14**: 365–383.

Nimmannitya S. 2002. Dengue and dengue haemorrhagic fever, p 765–772. *In* Cook GC, Zumla AI (ed), *Manson's Tropical Diseases*, 21st ed. W. B. Saunders, New York, NY.

Scott G, Coleman TJ. 2002. Leptospirosis, p 1165–1171. *In* Cook GC, Zumla AI (ed), *Manson's Tropical Diseases*, 21st ed. W. B. Saunders, New York, NY.

Sudarshan MK. 2005. Assessing burden of rabies in India: WHO sponsored national multicentric rabies survey, 2003. *Indian J Community Med* **30**(3). mmidsp.com/wp-content/uploads/2011/08/page4.pdf

Tapia-Conyer R, Betancourt-Cravioto M, Méndez-Galván J. 2012. Dengue: an escalating public health problem in Latin America. *Paediatr Int Child Health* **32**(Suppl 1): 14–17.

Théodoridès J. 1986. *Historie de la Rage: Cave Canem*. Masson, Paris, France.

United Nations Population Fund. 2007. *Linking Population, Poverty and Development: Urbanization: A Majority in Cities*. unfpa.org/urbanization

Utzinger J, Keiser J. 2006. Urbanization and tropical health—then and now. *Ann Trop Med Parasitol* **100:** 517–533.

Victoriano AF, Smythe LD, Gloriani-Barzaga N, Cavinta LL, Kasai T, Limpakarnjanarat K, Ong BL, Gongal G, Hall J, Coulombe CA, Yanagihara Y, Yoshida S, Adler B. 2009. Leptospirosis in the Asia Pacific region. *BMC Infect Dis* **9:** 147.

Vinetz JM, Glass GE, Flexner CE, Mueller P, Kaslow DC. 1996. Sporadic urban leptospirosis. *Ann Intern Med* **125:** 794–798.

Warrell MJ. 2002. Rabies, p 808–821. *In* Cook GC, Zumla AI (ed), *Manson's Tropical Diseases*, 21st ed. W. B. Saunders, New York, NY.

Warrell MJ, Warrell DA. 2004. Rabies and other lyssavirus diseases. *Lancet* **363:** 959–969.

World Health Organization. 2012a. Dengue and severe dengue. Fact sheet no. 117. January 2012. World Health Organization, Geneva, Switzerland. who.int/mediacentre/factsheets/fs117/.

World Health Organization. 2012b. Rabies. Fact sheet no. 99. September 2012. World Health Organization, Geneva, Switzerland. who.int/mediacentre/factsheets/fs099/.

Wunner WH, Briggs DJ. 2010. Rabies in the 21 century. *PLoS Negl Trop Dis* **4:** e591.

Wyatt J. 2007. Rabies—update on a global disease. *Pediatr Infect Dis J* **26:** 351–352.

第9章
北アメリカの顧みられない熱帯病

文明社会はマイノリティをどのように処遇しているかで判断される.

マハトマ・ガンジー

顧みられない熱帯病（NTDs）の多くはアフリカ，アジア，中央アメリカ，南アメリカの低所得国で見られる一方，アメリカ，カナダ，メキシコ，カリブ海地域ではそれほどは見られない．しかし北アメリカの最貧困層の人々の間ではNTDsはやはり大きな問題となっている．北アメリカで見られるNTDsの多くは人獣共通感染症である．つまり，これらのNTDsは動物から人に伝播するということである．こうしたNTDsにかかるリスクが特に高いのは，アフリカ系アメリカ人やヒスパニック系などのマイノリティの人々である．また北アメリカのネイティブアメリカンの多くもそのリスクにさらされている．鉤虫症，リンパ系フィラリア症（LF），住血吸虫症のエンデミックから生じる問題はカリブ海地域でも起きている．これらの地域のNTDsは大西洋航路における奴隷貿易の負の遺産であるという見方もある．裕福な大陸と考えられている北アメリカでNTDsが発生しているという事実は，驚くほどの健康格差が存在していることを示している．

アメリカのNTDs

アメリカには最貧困層の大多数がNTDsになってきたという歴史がある．20世紀初めのアメリカ南部は様々な点で発展途上国に似ていた．鉤虫症などの土壌伝播性蠕虫感染症の発生率が高く，マラリアのエンデミックが起こり，ペラグラ（ニコチン酸の栄養障害）や腸チフスが発生し，黄熱の季節性エピデミックが起きていた[1]．実際に南部の人々は，現在のアフリカやアジアなどで起きている状況と同じようにNTDsのために貧困から抜け出せないでいた．「怠惰な南部人」という軽蔑的な扱いを受けたのも南部の人々が慢性的に寄生虫症になっていたうえ，栄養障害も起こしていたことが一因だったと言える．医学史家のマーガレット・ハンフリーズは，アメリカの熱帯病を減らすうえで何よりも大きな役割を果たしたのは，1930年代のニューディール政策（農業調整法など）であり，農業従事者が都市部に流出し，アメリカ南部が農業経済から都市化による産業経済に移行したことが大きいと論じている[1]．第二次世界大戦後の日本や韓国，1990年代初めの中国の状況からも明らかなように，都市化と同時に経済が発展することがNTDsを減らす最も強力な要因となるのは確かである．

経済が劇的に発展した現在のアメリカでは，マラリア，ペラグラ，腸チフスなどの熱帯病のエンデミックはもう起きていない．しかし，アメリカ国内の最貧困層の人々の間では数種類のNTDsが今でも発生している．国勢調査の結果として発表されている貧困率は15%で（1993年以降で最も高い），約4,600万人のアメリカ人が貧困下で暮らしている（過去最多である）[2]．また，アフリカ系アメリカ人とヒスパニック系の貧困率は25%を超えている[2]．さらに，4,600万人の貧困層のうち約2,000万人は極度の貧困下で暮らしており，146万家庭の1日あたりの生活費は，低所得国や中所得国で貧困の基準とされている2ドル未満となっている[2]．このようなアメリカ国内の貧困層の中には，本書ですでに説明した土壌伝播性蠕虫感染症，シャーガス病，リーシュマニア症，レプトスピラ症とデング熱（都市部の主な2種類のNTDs）などになるリスクが高い人々がいる．また，これまでに触れていない嚢虫症とトキソプラズマ症という2種類の人獣共通感染症になるリスクも高い．

土壌伝播性蠕虫感染症

アメリカできわめて多く発生しているNTDsは土壌伝播性蠕虫感染症である．アメリカの僻地にはかつて鉤虫症，回虫症，鞭虫症のエンデミックが深刻な状態だった地域がある．この地域の貧困層の人々は，1960年代と

1970年代に行われた研究でも，これらの病気にかかっていた．特に南東部のジョージア州，南部のミシシッピ州のメキシコ湾沿岸地域，海沿いのノースカロライナ州とサウスカロライナ州，テキサス州東部のサビーン川周辺である[3]．またネイティブアメリカンである東部チェロキー族の感染率が特に高く突出していた時期もあった[4]．鉤虫症はすでにアメリカ南部地域の僻地で深刻な公衆衛生上の脅威ではなくなっているが，第2章でも触れたように鉤虫症や他の土壌伝播性蠕虫感染症の疫学的な研究がアメリカで大規模に行われたのは30年以上前であるため，これが事実かどうかはわからない[4]．このためアメリカのこうした地域に住む感染リスクの高い人々の調査を改めて実施し，これらの地域の「神聖ならざる三位一体」の有病率を調べる必要がある．

トキソカラ症

現在アメリカでは，少なくとも2種類の土壌伝播性蠕虫感染症が大きな問題となっており，対策が必要である．トキソカラ症と糞線虫症である．トキソカラ症は，トキソカラ・カニスと呼ばれるイヌ回虫またはトキソカラ・カティと呼ばれるネコ回虫の虫卵をヒトが偶然口にすると起こる人獣共通感染症である．トキソカラ属は土壌伝播性蠕虫であるヒト回虫がヒトと同じ影響をイヌにも及ぼす寄生虫で，仔イヌの感染率が高い．アメリカの僻地だけでなく都市部でも特に仔イヌはところ構わず地面に糞をするため，トキソカラ・カニスなどの回虫の虫卵はヒトの周囲に当たり前に存在する．たとえば，コネチカット州のハートフォードとニューヘイブンの中間点にあるウォリンフォードという小さな町では，全公園の27.5%からトキソカラ属の虫卵が見つかっている[5]．トキソカラ属に感染した野良イヌがインナーシティ〔都市の中心市街地またはその付近にあり過疎化や貧困化などの問題があることが多い地域〕の公園や砂場に残した糞に触れて虫卵にさらされることは，貧困層の家庭の子どもで多くなっていると考えられる．子どもが偶然，虫卵を口にすると虫卵が孵化し，産まれたトキソカラ・カニスの幼虫は身体の中の主な臓器に移動する（図9.1）．幼児の体内でトキソカラ・カニスの幼虫が移動すると，発熱と肝臓の炎症（肝炎）と肺の炎症（肺炎）を特徴とする内臓幼虫移行症と呼

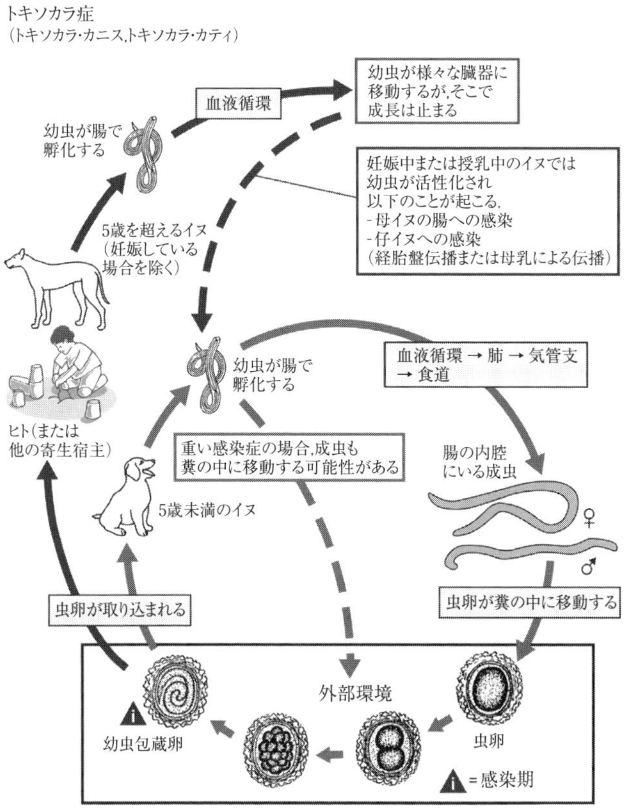

図 9.1　ヒトのトキソカラ・カニス感染の生活環．(CDC の Public Health Image Library［phil.cdc.gov］より．)

ばれる重い症状が現れる．内臓幼虫移行症では呼吸時にゼーゼーという音がする喘鳴などのアレルギー症状も起こることが多い（図 9.1）．トキソカラ属に感染したときに見られるもう 1 つの症状は眼幼虫移行症と呼ばれるもので，ある程度の年齢の子どもでも起こる．この場合はトキソカラ・カニスの幼虫が眼に侵入して網膜炎や斜視を起こす．潜伏型トキソカラ症と呼ばれるトキソカラ属に感染したときに見られる症状が現れる子どもも多い．潜伏型トキソカラ症の特徴は，好酸球と呼ばれる白血球の一種が増える好酸球増多症と喘息で見られるような喘鳴などの症状である[6]．トキソカラ・カニスが脳に侵入することもあり，てんかんや精神神経障害に関連している可能性も考えられている[6].

これら3種類のトキソカラ症について，アメリカでの発生状況を示した研究はごくわずかしかない．アメリカの各地でトキソカラ・カニスに感染した際の症状が見られた子どもは1970年代では4.6～7.3%だった．しかし社会経済状態がよくないアフリカ系アメリカ人の子どもの場合，感染率は最大で30%に達していた[7]．アメリカの第三次国民栄養調査（1988～1994年）の一環として3万人を上回る人々の血清にトキソカラ属の抗体があるかどうかを調べたデータでは，ヒスパニック系以外の黒人の20%以上で血清に陽性反応が見られた．これは他のグループに比べて非常に高い有病率である．また，トキソカラ属の血清陽性反応は貧困や教育レベルの低さと関連していた[7]．これらの調査結果を見る限り，トキソカラ症はアメリカの南部地域に住むアフリカ系アメリカ人に影響を及ぼしており，深刻な健康格差の問題になっていると私は考える．私は1990年代に，当時はエール大学の公衆衛生学の大学院生だったネダ・シャルギとともに研究チームを作り，コネチカット州の都市部の貧困地域（ニューヘイブンとブリッジポート）で子どもを対象に調査を実施した．その結果，これらのインナーシティの子どもの10%からトキソカラ・カニスの抗体が見つかった．つまり彼らはその時点までにトキソカラ・カニスに感染したことがあったのである[8]．ブリッジポートの貧困層のヒスパニック系の子どもの場合，感染したことがあると思われる子どもは50%にも上った[8]．ニューヨーク市で血液中の鉛の検査をするために，子どもの血液を採取した研究があったが，その研究でも過去にトキソカラ・カニスに感染したことを示す陽性反応が5%に見られた[9]．鉛が含まれる塗料が塗られた破片を口に入れる子どもは，同じように虫卵が含まれる泥が付いたものを口に入れる可能性も高いため，トキソカラ症と鉛の摂取の間には偶然以上の関連があると思われる．

アメリカのインナーシティの子どもは他の地域の子どもに比べて喘息発作の頻度が高く，発作が重い傾向がある[10]．アメリカで起きている喘息のエピデミックの原因の一部が潜伏型トキソカラ症である可能性はないだろうか．我々のコネチカット州での調査でこれについて確証を得ることはできなかったが，ヨーロッパなどの調査ではトキソカラの感染と喘息に大きな関連があることが示されている[11]．アメリカ北東部のインナーシティに住む子どもで過去にトキソカラに感染したことがあると推定される子どもが5%以上いたことを考えると，潜伏型トキソカラ症になるリスクが高いアメリカの子どもはかなり多いのかもしれない．私は最近，280万人の貧困層のアフリカ系アメリカ人がトキソカラの幼虫に触れて感染していると推定した[12]．トキソカラ属の幼虫に感染すると喘息などの病気になるリスクが高くなる可能性もあるため，アメリカのインナーシティに住む子どもたちを対象とするトキソカラ症の大規模調査を一刻も早く実施することが必要だと思われる．

糞線虫症

アメリカで今でも深刻な土壌伝播性蠕虫感染症は，重い腸炎（腸管の炎症）と下痢を起こす糞線虫症である．糞線虫症はステロイド薬の使用により感染症になりやすくなっている患者に散発的に発生し，死亡する可能性の高い感染症でもある．アジア，アフリカ，アメリカ大陸の発展途上地域の僻地を中心として，世界全体で約3,000万～1億人が糞線虫に感染している．またアメリカのアパラチア地域の僻地でもエンデミックが起きていることが示されている．入手できるデータは非常に少ないが，過去数十年間に行われた研究では，糞線虫症のエンデミックが起きているアメリカ東部のケンタッキー州とテネシー州の僻地各郡の有病率は1～4%とされている[13]．アパラチア地域の僻地の総人口は680万人である[14]．このため約1%が糞線虫症になっていると推定した場合，この地域の患者数はおよそ6万8,000人になる[12]．トキソカラ症と同じように，アメリカで糞線虫がどの程度発生しているかをしっかりと調べる必要がある．

嚢虫症と神経嚢虫症

嚢虫症は非常に重い寄生虫感染症で，てんかん発作などの神経症状が長期間続くNTDsである．ブタに寄生する条虫〔サナダムシ〕の有鉤（ゆうこう）条虫が感染して起こる．有鉤条虫の生活環を図9.2に示す．感染したブタの筋肉や脳の中にいる有鉤条虫のシスト〔寄生虫の幼虫が頑丈な膜に覆われた状態をこのように呼

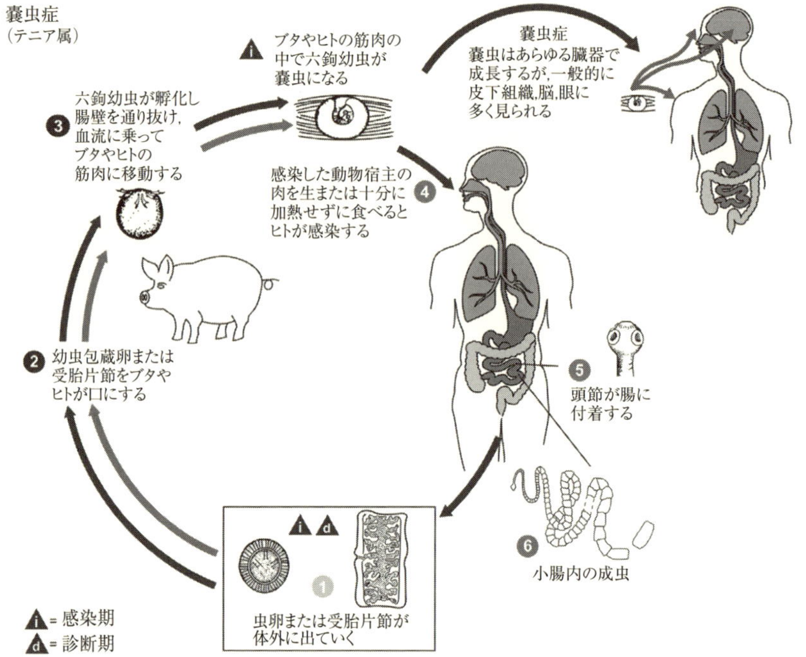

図 9.2　有鉤条虫の生活環と嚢虫症．（CDC の Public Health Image Library［phil.cdc.gov］より．）

ぶ〕をヒトが口にすると感染する．シストは嚢虫とも呼ばれる．ブタ肉を生で食べたり，十分に加熱せずに食べたりして嚢虫が体内に入った後，未成熟な幼虫が腸壁に付着して成虫の条虫に成長し始める．成虫の有鉤条虫はヒトの腸の中で成長し，2～3 m もの長さになることが多いが，これほど長い条虫が腸内にいても驚くほどわずかな症状しか現れない．ただし有鉤条虫が体内にいると，寄生虫の虫卵が含まれている片節〔体節〕が腸管内で切れて離れる場合がある．その後，片節は便とともに体外に出ていく．虫卵が含まれている便などをブタが食べると（最貧困地域の中にはヒトの便をブタの餌にしている地域もある），虫卵が孵化してブタの筋肉や脳の中で嚢虫になる．

嚢虫症は有鉤条虫に感染すると起こる重い病気で，成虫の条虫に感染している家族の排泄物に含まれる有鉤条虫の虫卵をヒトが偶然に口にすると感染する（嚢虫症のエンデミックが起きているメキシコやエルサルバドルなどでは家族が感染していることが多い）．感染者から１日に数千個の虫卵が排出されることもあり，ヒトからヒトへの伝播（便が口から体内に入る糞口感染が偶然に起こるのが一般的）で感染する．虫卵が口から体内に入ると，六鉤（ろっこう）幼虫と呼ばれる幼虫が虫卵から出てきて腸壁に侵入し，ヒトの循環器系に移動する．その後，さらに筋肉や脳に移動してシストになる．筋肉に有鉤条虫が寄生していても通常はあまり症状が現れないが，脳に有鉤条虫のシストがある場合は直ちに抗けいれん薬で治療を行わないと，重いてんかん発作が続く場合がある．多数のシストがあるために症状がより広範囲に及んで脳炎を起こすことがある．あるいは脳の基底部にシストがあるために脳脊髄液が流れにくくなって，水頭症と呼ばれる症状を起こすこともある．脳の嚢虫症（神経嚢虫症とも呼ばれる）は通常，CT（コンピューター断層撮影法）またはMRI（磁気共鳴画像法）で撮影した画像で診断する．また治療では抗けいれん薬を投与する必要があり，アルベンダゾールやプラジカンテルなどの抗蠕虫薬を投与しなければならない場合もある．

神経嚢虫症はテキサス州，ニューメキシコ州，アリゾナ州，カリフォルニア州だけでなくシカゴやニューヨークでも深刻となっているが，その一因はメキシコからアメリカに来た大勢のヒスパニック系移民と中央アメリカからの移民である（アメリカには約2,000万人のメキシコ系移民と約200万人の中央アメリカ系移民がいると推定されている）[15]．現在はアメリカ国内の各地で大人にも子どもにもてんかん発作が発生しており，救急治療室に運ばれては神経嚢虫症と診断されている．過去20年間で報告された神経嚢虫症患者は約1,500人だが，多くの州で報告が義務付けられたのはこの数年のことである．現在は毎年1,000～2,000人が新たに神経嚢虫症と診断されているとされ[16]，アメリカで起こるてんかんの主な原因となっている．ただしヒスパニック系住民の年間発症率は10万人あたり8～10人で[17]，アメリカに約3,500万人のヒスパニック系住民がいることを考えると，1年間で2,800～3,500人ものヒスパニック系住民が新たに嚢虫症になっていると思われる．またカリフォルニア州の僻地のベンチュラ郡で行われた調査では，嚢虫症の原因となるテニア属の寄生虫の抗体をヒスパニック系住民の1.8%がもっていることが判明している[18]．アメリカの僻地全体のヒスパニック系住民

(2000 年に約 230 万人と推定）にこの割合を当てはめると，アメリカの嚢虫症患者の数はもっと多く，4 万 1,400 人に上ると考えられる．さらに私も嚢虫症患者数を推定したが，その数は最大で 16 万 9,000 人である[12]．オレゴン州の最近の推定値ではヒスパニック系住民の嚢虫症の有病率は 10 万人あたり 5.8 人である[18]．ロサンゼルスでは現在，神経内科と神経外科の入院患者の 10%，てんかん発作を起こして救急治療室に運ばれる患者の 10% を神経嚢虫症患者が占めているが，これらは驚く値ではないのである[18]．ヒスパニック系住民が多いアメリカ南西部の他の大都市もおそらく同じ状況だと思われる．このように嚢虫症の患者は多数に上ると推定される．アメリカ南西部での嚢虫症の発生状況をしっかりと調査し，有鉤条虫に寄生されている患者の治療を行い，貧困層有病率を早く下げる必要がある．

顧みられない原虫感染症

トキソプラズマ症

アメリカで発生している最も重い原虫感染症にトキソプラズマ症がある．トキソプラズマ・ゴンディによって起こり，主として 2 通りの感染経路がある．1 つはネコの糞に含まれるオーシストと呼ばれる時期の寄生虫を口から取り込む経路であり（ネコのトイレを掃除する際に起こる場合がある），もう 1 つはブラディゾイトと呼ばれる時期の寄生虫が含まれる加熱されていない肉（主にブタ肉）を食べて取り込む経路である（図 9.3）．それぞれの経路での感染はおよそ半々である．トキソプラズマ症はアメリカで非常によく見られる病気で，アメリカの住民の約 15% にトキソプラズマ・ゴンディの抗体がある．つまり，これらの人々はトキソプラズマ・ゴンディに感染したことがあるということである．ただし，メキシコ系アメリカ人とアフリカ系アメリカ人の感染率はさらに高くなる[19]．

トキソプラズマ症になってもほとんどの人にはあまり重い症状が現れない．多くの場合は特徴的な症状が現れず，発熱とリンパ節の腫脹（腫れ）が見られる．このためトキソプラズマ症は別の感染性の病気と誤診されやすく，特にウイルス性の感染症と間違われることが多い．ただし胎児はトキソプラズマ・ゴンディに感染するととりわけ重い症状を起こす．妊婦がトキソプラズ

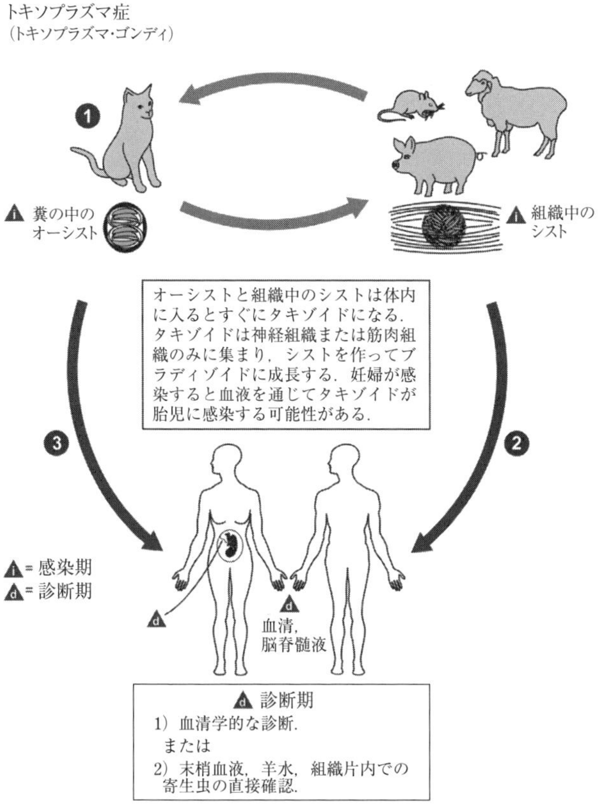

図 9.3　トキソプラズマ・ゴンディの生活環．（CDC の Public Health Image Library［phil.cdc.gov］より．）

マ・ゴンディに妊娠初期に感染した場合，子どもが生まれた時点で先天性トキソプラズマ症になっていることがあり，視覚障害や失明，難聴，てんかん発作，精神発達の遅れなどの症状が見られる．米国疾病予防センター（CDC）は，アメリカで毎年生まれる 400 万人の乳児（死産を除く）のうち約 400 ～ 4,000 人が先天性トキソプラズマ症になっていると推定している[20]．国内共同シカゴ先天性トキソプラズマ症研究では 120 人の先天性トキソプラズマ症の乳児についての調査が 20 年間続けられた．その結果が最近発表されたが，早い時期に診断され，1 年間にわたり抗寄生虫薬の治療を受けると子どものその後の臨床症状に長期間大きく影響することが明らかになった[21].ただし生まれた時点では，多くの乳児に先天性トキソプラズマ症のはっきりした症状は見られない．そして1歳直前までその状態が続くが，症状が現れてからでは感染による重い症状を防ぐ治療を始めるには遅すぎる．マサチューセッツ州は，1986年からフェニルケトン尿症などの遺伝性の病気と同じように新生児全員の先天性トキソプラズマ症のスクリーニング〔病気または病気の疑いのある者を見つける一次検査〕を開始した．その結果，過去25年間で50人以上に先天性トキソプラズマ症が見つかり，治療が行われた[22]．残念ながら，ニューイングランド新生児スクリーニングプログラムを通じて新生児の先天性トキソプラズマ症のスクリーニングを行うことに賛同しているのはニューハンプシャー州のみである．このため新生児を対象とした先天性トキソプラズマ症の全国的なスクリーニングを早急に始めて，毎年数千人産まれている先天性トキソプラズマ症の乳児を見つける必要がある．トキソプラズマ症がカナダの北極地方に住むイヌイット族でも公衆衛生上の大きな脅威となっていることをこの後で説明する．このためイヌイット族でもスクリーニングを行う必要がある．

シャーガス病

シャーガス病については第7章で詳しく説明した．注目すべきはアメリカ南部でもシャーガス病が発生しているということであり，テキサス州で高い感染率が報告されることもある．CDCの推定ではアメリカのシャーガス病患者は30万人に上る[23]．しかしテキサス州を研究拠点としている研究者の中には，クルーズトリパノソーマの感染者はテキサス州だけで20万人を超えると指摘する者もいる[23]．メキシコとの国境付近のテキサス州南部をはじめとして，おそらくアメリカ南部の他の地域でもイヌのクルーズトリパノソーマの感染率が高く，人に伝播する可能性も高いことが考えられる．クルーズトリパノソーマ感染者のほぼすべての病原体がラテンアメリカから持ち込まれたものなのか（CDCの研究者が提唱している），あるいは特にテキサス州南部の非常に貧しいメキシコ系住民居住区などで伝播している土着の病原体もかなりの割合を占めるのかという点について，私は大いに疑問をもっている．アメリカの他の地域を含めテキサス州南部でも，ごくわずかな調査しか行われていないことが問題の１つである．また，シャーガス病やシャーガス病で起こる心臓の症状を詳しく理解している医師や医療従事者がアメリカ国内にほとんどいないため，シャーガス病であるにもかかわらずシャーガス病と診断されていない人が多いことも問題である．さらにアメリカの輸血用血液にもクルーズトリパノソーマが混入している．これはそもそも輸血の安全性に関する重大な問題である．

リーシュマニア症

第７章でアメリカ大陸に皮膚リーシュマニア症（CL）患者がいることを説明した．現在，テキサス州中南部では皮膚リーシュマニア症の発生の報告が多く，この地域で深刻なNTDsとなっている可能性がある[24]．2007年にはテキサス州北部でも９人の皮膚リーシュマニア症患者が見つかった．テキサス州の皮膚リーシュマニア症の土着の病原体はメキシコリーシュマニアであり，木に巣穴を作るネズミが保虫宿主と考えられている．皮膚リーシュマニア症はイラク解放作戦〔いわゆる「イラク戦争」〕から帰還したアメリカ軍兵士でも大きな問題となっているNTDsである[24]．アメリカではイヌの内臓リーシュマニア症も報告されており，特にフォックスハウンドという種類で多い．ヒトへのリーシュマニア症の伝播が起こる可能性があり，深刻な公衆衛生上の問題となっている[24]．

顧みられない細菌感染症とウイルス感染症

第５章で，発展途上国の中でも特にサヘル〔サハラ砂漠南部の草原地帯〕の乾燥したほこりの多い地域で失明の原因となっている感染症としてトラコーマを示した．アメリカ南西部ではこの数十年間，ナバホ保護区に住むネイティブアメリカンのナバホ族でトラコーマが公衆衛生上の問題となっている[25]．

デングウイルスとウエストナイルウイルスで起こるフラビウイルス感染症がアメリカで発生しており，今後10年間で特に貧困層の患者数が増えると予測されている．テキサス州に隣接するメキシコの３つの州におけるデング熱患者数は1980～1999年までで６万2,514人と報告されており，現在メキシコ湾沿岸地域でヤブカ属の蚊が見つかっている[26]．この数十年間にデング熱のアウトブレイクがテキサス州南部とフロリダ州で起きており[26]，メキシコ湾沿岸地域の主な都市部の貧困率が高いことを考えると，ヒューストンやニューオリンズやモービルのような都市でも今後アウトブレイクが起きる可能性があると私は考えている．貧困とアウトブレイクに関係があることは，テキサス州南部とこの地域に隣接するメキシコでの調査結果から推測される．空調設備や網戸がなく，ごみがしっかり回収されないなど様々な要因が重なってリスクが高くなる[26]．デング熱の伝播はプエルトリコでもよく起きている[26]．また1999年にはウエストナイルウイルス感染症がニューヨークで発生し，現在ではアメリカで季節性のエピデミックが起きている．特にテキサス州では，イエカ属の蚊に刺される可能性が非常に高く，生活基盤をもたない都市部のホームレスの人々などが感染しやすい（図9.4）[26]．同じように，ボルチモアやデトロイトなどの都市部のスラム街ではレプトスピラ症が見られ，ハワイでも多い[26]．2008年に景気が悪化してアメリカの貧困層が増え

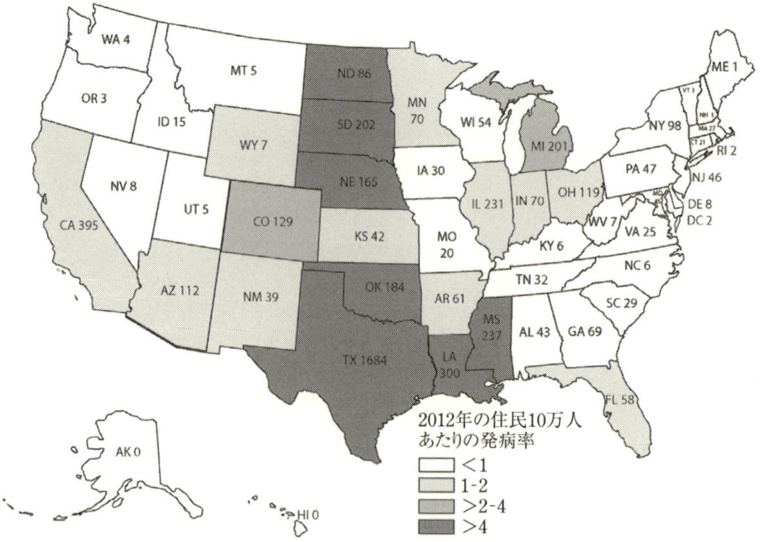

図9.4　2012年にウエストナイルウイルス感染症と診断された患者数と発病率．地図の各州に示した数は実際に診断された患者数で，全体では5,064人．（データは2012年11月6日時点のcdc.gov/ncidod/dvbid/westnile/surv&controlCaseCount12_detailed.htmより．）

たのと同時に，世界的な温暖化などの気候変動の影響で洪水が増えたため，デング熱とレプトスピラ症はともにアメリカでますます大きな問題になることが予想される[26]．また，ノミが伝播する細菌感染症の発疹熱がテキサス州で見つかっている．特に南部のホームレスの人々に患者が多い[26]．

テキサス州のNTDs

現在，テキサス州ではシャーガス病，嚢虫症，デング熱，ウエストナイルウイルス感染症，発疹熱などの発症率が非常に高いこともあり，アメリカにおけるNTDsの中心地域になりつつある．これはアメリカの他の州に比べてテキサス州に貧困層が多く（400～500万人），南部を中心に温暖で湿度が高いためである．こうした病気の多さと貧困が，私が2011年にベイラー医科大学に国立熱帯医学校を設立した大きな理由である．医学校は，約10万人が勤務する世界最大規模の医療センターであるヒューストンのテキサス医療センター内にあり，様々な使命を掲げている．具体的には（i）アメリカ国内と世界各地で起きているNTDsのエンデミックに関する研究開発（現在ではセービンワクチン研究所の研究室とテキサス子ども病院の間で製品開発パートナーシップが結ばれている），（ii）NTDsの臨床治療（ハリス郡保健制度の公立病院ベン・タアブ総合病院に新たに開設した熱帯医学診療室での診療も含む），（iii）独自の熱帯医学学位課程などを通じた教育，（iv）隣接するライス大学のジェームズ・A・ベイカー3世公共政策研究所と連携したNTDsに関する公共政策の作成である．国立熱帯医学校では，NTDsだけでなく貧困と結びついた病気に対する関心がアメリカ国内や世界全体で高まるように，精力的に革新的な取り組みを行っている．

カナダの北極地方とアラスカのNTDs

イヌイット族は，カナダの北極地方（ヌナブト準州，ケベック州北部とラブラドル地方，ノースウェスト準州など），アラスカ，グリーンランドに住む約15万人の先住民族で，狩猟と漁業を中心とした移動生活を長期間続けてきた人々である．ただし，この数十年間に大部分のイヌイット族は定住生活に切り替えている．ところが定住生活では，人口過密，高い貧困率と失業率，アルコール依存症と様々な薬物乱用，うつ病，自殺など多くの問題に直面している．また北極地方のツンドラ地帯やタイガ地帯では新鮮な野菜や果物が手に入らないため，イヌイット族の食生活は海洋哺乳類やホッキョクグマを中心とした肉食に偏る．このような食生活のためにイヌイット族は少なくとも2種類の食物由来の寄生虫症になりやすい．旋毛虫症とトキソプラズマ症である．またイヌイット族はそりを引かせるためにイヌやトナカイやエルク〔シカの一種〕と接触する機会が多いため，エキノコックス症と呼ばれるNTDsにもなりやすい．

旋毛虫症

トキソプラズマ症や有鉤条虫感染症と同じように，一般的に加熱されていないブタ肉を食べて旋毛虫症になることが多い．一般にブタ肉には線虫類の寄生虫であるトリキネラ・スピラリス・スピラリスの産まれたばかりの幼虫が含まれており，旋毛虫症のアウトブレイクが20世紀のアメリカ本土で起きている．このアウトブレイクの一因は，驚くことに，アメリカの食肉業界が感染源となるネズミや未処理の残飯などをブタの餌にしていたことにあった．この事実はアプトン・シンクレアが20世紀初めに書いた小説『ジャングル』〔大井浩二訳，松柏社，2009年〕に，食肉加工場の様子として描かれている．旋毛虫症では，通常はまずトリキネラ属の寄生虫が含まれた肉を食べてから1週間以内に悪心(おしん)，吐き気，嘔吐など食中毒のような症状が現れる．腸管症状期と呼ばれるこの時期を過ぎると，ひどい筋肉痛と眼窩(がんか)周囲浮腫（まぶたの周りのむくみ）と好酸球増多症を特徴とする筋肉症状期または侵入期になる．トリキネラ属の幼虫が大量に筋肉に侵入したり，心筋に侵入したりすると死亡する場合もある．

アメリカではトリキネラ・スピラリス・スピラリスで起こる旋毛虫症はすでに公衆衛生上の深刻な問題ではないが，トリキネラ・スピラリス・ナティバで起こる亜型の旋毛虫症が現在のイヌイット族で大きな問題となっている．たとえば，ヌナビク（ケベック州北部のイヌイット族の居住地域）ではこの数十年間に何回もアウトブレイクが起きている[27]．トリキネラ・スピラリス・ナティバで起こる旋毛虫症の症状はトリキネラ・スピラリス・スピラリスに感染した場合と似ているが，感染を繰り返すとひどい筋肉痛などの症状があまり見られなくなり，長期間続く下痢など腸の症状が中心になる[28]．カナダの北極地方で起こる旋毛虫症のアウトブレイクの大部分はセイウチの肉を生で食べたり，十分に加熱せずに食べたりして起きている．またセイウチ以外ではキツネやホッキョクグマが原因となる．ホッキョクグマの60%がトリキネラ属の幼虫に感染していると推定されている一方，セイウチの感染率は2～4%と推定されている[27,28]．20世紀のアメリカで旋毛虫症を起こしたトリキネラ・スピラリス・スピラリスはトリキネラ属の寄生虫の主な種で，興味深いことに加熱（調理）や長期間の冷凍保存で死滅することが多い．一方，ホッキョクグマやセイウチから見つかる北極地方の主なトリキネラ属の種のトリキネラ・スピラリス・ナティバは，進化の過程で凍結環境に強くなるように順応している．ヌナビクでは革新的な予防プログラムが行われている（マギル大学モントリオール総合病院の熱帯病センターに在籍していた故J・ディック・マクリーンらとヌナビク地域保健社会サービス委員会のジャン＝フランソワ・プルーが共同で開発した）．このプログラムではセイウチの肉の検体にタグを付けて管理し，食肉として消費される前に現地の研究室で検査を行う[27]．感染の疑いがある場合など緊急情報を伝える必要がある際には，ラジオ放送を使ってすぐに地域に情報を流して肉が消費されないようにする．感染した肉を食べてしまった人がいた場合は，旋毛虫症になって幼虫が筋肉に侵入しないように抗蠕虫薬のメベンダゾールを予防的に投与する．この予防プログラムのおかげで，ヌナビクに住むイヌイット族のうち旋毛虫症になる人は1%に抑えられていると推定されている[27]．トキソプラズマ症と先天性トキソプラズマ症もイヌイット族では非常によく見られる病気で，血清有病率は約60%に上る[29,30]．この場合の主なリスク因子はアザラシやカリブー（トナカイの一種）を食べることである[29]．

エキノコックス症

イヌイット族で発生しているエキノコックス症と呼ばれる蠕虫感染症には

主に2種類ある．条虫の一種の単包条虫で起こる単囊胞性エキノコックス症（単包虫症）は北アメリカの北極地域全体で発生しており，ムース〔シカの一種〕やトナカイやエルクのくず肉（臓物）を餌として与えられているそり引き用のイヌやオオカミが哺乳類の自然宿主である[30]．そり引き用のイヌの糞に含まれている虫卵をヒトが偶然に口にすると，糞口感染によりヒトが感染する．虫卵が体内に入ると幼虫が産まれて肺や肝臓に移動し，液体で満たされた大きなシストを作る．直径が10 cmを超えるシストができることもあり，このようなシストができた臓器は器質的に壊れる．一方，シストが破裂して中の液体が漏れると重いアレルギー反応を起こす場合がある．治療では外科的な処置を必要とする場合も多いが，アルベンダゾールなどの抗蠕虫薬を投与するとリスクが低下し，単包虫症が完全に治癒することもある．イヌイット族がイヌぞりを主な移動手段として生活していた20世紀前半には，単包虫症が深刻な問題となっていた．しかし定住が進むと同時に，イヌぞりの代わりにスノーモービルなどの乗り物が使われるようになり，大部分の単包条虫の生活環が途中で止まることとなった．そのため，現在，患者は少なくなっている[31]．ヌナビクで行われた血清有病率調査によると，単包条虫に感染しているイヌイット族は約1万2,000人である[30]．

もう1つの多囊包性エキノコックス症（多包虫症）は単包虫症より症状が重い．多包条虫で起こる多包虫症のシストは浸潤性〔組織に入り込む性質〕と転移性〔他の組織に移る性質〕がともに高いため，外科的な処置で治療できない場合がある．多包虫症の死亡率は高い．多包虫症の原因はホッキョクギツネと考えられている．現在，カナダのプレーリー地域の各州とアメリカのノースダコタ州，サウスダコタ州，モンタナ州，ワイオミング州でエンデミックが起きている[32]．ただし年間の患者発生数は不明である．

アメリカと北極地方のNTDsの概要

表9.1にアメリカと北極地方のNTDsの推定患者数をまとめた．この表に示した数値の大部分は非常に少ないデータに基づいて推定されたものだが，問題が深刻であることと治療等に役立つ調査を早急に行う必要があることを

表 9.1　アメリカと北極地方の NTDs の概要[a]

病気	推定患者数	感染リスクが最も高い人々
トキソカラ症	130 ～ 280 万人	アフリカ系アメリカ人の貧困層の人々
糞線虫症	6 万 8,000 ～ 10 万人	アパラチア地方の貧困層の人々，アフリカ人難民
囊虫症	4 万 1,400 ～ 16 万 9,000 人	ヒスパニック系アメリカ人
先天性トキソプラズマ症	年間で 4,000 人未満	不明
シャーガス病	30 万人	ヒスパニック系アメリカ人
皮膚リーシュマニア症	不明	不明
デング熱	年間で 11 ～ 20 万人が新たに感染	ヒスパニック系アメリカ人，アフリカ系アメリカ人
レプトスピラ症	不明	不明
トラコーマ	不明	不明
単包虫症	1 万 2,000 人	北極地方のネイティブアメリカン
旋毛虫症	1,500 人	北極地方のネイティブアメリカン
多包虫症	100 人未満	

[a] Hotez, 2008b，Hotez, 2010，Proulx et al., 2002，Siddiqui and Berk, 2001 のデータより作成.

示すために，あえて紹介した.

メキシコとカリブ海地域の NTDs

NTDs の発生率はメキシコの僻地で高い．中央アメリカのグアテマラ，ベリーズとの国境付近のメキシコ南部で特に発生している．たとえば，メキシコ南部のチアパス州とオアハカ州ではオンコセルカ症の局地的なエンデミックが起きているが，エンデミックが最も深刻な地域にイベルメクチンを集中的に配布しているため，失明する患者が新たに見つかることはない[33]．また，チアパス州ではゲリラ組織の活動が活発になったことで公衆衛生対策を中断せざるを得なくなったため，鉤虫症などの土壌伝播性蠕虫感染症のエンデミックが起こり（メキシコの僻地の他の地域でも起きている）[34]，また，トラコーマの局地的なエンデミックが起こり，皮膚リーシュマニア症の患者数が増えている[35]．シャーガス病も依然として局地的に発生しており，1990 年から 2005 年に新たに報告された急性期の患者は 1,532 人だった[36]．一方，1 万 6,000 を超える僻地の 150 万人の発熱患者の血液を採取した調査制度では，シャーガス病の急性期であることがわかった患者は年間で 10 人未満だった[36]．これらの数値はあまりにも少ないと見られており，実際メキシコのシャーガス病の慢性期の患者は 200 ～ 600 万人と推定されている[36]．また，北アメリカでクルーズトリパノソーマに感染している妊婦は 4 万人，新生児は 2,000 人と推定されている[36]．デング熱，レプトスピラ症，原虫感染症のアメーバ症もメキシコの都市部と僻地の両方で深刻な感染症となっている[35]．デング熱については最近，ラテンアメリカで深刻な影響を及ぼしていることが報告された[37]．

カリブ海地域のほとんどはアメリカ合衆国ではないが，カリブ海地域観光振興会によると毎年 1,000 万人を超えるアメリカ人がカリブ海地域を旅行している[38]．現在のカリブ海地域は世界的に見ても観光を主な産業とする地域で，これらの地域の国内総生産の 25% を観光業が占めると推定されている[38]．しかしホテルやリゾート地を離れた場所にはカリブ海地域のもう 1 つの顔がある．これらの地域では一部の NTDs の発生率が高く，特にリンパ系フィラリア症，住血吸虫症，鉤虫症，デング熱が多い．リンパ系フィラリア症の発生率はハイチで最も高く，住血吸虫症の発生率はグアドループで高い[39]．鉤虫症などの土壌伝播性蠕虫感染症のエンデミックもカリブ海地域で起きており，特にハイチとベリーズは深刻だが，最近の有病率を示すデータはほとんどない[40]．

カリブ海地域の観光業が年間 300 億米ドル以上をもたらすことを考えると，明らかに貧困が原因である病気のエンデミックが今でも起きており，鉤虫症やリンパ系フィラリア症や住血吸虫症の患者が数千名いることに大きな衝撃を受ける．第 1 章で，鉤虫症，リンパ系フィラリア症，住血吸虫症が太平洋航路におけるアフリカとの奴隷貿易の負の遺産であることを指摘した（この関連は CDC と全米保健機構のパトリック・ラミーらが初めて提唱した）[41]．この点を考えると，アメリカ人が遊びに出かけているすぐ近くでこれらの病気が今でも蔓延したままになっていることは非常に悲しむべきことである．カリブ海地域に来年旅行するアメリカ人がそれぞれ 1 ドルずつ NTDs 対策のために寄付をしたら，これらの地域からリンパ系フィラリア症や住血吸虫症や他の NTDs を排除するための資金が十分に集まるだろう．実現したら本当に素晴らしいことである．

まとめ

NTDsに関して信頼できる有病率データを入手できないことが多いのは，NTDsが顧みられていない状況を表していると同時に，NTDsの患者が貧困層の中の最貧困層に偏っているためである．多くのNTDsは簡単な方法で対策，排除でき，費用もそれほどかからない．感染症の正確な有病率を把握し，簡単で費用対効果に優れた公衆衛生対策を確立するために現時点で必要なのは，多くの研究を支援することである．世界の一部の富裕国の裏庭でこのような明らかな健康格差が存在している状況について，もう一切の言い訳は許されない．

要点：アメリカとカナダのNTDs

- NTDsは北アメリカのマイノリティの人々と先住民族に多く見られるが，実際の有病率は十分に調査されていない．
- アメリカで発生している主なNTDsは土壌伝播性蠕虫感染症（特にトキソカラ症と糞線虫症），嚢虫症，トキソプラズマ症，シャーガス病，デング熱である．嚢虫症はアメリカ南部のてんかんの，トキソプラズマ症は先天異常の主な原因となっている．
- カナダの北極地域とアラスカに住むイヌイット族でもトキソプラズマ症，旋毛虫症，エキノコックス症などの複数のNTDsが発生している．
- オンコセルカ症，土壌伝播性蠕虫感染症，トラコーマ，皮膚リーシュマニア症などの複数のNTDsがメキシコ南部の僻地で多く発生している．特にチアパス州は深刻である．シャーガス病の局地的なエンデミックは今でも起きている．
- 住血吸虫症とリンパ系フィラリア症はカリブ海地域で今でも深刻なエンデミックが起きているNTDsである．
- NTDsは北アメリカに存在する大きな健康格差を示している．

注

1. アメリカ南部での熱帯病が与える社会経済的な影響は Humphreys, 2001 および Martin and Humphreys, 2006 など医学史家のマーガレット・ハンフリーズの著作のテーマの1つである．経済学者のホイト・ブレークリーも Bleakley, 2007 で鉤虫症が及ぼす影響について検討している．
2. 引用した貧困に関する数値は census.gov/hhes/www/poverty/about/overview/, edition.presstv.ir/detail/232157.html, npc.umich.edu/publications/policy_briefs/brief28/policybrief28.pdf, Yen, 2012, Bello, 2012, The Economic Collapse, 2011, Boston, 2008 を参照.
3. 20 世紀後半のアメリカの鉤虫症有病率に関する論文には Henderson, 1957, Farmer, 1983, Arnold, 1949, Disalvo and Melonas, 1970, Sargent et al., 1972, Martin, 1972 などがある．
4. チェロキー族インディアンで学齢期の子どもの回虫症と鞭虫症の有病率が高いことは Healy et al., 1969 で報告されている．1940 年以降にアメリカで行われた土壌伝播性蠕虫に関する研究の概要については Starr and Montgomery, 2011 を参照.
5. データは Chorazy and Richardson, 2005 より．
6. 潜伏型トキソカラ症については Sharghi et al., 2000, Hotez and Wilkins, 2009, Quattrocchi et al., 2012 を参照.
7. 1970 年代のトキソカラ症の感染率については Hermann et al., 1985 を参照．アメリカの第三次国民栄養調査で得られたトキソカラ症の調査結果については Won et al., 2008 を参照．これらの調査結果の概要は Hotez and Wilkins, 2009 にも示されている．
8. コネチカット州の調査については Sharghi et al., 2001 を参照.
9. ニューヨーク市の調査については Marmor et al., 1987 を参照.
10. Busse and Mitchell, 2007.
11. トキソカラ症と喘息の関連については Buijs et al., 1997 および Kuk et al., 2006 を参照.
12. Hotez, 2008b.
13. データは Siddiqui and Berk, 2001 より．
14. Centers for Disease Control and Prevention, 2002.
15. del la Garza et al., 2005.
16. White and Atmar, 2002.
17. Wallin and Kurtzke, 2004.
18. DeGiorgio et al., 2005a, DeGiorgio et al., 2005b. 嚢虫症は主な死因でもあり，1990～2002 年に 221 人が死亡している（Sorvillo et al., 2007）．アメリカのヒスパニック系住民の人口統計データは factfinder.census.gov より．オレゴン州のヒスパニック系住民に関する嚢虫症発生率の最近の推定値については O'Neal et al., 2011 を参照.
19. Jones et al., 2007.
20. アメリカの先天性トキソプラズマ症の疾病負荷に関するデータは Lopez et al., 2000 を参照.
21. McLeod et al., 2006.
22. Kim, 2006.

23. これらの情報は Bern et al., 2011, Sarkar et al., 2010, Hanford et al., 2007 より.
24. テキサス州などのリーシュマニア症に関する情報は Maloney et al., 2002, Jacobson, 2007, Willard et al., 2005, Weina et al., 2004, Enserink, 2000 を参照.
25. ナバホ保護区のトラコーマについては Rearwin et al., 1997 および Ludlam, 1978 を参照.
26. アメリカでのデング熱，ウエストナイルウイルス感染症，レプトスピラ症，発疹熱の影響については Bouri et al., 2012, Brunkard et al., 2007, Gubler et al., 2001, Meyer et al., 2007, Reeves et al., 2008, Vinetz et al., 1996, cdc.gov/leptospirosis を参照.
27. Proulx et al., 2002. 北極地方の NTDs の情報の概要は Hotez, 2010 を参照.
28. トリキネラ・スピラリス・ナティバで起こる臨床症状についてはマギル大学熱帯病センターの J・D・マクリーンらが初めて報告した. MacLean et al., 1992 および MacLean et al., 1989 を参照. J・D・マクリーンの素晴らしい経歴については Hotez, 2010 を参照.
29. McDonald et al., 1990.
30. ヌナビクの主な人獣共通感染症の血清有病率調査はバレリー・メシエが行った. arcticnet.ulaval.ca/pdf/posters_2005/messier_et_%20al.pdf を参照.
31. Rausch, 2003.
32. Wilson et al., 1995.
33. メキシコのオンコセルカ症については World Health Organization, 2006 を参照.
34. メキシコの鉤虫症などの土壌伝播性蠕虫感染症については Brentlinger et al., 2003 および Quihui-Cota, et al., 2004 を参照.
35. チアパス州およびユカタン半島の皮膚リーシュマニア症については Flisser et al., 2002, Andrade-Narváez et al., 2001, Rebollar-Téllez et al., 2005 を参照.
36. *Lancet* 誌上でメキシコのシャーガス病の状況に関する興味深い議論が行われた. Attaran, 2006 および Tapia Conyer, 2006 を参照. シャーガス病患者が 200 万人から 600 万人いるという数値は Hotez et al., 2012 より. 妊婦と新生児のシャーガス病患者については Buekens et al., 2008 を参照.
37. Tapia-Conyer et al., 2012.
38. 情報は onecaribbean.org/content/files/2004uSmarketdata.pdf より.
39. カリブ海地域の NTDs の有病率は以下の情報に基づいている. 住血吸虫症については Chitsulo et al., 2000 を参照. この文献ではプエルトリコの住血吸虫症患者数が 1 万 5,000 人となっているが，これより新しい文献（Hillyer, 2005）ではプエルトリコの住血吸虫症は排除に近い状態になっている. リンパ系フィラリア症については Global Programme to Eliminate Lymphatic Filariasis, 2006 および Pan American Health Organization/World Health Organization, 2000 を参照. デング熱については paho.org/dengue "Dengue Regional Information: Number of Cases" を参照. なお，これらの情報の多くは Hotez, 2008a にまとめられている.
40. カリブ海地域の土壌伝播性蠕虫感染症の有病率については Ehrenberg, 2002 を参照.
41. NTDs とアフリカから連れてこられた奴隷との関連については Lammie et al., 2007 を参照.

文献

Andrade-Narváez FJ, Vargas-González A, Canto-Lara SB, Damián-Centeno AG. 2001. Clinical picture of cutaneous leishmaniasis due to *Leishmania* (*Leishmania*) *mexicana* in the Yucatan peninsula. *Mem Inst Oswaldo Cruz* **96**: 163–167.

Arnold JH. 1949. The public health problems of hookworm disease in South Carolina. *J S C Med Assoc* **45**: 367–369.

Attaran A. 2006. Chagas disease in Mexico. *Lancet* **368**: 1768.

Bello M. 2012. More than 1.4 million families live on $2 a day per person. *USA Today* **2012**(February 23). usatoday30.usatoday.com/news/nation/story/2012-02-23/extreme-poverty-increase/53227386/1.

Bern C, Kjos S, Yabsley MJ, Montgomery SP. 2011. *Trypanosoma cruzi* and Chagas' disease in the United States. *Clin Microbiol Rev* **24**: 655–681.

Bleakley H. 2007. Disease and development: evidence from hookworm eradication in the American South. *Q J Econ* **122**: 73–112.

Boston D. 2008. Poverty rates in Texas. *Suite101*. July 20, 2008. suite101.com/article/poverty-in-texas-a61136.

Bouri N, Sell TK, Franco C, Adalja AA, Henderson DA, Hynes NA. 2012. Return of epidemic dengue in the United States: implications for the public health practitioner. *Public Health Rep* **127**: 259–266.

Brentlinger PE, Capps L, Denson M. 2003. Hookworm infection and anemia in adult women in rural Chiapas, Mexico. *Salud Publica Mex* **45**: 117–119.

Brunkard JM, Robles López JL, Ramirez J, Cifuentes E, Rothenberg SJ, Hunsperger EA, Moore CG, Brussolo RM, Villarreal NA, Haddad BM. 2007. Dengue fever seroprevalence and risk factors, Texas-Mexico border, 2004. *Emerg Infect Dis* **13**: 1477–1483.

Buekens P, Almendares O, Carlier Y, Dumonteil E, Eberhard M, Gamboa-Leon R, James M, Padilla N, Wesson D, Xiong X. 2008. Mother-to-child transmission of Chagas' disease in North America: why don't we do more? *Matern Child Health J* **12**: 283–286.

Buijs J, Borsboom G, Renting M, Hilgersom WJ, van Wieringen JC, Jansen G, Neijens J. 1997. Relationship between allergic manifestations and *Toxocara* seropositivity: a cross-sectional study among elementary school children. *Eur Respir J* **10**: 1467–1475.

Busse WW, Mitchell H. 2007. Addressing issues of asthma in inner-city children. *J Allergy Clin Immunol* **119**: 43–49.

Centers for Disease Control and Prevention. 2002. Cancer death rates—Appalachia, 1994–1998. *MMWR Morb Mortal Wkly Rep* **51**: 527–529.

Chitsulo L, Engels D, Montresor A, Savioli L. 2000. The global status of schistosomiasis and its control. *Acta Trop* **77**: 41–51.

Chorazy ML, Richardson DJ. 2005. A survey of environmental contamination with ascarid ova, Wallingford, Connecticut. *Vector Borne Zoonotic Dis* **5**: 33–39.

DeGiorgio C, Pietsch-Escueta S, Tsang V, Corral-Leyva G, Ng L, Medina MT, Astudillo S, Padilla N, Leyva P, Martinez L, Noh J, Levine M, del Villasenor R, Sorvillo F.

2005a. Sero-prevalence of *Taenia solium* cysticercosis and *Taenia solium* taeniasis in California, USA. *Acta Neurol Scand* **111**: 84–88.
DeGiorgio CM, Sorvillo F, Pietsch Escueta S. 2005b. Neurocysticercosis in the United Status: review of an important emerging infection. *Neurology* **64**: 1486.
del la Garza Y, Graviss EA, Daver NG, Gambarin KJ, Shandera WX, Schantz PM, White AC Jr. 2005. Epidemiology of neurocysticercosis in Houston, Texas. *Am J Trop Med Hyg* **73**: 766–770.
Disalvo AF, Melonas J. 1970. Intestinal parasites in South Carolina, 1969. *J S C Med Assoc* **66**: 355–358.
Ehrenberg JP. 2002. *An Epidemiological Overview of Geohelminth and Schistosomiasis in the Caribbean*. Pan American Health Organization, Washington, DC.
Enserink M. 2000. Infectious diseases. Has leishmaniasis become endemic in the U.S.? *Science* **290**: 1881–1883.
Farmer HF. 1983. The germ of laziness: a Florida historical perspective. *J Fla Med Assoc* **70**: 659–662.
Flisser A, Velasco-Villa A, Martínez-Campos C, González-Domínguez F, Briseño-García B, García-Suárez R, Caballero-Servín A, Hernández-Monroy I, García-Lozano H, Gutiérrez-Cogco L, Rodríguez-Angeles G, López-Martínez I, Galindo-Virgen S, Vázquez-Campuzano R, Balandrano-Campos S, Guzmán-Bracho C, Olivo-Díaz A, de la Rosa J, Magos C, Escobar-Gutiérrez A, Correa D. 2002. Infectious diseases in Mexico: a survey from 1995–2000. *Arch Med Res* **33**: 343–350.
Global Programme to Eliminate Lymphatic Filariasis. 2006. *Wkly Epidemiol Rec* **81**: 221–232.
Gubler DJ, Reiter P, Ebi KL, Yap W, Nasci R, Patz JA. 2001. Climate variability and change in the United States: potential impacts on vector- and rodent-borne diseases. *Environ Health Perspect* **109**(Suppl 2): 223–233.
Hanford EJ, Zhan FB, Lu Y, Giordano A. 2007. Chagas disease in Texas: recognizing the significance and implications of evidence in the literature. *Soc Sci Med* **65**: 60–79.
Healy GR, Gleason NN, Bokat R, Pond H, Roper M. 1969. Prevalence of ascariasis and amebiasis in Cherokee Indian school children. *Public Health Rep* **84**: 907–914.
Henderson HE. 1957. Incidence and intensity of hookworm infestation in certain East Texas counties with comparison of technics. *Tex Rep Biol Med* **15**: 283–291.
Hermann N, Glickman LT, Schantz PM, Weston MG, Domanski LM. 1985. Seroprevalence of zoonotic toxocariasis in the United States: 1971–1973. *Am J Epidemiol* **122**: 890–896.
Hillyer GV. 2005. The rise and fall of Bilharzia in Puerto Rico: its centennial 1904–2004. *P R Health Sci J* **24**: 225–235.
Hotez PJ. 2008a. Holidays in the sun and the Caribbean's forgotten burden of neglected tropical diseases. *PLoS Negl Trop Dis* **2**: e239.
Hotez PJ. 2008b. Neglected infections of poverty in the United States of America. *PLoS Negl Trop Dis* **2**: e256.
Hotez PJ. 2010. Neglected infections of poverty among the indigenous peoples of the

Arctic. *PLoS Negl Trop Dis* **4**: e606.

Hotez PJ, Bottazzi ME, Dumonteil E, Valenzuela JG, Kamhawi S, Ortega J, Rosales SP, Cravioto MB, Tapia-Conyer R. 2012. Texas and Mexico: sharing a legacy of poverty and neglected tropical diseases. *PLOS Negl Trop Dis* **6**: e1497.

Hotez PJ, Gurwith M. 2011. Europe's neglected infections of poverty. *Int J Infect Dis* **15**: e611-e619.

Hotez PJ, Wilkins PP. 2009. Toxocariasis: America's most common neglected infection of poverty and a helminthiasis of global importance? *PLoS Negl Trop Dis* **3**: e400.

Humphreys M. 2001. *Malaria: Poverty, Race, and Public Health in the United States.* The Johns Hopkins University Press, Baltimore, MD.

Jacobson S. 2007. Rare, non-fatal skin disease found in N. Texans. *The Dallas Morning News* **2007** (September 14).

Jones JL, Kruszon-Moran D, Sanders-Lewis K, Wilson M. 2007. *Toxoplasma gondii* infection in the United States, 1999-2004, decline from the prior decade. *Am J Trop Med Hyg* **77**: 405-410.

Kim K. 2006. Time to screen for congenital toxoplasmosis? *Clin Infect Dis* **42**: 1395-1397.

Kuk S, Özel E, Oğuztürk H, Kirkil G, Kaplan M. 2006. Seroprevalence of *Toxocara* antibodies in patients with adult asthma. *South Med J* **99**: 719-722.

Lammie PJ, Lindo JF, Secor WE, Vasquez J, Ault SK, Eberhard ML. 2007. Eliminating lymphatic filariasis, onchocerciasis and schistosomiasis from the Americas: breaking a historical legacy of slavery. *PLoS Negl Trop Dis* **1**: e71.

Lopez A, Dietz VJ, Wilson M, Navin TR, Jones JL. 2000. Preventing congenital toxoplasmosis. *MMWR Recomm Rep* **49** (RR02): 57-75.

Ludlam JA. 1978. Prevalence of trachoma among Navajo Indian children. *Am J Optom Physiol Optics* **55**: 116-118.

MacLean JD, Poirier L, Gyorkos TW, Proulx JF, Bourgeault J, Corriveau A, Illistiuk S, Staudt M. 1992. Epidemiologic and serologic definition of primary and secondary trichinosis in the Arctic. *J Infect Dis* **165**: 908-912.

MacLean JD, Viallet J, Law C, Staudt M. 1989. Trichinosis in the Canadian Arctic: report of five outbreaks and a new clinical syndrome. *J Infect Dis* **160**: 513-520.

Maloney DM, Maloney JE, Dotson D, Popov VL, Sanchez RL. 2002. Cutaneous leishmaniasis: Texas case diagnosed by electron microscopy. *J Am Acad Dermatol* **47**: 614-616.

Marmor M, Glickman L, Shofer F, Faich LA, Rosenberg C, Cornblatt B, Friedman S. 1987. *Toxocara canis* infection of children: epidemiologic and neurospychologic findings. *Am J Public Health* **77**: 554-559.

Martin LK. 1972. Hookworm in Georgia. I. Survey of intestinal helminth infections and anemia in rural school children. *Am J Trop Med Hyg* **31**: 919-929.

Martin MG, Humphreys ME. 2006. Social consequence of disease in the American South, 1900-World War II. *South Med J* **99**: 862-864.

McDonald JC, Gyorkos TW, Alberton B, MacLean JD, Richer G, Juranek D. 1990. An outbreak of toxoplasmosis in pregnant women in northern Quebec. *J Infect Dis* **161**: 769–774.

McLeod R, Boyer K, Karrison T, Kasza K, Kasza K, Swisher C, Roizen N, Jalbrzikowski J, Remington J, Heydemann P, Noble AG, Mets M, Holfels E, Withers S, Latkany P, Meier P; Toxoplasmosis Study Group. 2006. Outcome of treatment for congenital toxoplasmosis, 1981–2004: the National Collaborative Chicago-based, Congenital Toxoplasmosis Study. *Clin Infect Dis* **42**: 1383–1394.

Meyer TE, Bull LM, Cain Holmes K, Pascua RF, Travassos da Rosa A, Gutierrez CR, Corbin T, Woodward JL, Taylor JP, Tesh RB, Murray KO. 2007. West Nile virus infection among the homeless, Houston, Texas. *Emerg Infect Dis* **13**: 1500–1503.

Nair D. 2001. Screening for *Strongyloides* infection among the institutionalized mentally disabled. *J Am Board Fam Pract* **14**: 51–53.

O'Neal S, Noh J, Wilkins P, Keene W, Lambert W, Anderson J, Compton Luman J, Townes J. 2011. *Taenia solium* tapeworm infection, Oregon, 2006–2009. *Emerg Infect Dis* **17**: 1030–1036.

Ong S, Talan DA, Moran GJ, Mower W, Newdow M, Tsang VC, Pinner RW; EMERGEncy ID NET Study Group. 2002. Neurocysticercosis in radiographically imaged seizure patients in U.S. emergency departments. *Emerg Infect Dis* **8**: 608–613.

Pan American Health Organization/World Health Organization. 2000. *Lymphatic Filariasis Elimination in the Americas: First Regional Program Managers Meeting, Dominican Republic, 9–11 August 2000.* Pan American Health Organization, Washington, DC. paho.org/English/AD/DPC/CD/lymph_filar_report2000.pdf.

Proulx JF, MacLean JD, Gyorkos TW, Leclair D, Richter AK, Serhir B, Forbes L, Gajadhar AA. 2002. Novel prevention program for trichinellosis in Inuit communities. *Clin Infect Dis* **34**: 1508–1514.

Quattrocchi G, Nicoletti A, Marin B, Bruno E, Druet-Cabanac M, Preux PM. 2012. Toxocariasis and epilepsy: systematic review and meta-analysis. *PLOS Negl Trop Dis* **6**: e1775.

Quihui-Cota L, Valencia ME, Crompton DW, Phillips S, Hagan P, Diaz-Camacho SP, Triana Tejas A. 2004. Prevalence and intensity of intestinal parasitic infections in relation to nutritional status in Mexican schoolchildren. *Trans R Soc Trop Med Hyg* **98**: 653–659.

Rausch RL. 2003. Cystic echinococcosis in the Arctic and Sub-Arctic. *Parasitology* **127**: S73–S85.

Rearwin DT, Tang JH, Hughes JW. 1997. Causes of blindness among Navajo Indians: an update. *J Am Optom Assoc* **68**: 511–517.

Rebollar-Téllez EA, Tun-Ku E, Manrique-Saide PC, Andrade-Narvaez FJ. 2005. Relative abundances of sandfly species (Diptera: Phlebotominae) in two villages in the same area of Campeche, in southern Mexico. *Ann Trop Med Parasitol* **99**: 193–201.

Reeves WK, Murray KO, Meyer TE, Bull LM, Pascua RF, Holmes KC, Loftis AD. 2008. Serological evidence of typhus group rickettsia in a homeless population in Houston, Texas. *J Vector Ecol* **33**: 205–207.

Robinson P, Garza A, Weinstock J, Serpa JA, Goodman JC, Eckols KT, Firozgary B, Tweardy DJ. 2012. Substance P causes seizures in neurocysticercosis. *PLOS Pathog* **8**: e1002489.

Sargent RG, Dudley BW, Fox AS, Lease EJ. 1972. Intestinal helminths in coastal South Carolina: a problem in southeastern United States. *South Med J* **65**: 294–298.

Sarkar S, Strutz SE, Frank DM, Rivaldi CL, Sissel B, Sánchez-Cordero V. 2010. Chagas disease risk in Texas. *PLoS Negl Trop Dis* **4**: e836.

Schantz PM, Tsang VC. 2003. The US Centers for Disease Control and Prevention (CDC) and research and control of cysticercosis. *Acta Trop* **87**: 161–163.

Serpa JA, Graviss EA, Kass JS, White AC Jr. 2011. Neurocysticercosis in Houston, Texas: an update. *Medicine* (*Baltimore*) **90**: 81–86.

Sharghi N, Schantz PM, Caramico L, Ballas K, Teague BA, Hotez PJ. 2001. Environmental exposure to *Toxocara* as a possible risk factor for asthma: a clinic-based case-control study. *Clin Infect Dis* **32**: e111–e116.

Sharghi N, Schantz P, Hotez PJ. 2000. Toxocariasis: an occult cause of childhood neuropsychological deficits and asthma? *Semin Pediatr Infect Dis* **11**: 257–260.

Siddiqui AA, Berk SL. 2001. Diagnosis of *Strongyloides stercoralis* infection. *Clin Infect Dis* **33**: 1040–1047.

Sorvillo FJ, DeGiorgio C, Waterman SH. 2007. Deaths from cysticercosis, United States. *Emerg Infect Dis* **13**: 230–235.

Starr MC, Montgomery SP. 2011. Soil-transmitted helminthiasis in the United States: a systematic review—1940–2010. *Am J Trop Med* **85**: 680–684.

Tapia Conyer R. 2006. Chagas' disease in Mexico—response from the Mexican Ministry of Health. *Lancet* **368**: 1768–1769.

Tapia-Conyer R, Betancourt-Cravioto M, Méndez-Galván J. 2012. Dengue: an escalating public health problem in Latin America. *Paediatr Int Child Health* **32**(Suppl 1): 14–17.

The Economic Collapse. 2011. Extreme poverty is now at record levels—19 statistics about the poor that will absolutely astound you. *The Economic Collapse*. November 4, 2011. theeconomiccollapseblog.com/archives/extreme-poverty-is-now-at-record-levels-19-statistics-about-the-poor-that-will-absolutely-astound-you.

Vinetz JM, Glass GE, Flexner CE, Mueller P, Kaslow DC. 1996. Sporadic urban leptospirosis. *Ann Intern Med* **125**: 794–798.

Wallin MT, Kurtzke JF. 2004. Neurocysticercosis in the United States: review of an important emerging problem. *Neurology* **63**: 1559–1564.

Weina PJ, Neafie RC, Wortmann G, Polhemus M, Aronson NE. 2004. Old World leishmaniasis: an emerging infection among deployed US military and civilian workers. *Clin Infect Dis* **39**: 1674–1680.

White AC Jr, Atmar RL. 2002. Infections in Hispanic immigrants. *Clin Infect Dis* **34**: 1627–1632.

Willard RJ, Jeffcoat AM, Benson PM, Walsh DC. 2005. Cutaneous leishmaniasis in soldiers from Fort Campbell, Kentucky returning from Operation Iraqi Freedom highlights diagnostic and therapeutic options. *J Am Acad Dermatol* **52**: 977–987.

Wilson JF, Rausch RL, Wilson FR. 1995. Alveolar hydatid disease. *Ann Surg* **221**: 315–323.

Won KY, Kruszon-Moran D, Schantz PM, Jones JL. 2008. National seroprevalence and risk factors for zoonotic *Toxocara* spp. infection. *Am J Trop Med Hyg* **79**: 552–557.

World Health Organization. 2006. Onchocerciasis (river blindness). Report from the fifteenth InterAmerican Conference on Onchocerciasis, Caracas, Venezuela. *Wkly Epidemiol Rec* **81**: 293–296.

Yen H. 2012. U.S. poverty on track to rise to highest since 1960s. *Huffington Post*. July 22, 2012. huffingtonpost.com/2012/07/22/us-poverty-level-1960s_n_1692744.html.

第10章

顧みられない熱帯病に関する グローバルネットワーク

これはヒト鉤虫症や象皮病などの顧みられない熱帯病（NTDs）に苦しみ，何もできず，差別すら受けている約10億人についての話であり……出会った誰もが決して忘れることのない，今にも死にそうな子どもや病気で弱っている母親たち全員に関わる問題である．

元アメリカ大統領ビル・クリントン

アフリカ全体でマラリアとNTDs対策を同時に行うための総費用はおそらく年間30億ドルにすぎないだろう．これはペンタゴン〔米国国防総省〕におけるわずか2日分の支出である．富裕国に住む10億人が1杯3ドルのコーヒーを1年に1回飲む代わりにその金額を寄付したとしたら，毎年数百万人の子どもが衰弱せずに命が救われる．また，病気と絶望が止めどなく広がるという危険に人類がさらされることもなくなる．新たに設立された顧みられない熱帯病に関するグローバルネットワークはこれを実現するための組織である．

ジェフリー・サックス

私の経験からすると，いかなる活動も資金不足で中止されたり，滞ったりすることはない．これは資金がなくてもあらゆる活動を続けられるという意味ではない．誠実な人々がいて進む方向さえ間違うことがなければ，必要な資金は必ず得られるという意味である．

マハトマ・ガンジー

顧みられない熱帯病（NTDs）は人類の能力を奪う主要な病気である．NTDsにかかると外見が変化し，子どもの発達が妨げられ，妊娠に重篤な影響が及ぶ．また生産性も大きく低下する．アフリカ，アジア，アメリカ大陸の低所得国では13種類のNTDsの疾病負荷が非常に大きくなっている．ある推定値によるとNTDsのために年間5,660万DALYs（障害調整生存年数．病気による障害で健康な生活を送れなくなった場合や病気のために早く死亡した場合に失われる健康的に生活できる年数のこと）が失われている．NTDsの世界疾病負荷はマラリアや結核を上回っており，HIV/エイズによって失われるDALYsには及ばないもののかなり大きな数値となっている（図10.1）[1].

NTDsの世界疾病負荷の90%以上は最もよく見られる7種類のNTDs，つまり回虫症，鞭虫症，鉤虫症，住血吸虫症，リンパ系フィラリア症（LF），トラコーマ，オンコセルカ症によるものである．1年間に失われる5,660万DALYsの90%以上を占めるこれらのNTDsは発展途上国の貧困層の人々に最もよく見られる感染症で，患者のほぼ全員が「最底辺の10億人」である．表10.1にはこれらのDALYsのランキングが示されている．これを見ると鉤虫症などの土壌伝播性蠕虫感染症が上位を占め，その後にリンパ系フィラリア症，住血吸虫症，トラコーマ，オンコセルカ症が続いている．シアトルのワシントン大学にある保健指標評価研究所はクリス・マレーが所長を

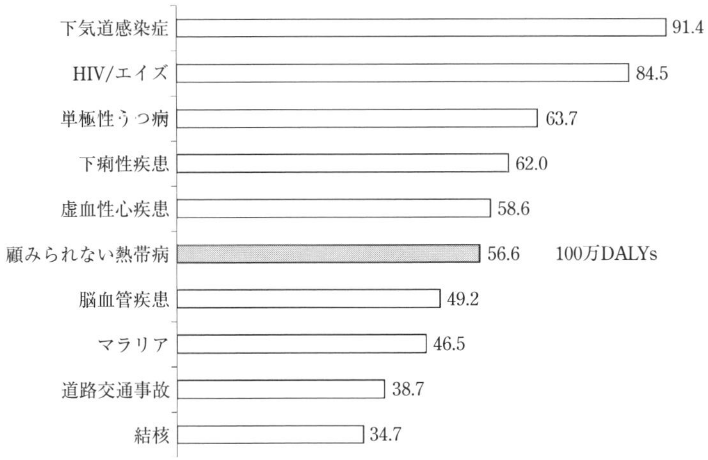

図10.1　DALYsの10大要因（Hotez et al., 2007aより改変引用.）

表 10.1　患者数の多い 7 種類の NTDs: DALYs によるランキング [a]

順位	病気	世界疾病負荷 : DALYs	世界全体の有病者数
1	鉤虫症	320 ～ 2,210 万	6 ～ 7 億人
2	回虫症	130 ～ 1,050 万	8 ～ 9 億人
3	鞭虫症	60 ～ 640 万	5 ～ 6 億人
4	リンパ系フィラリア症	280 ～ 580 万	1 億人
5	住血吸虫症	330 ～ 450 万	4 ～ 6 億人
6	トラコーマ	30 ～ 230 万	2,000 万人
7	オンコセルカ症	50 万	3,700 万人
	合計	1,200 ～ 5,210 万	10 億人を超える [b]

[a] Hotez et al., 2006 および Murray et al., 2012 より改変引用.
[b] 有病者数の合計には複数の感染症にかかっている患者（多種寄生）が含まれる.

務めているが，そこが中心となり，DALYs の推定値が最近計算し直された．それによれば NTDs によって年間 2,610 万 DALYs が失われている [2]．ただし，この新たな推定値については NTDs の慢性的な影響が十分に考慮されていないと感じている研究者もいる [2]．また，これまでに計算された DALYs の推定値の多くで慢性的な影響が十分に考慮されていないため，その点を考慮すると現在の推定値をさらに上回る可能性も十分にある [2]．

NTDs が低所得国で起きた場合，疾病負荷だけでなく経済に与える影響も非常に大きい．これは子どもの認知機能，記憶力，学校の成績，学校の出席日数に加え，労働者の生産性にも影響が及ぶためである．このような経済的影響を数値化して検討する作業はまだ始まったばかりだが，現時点で得られているデータでは NTDs が発展途上地域の貧困を助長する深刻な病気であることが示されている [3]．

本書の重要なテーマとして集団薬剤投与（MDA）や予防的化学療法がある．すでに示したとおり，大勢の人々に一定の期間 NTDs 治療薬を同時に投与することで健康が得られるだけでなく，教育にも経済にも大きなメリットがある．こうした方法が大勢の人々に効果をもたらすことが証明されたのは文化大革命直後の中国が最初だった．国が供給する塩の一部にジエチルカルバマジン（DEC）を添加したのである．その結果 1990 年代初めまでに，公衆衛生上の問題であったリンパ系フィラリア症は中国からほとんどが排除された．同じようにDECの集団薬剤投与を行ったことで，エジプト，南太平洋の多くの島々，さらに世界各地の20を超える国々からリンパ系フィラリア症が排除されている．集団薬剤投与は他のNTDsにも有効である．たとえば，プラジカンテルの集団薬剤投与でエジプトの住血吸虫症対策が促進され，イベルメクチンの集団薬剤投与で西アフリカのオンコセルカ症対策が進んだ（マリとセネガルのエンデミックが深刻だった地域でも排除された）．さらにSAFE（第5章）の一環として行われた集団薬剤投与でモロッコの公衆衛生問題であるトラコーマが排除された後，現在までに十数か国のトラコーマも排除されている．このため過去30年間に予防的化学療法を行ったことで患者数が多い7種類のNTDsの負荷が世界全体で大幅に減少し，発展途上地域の公衆衛生について非常に素晴らしい成果が得られた．このことに異論を唱える人はまずいないだろう．

このように公衆衛生上の成果が認められた結果，世界保健機関（WHO）総会では，NTDs対策として集団薬剤投与を促す意欲的な決議がこの数年でいくつも採択されている．WHO総会は加盟全194か国〔2014年〕の保健担当大臣が参加するWHOの最高意思決定機関であり，事務局長を任命し，保健政策を決定する．WHO総会では患者数が多い7種類のNTDsに関する集団薬剤投与の決議が主なものだけでも5つ採択されている[4]．具体的には，公衆衛生上の問題として2020年までにリンパ系フィラリア症とトラコーマを排除すること，オンコセルカ症患者が中度から高度に集中している地域で2010年までに年1回の地域での治療を継続できる体制を整えること，2010年までに土壌伝播性蠕虫感染症と住血吸虫症のリスクが高い学齢期の子どもの75%以上に定期的な治療を行うこと，住血吸虫症の排除が実現可能であること，の確認である．WHO総会ではこれ以外にもハンセン病の多剤併用療法と，メジナ虫症，シャーガス病，ヒトアフリカトリパノソーマ症に関する公衆衛生上の取り組みを目標として定めている．

WHO総会で定めたこれらの目標に向けて，非常に重要な国際的官民パートナーシップが複数設立され，NTDsのエンデミックが起きている各国の保健担当大臣に対してNTDs対策のための技術的なアドバイスを行っている．表10.2は患者数が多い7種類のNTDsの集団薬剤投与プログラムをまとめたものである[4]．これらのパートナーシップはWHOと連携して，低所得国の最貧困層の人々のもとにNTDsの必須医薬品を届けることができるように活動を続けている．活動に関わっている組織は次のとおりである．

・**住血吸虫症対策イニシアティブ（SCI）**（imperial.ac.uk/schisto）．SCIはアフリカのサハラ以南の各国の保健担当大臣や，感染リスクの高い人々（特に学齢期の子ども）に抗蠕虫薬のプラジカンテルとベンズイミダゾー

表10.2　患者数が多いNTDsの

病気	主なイニシアティブ	治療を必要とするリスクの高い人々の数
土壌伝播性虫感染症（回虫症，鞭虫症，鉤虫症）	寄生虫対策のためのパートナー組織，住血吸虫症制圧イニシアティブ，寄生虫なき子どもたち，グローバルヘルスのためのタスクフォース，寄生虫駆除イニシアティブ，子どもの成長のためのパートナーシップ	子ども8億9,000万人
住血吸虫症	住血吸虫症制圧イニシアティブ，寄生虫対策のためのパートナー組織	2億3,600万人
リンパ系フィラリア症	リンパ系フィラリア症排除のためのグローバルアライアンス，グローバルヘルスのためのタスクフォース，メクチザン無償提供プログラム，アルベンダゾール無償提供プログラム	13億9,200万人
オンコセルカ症	アフリカオンコセルカ症対策プログラム，ヘレン・ケラー・インターナショナル，カーターセンター，アメリカ大陸オンコセルカ症排除プログラム，サイトセーバーズ，CBM，グローバルヘルスのためのタスクフォース，メクチザン無償提供プログラム	1億2,300万人
トラコーマ	グローバルヘルスのためのタスクフォースの国際トラコーマイニシアティブ，ヘレン・ケラー・インターナショナル，カーターセンター，サイトセーバーズ，CBM	3億2,500万人

[a] 注の4と5を参照．

ルを配布する国レベルのプログラムと連携して，住血吸虫症の継続的な対策や一部の土壌伝播性蠕虫感染症の対策も促進している．アラン・フェンウィックを中心として運営されており，インペリアルカレッジロンドンを拠点としている．

・**リンパ系フィラリア症排除のためのグローバルアライアンス（GAELF）**（filariasis.org）．GAELF は DEC またはイベルメクチンをアルベンダゾールとともに配布しているパートナー組織の活動調整を行っており，政治的

集団薬剤投与プログラムの概要[a]

治療を受けた人数（リスクの高い人々に対する割合）	使用される薬剤	投与の頻度	主な投与対象者
3 億 1,400 万人（35%）	メベンダゾールまたはアルベンダゾール	有病率や伝播の状況に応じて年 1 回または半年に 1 回	学齢期の子ども，一部の学齢期前の子ども，出産できる年齢の女性
3,300 万人（14%）	プラジカンテル	有病率や伝播の状況に応じて年 1 回，2 年に 1 回または学齢期に 2 回	学齢期の子ども
4 億 8,400 万人（35%）	DEC またはイベルメクチン（＋アルベンダゾール）	年 1 回	リスクの高い人々全員
8,100 万人（66%）	イベルメクチン	年 1 回	リスクの高い人々全員
3,800 万人（12%）	アジスロマイシン	年 1 回	生後 6 か月以上のリスクの高い人々全員

支援，経済的支援，技術的支援に重点的に取り組んでいる．GAELF の事務局は現在リバプール熱帯医学校（LSTM）を拠点としており，パトリック・ラミーが運営グループの書記長，ジョーン・ファイーが運営グループの責任者を務めている．モーゼス・ボカリーがセンター長を務める顧みられない熱帯病センターも LSTM にある．

- **国際トラコーマイニシアティブ（ITI）**（trachoma.org）．ITI はアジスロマイシンの集団薬剤投与が組み込まれている SAFE 戦略を実行し，失明につながるトラコーマの排除を目指す組織である．1998 年にファイザー社とエドナ・マコーネル・クラーク財団が設立した．アトランタを拠点としており，現在はダニー・ハダドを中心として運営されている．
- **ヘレン・ケラー・インターナショナル（HKI）**（hki.org）．HKI は 1915 年に設立された最も古くからある非営利組織である．栄養失調による予防可能な失明の治療と対策を目的としている．本部がニューヨーク市にあり，トラコーマやオンコセルカ症など失明を伴う病気に対応する大規模なプログラムを実施している．キャシー・スパーンを中心に運営されている．
- **アフリカオンコセルカ症対策プログラム（APOC）**（who.int/apoc/）．APOC はアフリカ大陸全域から公衆衛生問題であるオンコセルカ症を排除するために設立された．この組織の活動は，基本的に数十万人の薬剤配布担当者のネットワークを通じて行われる地域主導型イベルメクチン治療（CDTI）である．APOC には非政府系組織など様々なパートナー組織が関わっている．活動については WHO，財務については世界銀行が統括している．ブルキナファソのワガドゥグーを拠点としており，ウチェ・アマジゴの退任後，現在はポール＝サムソン・ルサンバ＝ディカッサを中心に運営されている．
- **グローバルヘルスのためのタスクフォース**（taskforce.org）．グローバルヘルスのためのタスクフォースはこれまでに紹介したパートナーシップが行う多数の薬剤無償提供プログラムに関わっている．具体的には，メルク社と連携しているメクチザン無償提供プログラム（mectizan.org），土壌伝播性蠕虫感染症治療のためのメベンダゾール（ジョンソン・エンド・ジョンソン社）の無償提供プログラムである寄生虫なき子どもたち，リンパ系フィラリア症サポートセンター，ITI である．ジョージア州ディケーターを拠点としており，マーク・ローゼンバーグを中心として運営されている．

・**顧みられない熱帯病対策イギリス連合**（ntd-coalition.org）．顧みられない熱帯病対策イギリス連合は，子どもの成長のためのパートナーシップ（PCD），イギリスカーターセンター，SCI，サイトセーバーズ，リバプール熱帯医学校の顧みられない熱帯病センターなど，イギリス国内にある組織の共同パートナーシップである．

・**サイトセーバーズ**（sightsavers.org）．サイトセーバーズは失明の排除を使命として掲げており，顧みられない熱帯病対策イギリス連合の中心的組織である．キャロライン・ハーパーが最高責任者を務めている．

・**寄生虫駆除イニシアティブ**〔現在はエビデンスアクションのプログラム．evidenceaction.org/deworm-the-world〕．寄生虫駆除イニシアティブは学校での駆虫プログラムの拡大を使命として掲げており，これまでに 27 か国 3,700 万人の子どもが駆虫を受けている．アリッサ・フィッシュベインが責任者を務めている．寄生虫駆除イニシアティブはマサチューセッツ工科大学のアブドゥル・ラティフ・ジャミール貧困アクションラボ（povertyactionlab.org）と密接なパートナーシップを構築して連携している．なおアブドゥル・ラティフ・ジャミール貧困アクションラボはレイチェル・グレナースター（事務局長）を中心として運営されている．

・**子どもの成長のためのパートナーシップ（PCD）**（child-development.org）．PCD は学校保健と栄養対策に主に取り組んでいる組織だが，基本的活動として学校での駆虫も行っている．SCI と同じようにインペリアルカレッジロンドンを拠点としており，レズリー・ドレーク（事務局長）を中心として運営されている．

・**カーターセンター**（cartercenter.org）．カーターセンターはアメリカの元大統領ジミー・カーターと元ファーストレディーのロザリン・カーターが 1982 年に設立した．エモリー大学とパートナーシップを構築しており，アトランタを拠点として 70 か国以上で人々の苦痛や苦悩の軽減に取り組んでいる．主にメジナ虫症，オンコセルカ症，トラコーマなど複数の

NTDs対策プログラムを実施している．メジナ虫症の根絶に成功したことについてはすでに第4章で説明した．

・**CBM**（cbm.org）．元はクリスチャンブラインドミッションとして知られたCBMは，アフリカの複数の国でNTDs対策の取り組みを主導しているキリスト教系の開発組織である．アレン・フォスターが代表を務めている．

これらのパートナーシップのおかげで集団薬剤投与の規模は驚くほど拡大しており，77か国の発展途上国の7億人（NTDsにかかっている人またはNTDsになるリスクが高い人）が投与を受けている．しかし活動がこれほど大規模になってもまだ十分ではなく，WHO総会で設定した対策または排除のための高い目標値には届いていない．たとえばWHOの推定値では，2009～2010年にオンコセルカ症になるリスクの高い人々のうち約3分の2はイベルメクチンによる定期的な治療を受けたが，リンパ系フィラリア症と土壌伝播性蠕虫感染症になるリスクの高い人々のうち治療を受けた人の割合は約35～36%に過ぎず，住血吸虫症になるリスクの高い人々のうちプラジカンテルの投与を受けた人々の割合に至っては10%を超えた程度である（表10.2）[5]．このため集団薬剤投与の現在の実施率では，世界各地の最貧困層の人々の全員のもとにNTDsの必須医薬品が届くまで，今後さらに何年もかかると思われる．

NTDs関連のパートナーシップとWHOが関わる集団薬剤投与の規模拡大を阻む問題を解決するのは難しいことである．本書の初めで指摘したように，グローバルヘルスに何らかの関わりがある組織や団体，とりわけ先進8か国（G8）諸国は，世界エイズ・結核・マラリア対策基金，大統領エイズ救済緊急計画（PEPFAR），大統領マラリアイニシアティブ（PMI）などのイニシアティブを通じて，HIV/エイズ，マラリア，結核で苦しむ人々を救う活動を支援しているが，NTDs対策に関する支援はそれに比べてはるかに小さな規模にとどまっている．G8諸国はこれらの「三大」疾患には数十億ドルを費やしているが，NTDs対策支援に当てている額は今のところ数千万ドルで，アメリカとイギリスにより提供されるものがほとんどを占めている[6]．

しかしNTDsの世界規模の対策で問題となっているのは政治的な意思の欠如だけではない．NTDsが発展途上地域の地方（僻地であることが多い）で主に発生していることを考えると，その地域の人々が集団薬剤投与を受けやすくする必要がある．また，より効率的な投与計画を立てる必要もある．第5章で見たように，APOCはおそらく他のどの組織よりも効率的に感染リスクの高い人々に接触できている組織である．APOCでは地域の配布担当者が薬剤を届けるしくみを使って，遠く離れた僻地に住んでいる，河川盲目症になるリスクの高い人々にイベルメクチンを投与している．

APOCはすでに「難問」を解決している．アフリカで最も行きにくい地域の住民の元にもイベルメクチンを届けている．このことは，APOCやAPOCと同じようなしくみを使っている組織で，イベルメクチン以外のNTDs治療薬の投与も行うべきだという根拠にならないだろうか．図10.2は患者数が多い7種類のNTDs（3種類の土壌伝播性蠕虫感染症，リンパ系フィラリア症，オンコセルカ症，住血吸虫症，トラコーマ）のうち，現時点で集団薬剤投与（予防的化学療法）のターゲットとなっている病気の分

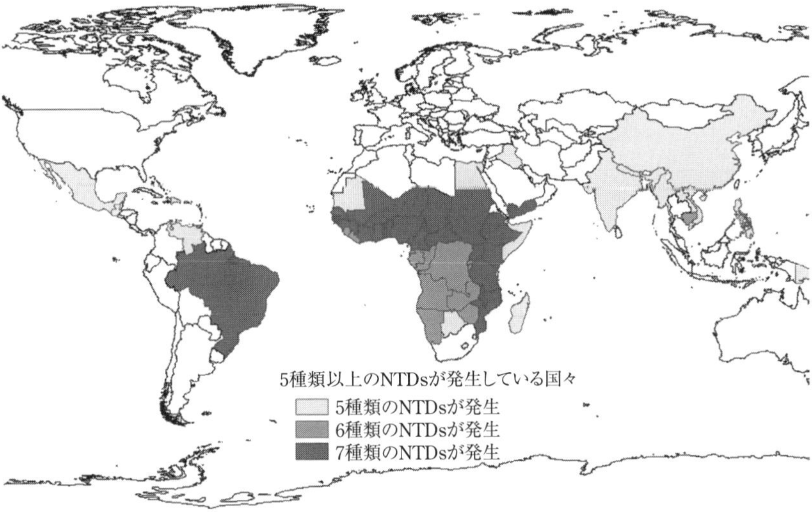

図10.2　NTDsの世界分布．（この地図はHotez et al., 2007aの情報に基づいてソフィア・ラフが作成した．）

布状況を示した世界地図である．この地図を見ると，最もよく見られるNTDsが北アメリカ，ヨーロッパ，中央アジアでは公衆衛生上の問題ではない一方，特にアフリカのサハラ以南，東南アジア，アメリカ大陸の熱帯地域など熱帯の発展途上地域では複数のNTDsが発生していることがわかる．実際にこれらの発展途上地域の国々では，患者数が多いNTDsが5種類，6種類または7種類同時に同一地域で発生していることがある．つまり7種類のNTDsのコエンデミック（同時常在流行）が発生しているとも言えるのである．

NTDsのコエンデミックが起きている状況がわかりやすいように，アフリカ西岸地域のコートジボワール（象牙海岸とも呼ばれる）の例を紹介する．コートジボワールはニューメキシコ州とほぼ同じ広さで，国民1人あたりの年収が約1,600米ドルという低所得国である[7]．僻地の貧困率が高く，乳児を含む5歳未満の子どもの死亡率が高いだけでなく，南部を掌握している政府と北部を掌握している反政府勢力の間で内戦が起きている[7]．スイス熱帯研究所のジョバンナ・ラソ，ヨーグ・ウツィンガーらはコートジボワールのアビジャンにあるココディ大学の研究者らと協力して，2002年に僻地のある村から無作為に選んだ75家庭を対象とした調査を実施し，対象者ほぼ全員の寄生虫学的なデータを集めた．その結果，住民の4分の3に鉤虫，住血吸虫，アメーバ，マラリアなど3種類から4種類の寄生虫がいることが判明した[8]．これは図10.2に示されている多くの地域と同じように，コートジボワールの僻地の貧困地域の人々も実際に**多種類の寄生虫が体内に寄生している状態**であることを示している．つまり彼らは常に複数のNTDsに同時にかかっているということである．コートジボワールの学齢期の子どもを対象として行った追加調査で，鉤虫と住血吸虫に同時感染している子どもが特に多いことが判明し，その後ブラジルでも同じことが確認された[8]．ブラジルの調査では実際に，鉤虫に感染していると住血吸虫症になりやすいことが示され，相加効果だけでなく相乗効果もあることが明らかになった．このように多くの発展途上国の調査では，学齢期の子どもが3種類の代表的な土壌伝播性蠕虫感染症（「神聖ならざる三位一体」の回虫症，鞭虫症，鉤虫症）になっていることが多いだけでなく，さらに住血吸虫症，リンパ系フィラリア症，オンコセルカ症に同時に感染しており，トラコーマになっていることもあるなど，多種寄生がよく見られることがわかっている．

アフリカのサハラ以南全域，および他の地域についてもNTDsの同時感染の状況を十分に把握することが重要である．そのため，まだ人数は少ないが，衛星を利用した地図作成システムと地理情報システムを使って，NTDsの有病率の分布図と気候および植生を示した地図を重ね合わせ，ある地域における同時感染の状況と感染地域の重なりを世界的に推定しようとする研究を進めている研究者もいる[9]．行動学的な要素，人口統計学的な要素，社会経済学的な要素を組み合わせてリスク状況を示す地図を作成すれば，NTDsが重複して発生するパターンを広域的に確認できるようになるはずである[9]．現在までに行われた様々な研究から，発展途上地域の僻地の最貧困層の人々が複数のNTDsになっている傾向が強く，一般的に7種類のNTDsの少なくとも1つにかかっていることが示されている．

予防的化学療法のターゲットである7種類のNTDsになっている人が多く，多種寄生がよく見られるので，複数のNTDs治療薬をまとめると非常に費用対効果の高い集団薬剤投与パッケージとなる可能性がある．多種類の寄生虫が体内に寄生している状態の患者の状況を憂慮していた研究者たちが2003年初頭に，NTDsの疾病負荷とNTDs対策の可能性について再評価を開始した．特定のNTDs対策に関わるパートナーシップの代表などNTDsの専門家がヨーロッパとアメリカで何度も会議を行い，NTDsの状況について議論を重ねた．最初に集まったメンバーはデビッド・モリヌー（GAELF）とアラン・フェンウィック（SCI）と私，さらにビナンド・ナントゥルヤ（世界エイズ・結核・マラリア対策基金），ジェイコブ・クマレサン（当時はITI），エリック・オッテセン（グローバルヘルスのためのタスクフォース），フランク・リチャーズ（カーターセンター），ジェフリー・サックスとソニア・エーリック・サックス（コロンビア大学地球研究所），ロレンゾ・サビオリ（WHOのNTDs部門の責任者）である．この議論のなかで我々は，多種寄生において重要な点とこれらの寄生虫に対する統合的な対策の可能性について確認した．

1. 複数のNTDsが同時に生じた場合，健康と経済に及ぶ負荷は非常に大きくなる．したがって，世界エイズ・結核・マラリア対策基金やPEPFARのようなHIV/エイズやマラリアに関するイニシアティブと同様に，NTDsについても早急な世界的取り組みが必要である[10].
2. NTDsはある地域で複数同時に発生し，コエンデミックが起きていることが多く，多種寄生の頻度も高い．そのため複数の薬剤を1つのパッケージにすることで7種類のNTDs，すなわち3種類の土壌伝播性蠕虫感染症（回虫症，鉤虫症，鞭虫症），住血吸虫症，リンパ系フィラリア症，トラコーマ，オンコセルカ症を同時にターゲットにできる可能性がある．パッケージに入れる薬剤は，アルベンダゾールまたはメベンダゾール（主に土壌伝播性蠕虫感染症），プラジカンテル（住血吸虫症），イベルメクチンまたはDEC（リンパ系フィラリア症とオンコセルカ症），アジスロマイシン（トラコーマ）である[11]．NTDsの統合的対策のための薬剤パッケージには「速効パッケージ」という名前が付けられている．地域の薬剤配布担当者によって薬剤がすぐに届けられるからである[11]．アルベンダゾール，イベルメクチン，プラジカンテルを同時に投与しても安全であることを示すデータはすでに得られており，これにアジスロマイシンを追加した場合についても，もうすぐデータが得られる予定である[11].
3. 速効パッケージを使ってNTDsの統合的対策を行うと，特に子どもと女性の健康に大きな効果をもたらすことが期待できる．たとえば体内の寄生虫数が減るため，鉤虫症や住血吸虫症で起こる貧血が減少する．また子どもの成長と発達が改善する．さらに妊娠時と出産時の母子の状況が良好になる（新生児の体重が増加し，母親の罹患率や死亡率が低下する）．労働者の生産性も向上する．さらに失明，慢性的な身体障害，外見の変化を防止できる[12]．速効パッケージは7種類のNTDsをターゲットとしているだけでなく，7種類のNTDsには含まれないがよく見られる蠕虫感染症（食物由来吸虫感染症，糞線虫症，条虫症など），ジアルジア症などの一部の原虫感染症，さらに疥癬（かいせん）やシラミ症などの外部寄生生物（身体の表面に寄生する生物）の皮膚感染にも効果がある．オンコセルカ症や外部寄生生物が原因で起こる皮膚病が減るため，皮膚の細菌感染で起こる二次的な合併症も予防できる[12]．二次的なメリットとして，トラコーマ対策のために年1回アジスロマイシンを投与すると子どもの死亡率が低下することも興味深い．これはおそらく呼吸器に寄生する病原体や下痢を起こす病原体に作用するためだと考えられる[12]．

4. NTDsの統合的対策によって貧血が減ることが特に重要である．鉤虫症，鞭虫症，住血吸虫症はすべて貧血を起こす病気であり，多種寄生の場合は，特に学齢期の子どもや妊婦の貧血が悪化することが大きな問題となっている[13]．学齢期の子どもが貧血になると運動量が低下し，社会に対する関心が薄れる．そして学校の成績が低下し，感染症にかかりやすくなる[14]．また妊婦が貧血になると罹患率が上昇し，新生児の体重が減ってしまう．妊娠時と出産時の妊婦の死亡率はアフリカで3.7%，アジアで12.8%になっている[14]．これまでの研究では，アルベンダゾールを投与して駆虫を行い体内の鉤虫数が減ると，子どもの鉄欠乏状態が改善し，妊婦の貧血が減少する．その結果，低体重児が産まれる頻度が低下し，乳幼児と母親の死亡率が低下することがわかっている[15]．
5. NTDsの統合的対策は健康に良いだけでなく，子どもの認知機能や，学校での成績の向上や学校の出席日数の増加にもつながる．さらには，世界各地の最貧困地域の経済的発展にもつながる可能性もある[16]．
6. 速効パッケージを使ったNTDsの統合的対策によって，少ない費用で健康と教育と経済の向上を実現できるだろう．イベルメクチンはメルク社から，アジスロマイシンはファイザー社から必要があるかぎり無償提供される．またリンパ系フィラリア症と土壌伝播性蠕虫感染症のためのアルベンダゾールはグラクソ・スミスクライン社から無償提供される．さらに土壌伝播性蠕虫感染症の世界規模の対策に必要なメベンダゾールはジョンソン・エンド・ジョンソン社から無償提供される．これらの薬剤だけでなくエーザイからはDECが，メルク株式合資会社からは住血吸虫症の対策に必要なプラジカンテルが大量に無償提供される．2012年のNTDsに関するロンドン宣言では主な製薬企業が支援を続ける，あるいは支援を増やすことが再確認された[17]．このため速効パッケージの薬剤の購入と輸送にかかる費用はごくわずかである．投与にかかる費用として最初に示された推定値は１人あたり 0.40 米ドルだったが，その後に示された推定値は１人あたり 0.79 米ドルとなった[18]．一方，最近カーターセンターが行った研究では，速効パッケージ（アルベンダゾール，プラジカンテル，イベルメクチン）を使う NTDs の統合的対策にかかる費用はそれぞれの薬剤の個別の集団薬剤投与にかかる費用に比べて 41% 抑えられ，１人あたり 0.50 米ドルを大幅に下回ることが示されている[18]．図 10.3 に示すように，速効パッケージの投与にかかる１人あたりの年間費用は HIV/ エイズの抗レトロウイルス治療や結核の直接服薬確認療法よりもかなり安く，抗マラリア薬の投与と蚊帳の配布と比べても少ない．

マクロ経済学的な視点から言えば，NTDs の統合的対策にはあまり費用がかからないため，すべての治療対象者の健康の回復と教育の向上を少ない費用で賄えることになる．たとえば，アフリカのサハラ以南の僻地で NTDs

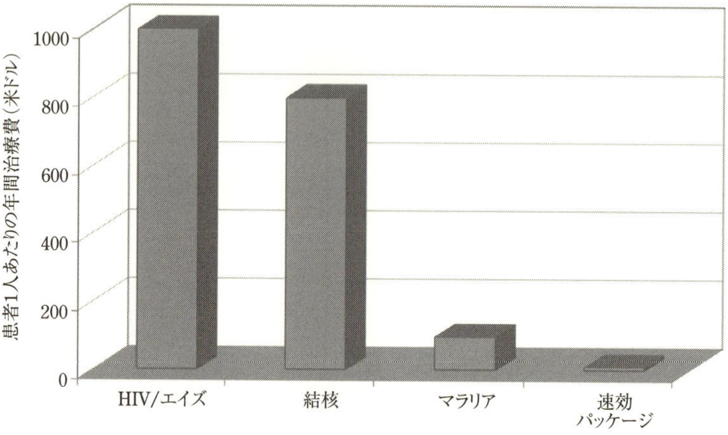

図 10.3　HIV/ エイズ，結核，マラリアの治療と，NTDs の統合的対策のための速効パッケージについての患者１人あたりの年間費用．速効パッケージでは１人にパッケージを投与するためにかかる費用がわずか 0.50 米ドルである（Hotez et al., 2007a）．（グラフは Molyneux et al., 2005 より改変引用．）

になるリスクの高い人全員（5億人）にかかる年1回の治療費は2億米ドルから4億米ドルである[18]．したがって10億米ドルから20億米ドルあれば，アフリカのサハラ以南にいる高リスク者最大5億人に5年間続けてNTDs治療薬を届けることができる．そして5年後にはリンパ系フィラリア症とトラコーマがかなり減少し，排除と言える状態になる国があり，土壌伝播性蠕虫感染症（特に学齢期の子どもの回虫症と鞭虫症）と住血吸虫症とオンコセルカ症の罹患率もかなり抑えられていると期待できる[18]．マラリア対策にかかる費用は年間30億米ドルと推定されているが（この費用も少ないほうであるが）[19]，それに比べてNTDsの対策にかかる費用は非常に少ない．そのため，これらの推定に基づけばNTDsの統合的対策は公衆衛生を考えるうえで「価値あるもの」と言える．ハーバード大学のデビッド・カニングはさらに，NTDsの統合的対策は人的資本への先行投資でもあると述べている[20]．

速効パッケージを使用する場合，すべての人々が同じ種類の薬剤を同時に投与されなくてもよいことを知っておく必要がある[21]．たとえば土壌伝播性蠕虫感染症と住血吸虫症の治療薬（アルベンダゾール，メベンダゾール，プラジカンテル）は主に学齢期（と一部の学齢期前）の子どもを対象としており，イベルメクチンとDECは大人と一定の年齢または身長に達した子どもに投与される．また通常アフリカのサハラ以南では，リンパ系フィラリア症対策のためにDECは投与されない．DECはオンコセルカ症に感染している患者に投与するには毒性が強すぎるからである．これに対しイベルメクチンは，リンパ系フィラリア症とオンコセルカ症の両方が見られるアフリカで安全に使用できる．このためDECは主にアジアとアメリカ大陸のリンパ系フィラリア症に使用される．WHOではこのように対象とする人や地域ごとに異なる様々な条件に対応し，すべてのNTDsのエンデミックではなく，NTDsのエンデミックが起きている状況に合わせて速効パッケージの薬剤を調整できるようにしている．多種類の寄生虫が体内に寄生している患者にNTDs治療薬を投与する場合の詳しいガイドラインやアルゴリズム〔治療方法などを決めるときの基準〕を作成して公表しているのである[21]．

顧みられない熱帯病に関するグローバルネットワーク（globalnetwork.org）は，セービンワクチン研究所がNTDsのエンデミックが起きている国々の保健担当大臣，すでに説明したNTDsの対策に取り組んでいる官民パートナーシップ，WHOおよびその各地域事務局，世界銀行などの国際機関と連携して2006年に設立したものである．NTDsへの関心を高め，統合的対策を確実に実行することを目指している．またパートナー組織と連携して効率を高め，すでに行われている治療や予防等の規模を拡大し，さらに優れた次世代の対策ツールを開発することで，NTDs患者やNTDsにかかるリスクの高い人々を支援することを使命として掲げている[22]．さらに，NTDsのない世界で人々が健康に育ち，よく学び，家族を養い，地域社会を支える一員となることができることを目指している．

NTDsに関するグローバルネットワークはクリントングローバルイニシアティブの2006年の年次集会から活動を開始した．アドボカシー活動，資金や人材などのリソースの確保，二国間調整（議会と保健担当省庁），国際的な開発銀行としての役割を重視しており，14億人と推定されている予防的化学療法のターゲットとなっているNTDsの患者のもとにできる限り多くの必須医薬品を届けるという目標の実現を目指している（図10.4）．必須医薬品が普及するほど，世界の最貧困層の子どもの発達が改善し，学校の出席日数が増え，学校の成績が良くなる．また妊娠時と出産時の母子の状況が良好になり，労働者の生産性が向上する．さらにNTDsによる健康，教育，

The Earth Institute AT COLUMBIA UNIVERSITY　GLOBAL NETWORK NEGLECTED TROPICAL DISEASES　Helen Keller INTERNATIONAL　iTi International Trachoma Initiative
LSTM LIVERPOOL SCHOOL OF TROPICAL MEDICINE　SABIN VACCINE INSTITUTE　SCI Schistosomiasis Control Initiative　THE TASK FORCE FOR GLOBAL HEALTH

図10.4　顧みられない熱帯病に関するグローバルネットワークを共同で立ち上げたパートナー組織のロゴ．〔左上から右に，地球研究所，顧みられない熱帯病に関するグローバルネットワーク，ヘレン・ケラー・インターナショナル，国際トラコーマイニシアティブ，左下から右に，リバプール熱帯医学校，セービンワクチン研究所，住血吸虫症対策イニシアティブ，グローバルヘルスのためのタスクフォース〕

経済への負荷が減ることで，発展途上国で持続可能な貧困の減少を目指すミレニアム開発目標（MDGs）にも直接つながっていく．NTDsに関するグローバルネットワークではアドボカシー活動の一環としてNTDsに関するWebサイトを開設している．また活動に関する記事は，新聞や雑誌などの印刷物や電子メディアにも掲載されている．たとえば，*New York Times*紙のコラムニスト，ニコラス・クリストフにより論説で紹介されたこともある[23]．女優のアリッサ・ミラノはNTDsに関するグローバルネットワークの活動にエネルギーを注ぎ，国際親善大使としての役目を果たしている（寄付もしている）．2012年4月にはジョン・A・クフォー（2001〜2009年のガーナ共和国大統領）がNTDsに関するグローバルネットワークのNTDs特使に就任した．クフォー氏は開発パートナー組織がNTDs対策を行う気運を高め，すでに行っているグローバルヘルスに関するプログラムや複数の分野にまたがるプログラムにNTDs対策を組み込むように働きかけている．同じ2012年に，NTDsに関するグローバルネットワークはEND7（end7.org）という国際的なキャンペーンも開始した．このキャンペーンはNTDsに対する一般の人々の関心を高め，7種類のNTDsを2020年までにNTDsの対策と排除に必要なリソース（資金や人材など）を集めることを目指している．END7の開始以降，WHOなどのグローバルヘルスに関するパートナー組織，有名なエンターテインメント企業などの企業パートナー組織とアーティスト，世界を代表する俳優，ミュージシャン，活動家と連携してNTDsに対する関心を高め，政策決定機関，各国政府，一般の人々から支援を得られるように様々な活動を展開している．またNTDsに関するグローバルネットワークとWHOと世界銀行は全面的に協力する包括的なパートナーシップを確立して，NTDsの対策と排除を目指している．

アメリカ合衆国においても，2012年のNTDsに関するロンドン宣言をきっかけとして，NTDsの統合的対策を目指す国レベルのプログラムがアフリカとアジアの20を超える国々とハイチで始まった（neglecteddiseases.gov）．このようなNTDsに対する統合的取り組みの初期の資金は，主にアメリカ議会が定めた年間約1億ドルの予算が当てられ，米国国際開発庁（USAID）のNTDsプログラムによって管理されていた．NTDsプログラムの活動にはRTIインターナショナルとFHI 360という2つの組織が携わっていた．このほかにイギリスの国際開発省（DFID）もNTDs対策に多額の支援を行っている．またEND基金は，ジュネーブグローバル社やイギリスの投資会社のレガタム社などが共同で出資している民間の慈善活動基金で，アフリカのサハラ以南の7種類のNTDs患者を減らす治療や予防などを効率的に行うために支援している．カーターセンターはナイジェリアの2つの州のNTDs対策を支援している．このような統合的対策への取り組みはまだ始まったばかりだが，こうした国々の最貧困層の状況が劇的によくなることが期待されている．これらのプログラムについては活動状況を表す指標と活動の成果を表す指標で現状を把握し，評価することができる．たとえば，活動状況を表す指標には実際に治療を受けた人の数，活動の成果を表す指標としてはNTDsの有病者数や寄生虫数の減少，貧血や栄養状態の改善，子どもの成長の改善などがある．NTDsに関するグローバルネットワークが主催して2006年に開催されたハイレベル・フォーラムでは，そのときまでに行われたNTDsの統合的対策で多くの成果が得られたことが明らかになった．たとえば，APOCなどの対策プログラムに関わる地域の薬剤配布担当者の活動を促進したことで地域の保健システムが強化され，保健関連の仕事をするアフリカ人が増えている．また学校の教師がトレーニングを受けることで駆虫薬を管理できるようになるため，アフリカの学校は保健システムを構築するうえでも大きな役割を果たしうる[24]．NTDsの統合的対策の取り組みが進むのに合わせて，取り組みの費用対効果をしっかりと評価し，これらの取り組みで保健システムがどの程度強化されたかを把握することが非常に重要となってくる[24]．ビル＆メリンダ・ゲイツ財団は運営上の問題を解決するための取り組みを支援している．

NTDsの統合的対策が始められると，様々な課題が明らかになった[24]．具体的には（i）最適な組み合わせでNTDs治療薬を投与するためのアルゴリズムを決めるために，調査方法の改善と簡略化を行うとともに，病気の発生状況を示した分布図を早急に作る必要があること，（ii）住血吸虫症の治療薬のプラジカンテルなど，無償提供されていない薬剤や無償提供される量が少ないNTDs治療薬が十分に入手できないこと，（iii）患者がNTDs治療薬を正しく服用しているかどうかに関するデータと，アジスロマイシンを組み合わせるなどNTDs治療薬を組み合わせて使用する場合に安全であるかどうか，効果が見られるかどうかに関するデータが不足していること，(iv)副作用の報告も含め，データの収集，管理，報告についての方針が統一されていないことである．また，特にNTDs治療薬がアフリカなどで広く使われることが見込まれる点を考慮すると，薬剤に抵抗を示す病原体が現れる可能性があることについてもまだ十分に検討されていない．この点については第11章で改めて詳しく説明する．さらに紛争が起きて脆弱化しているアフリカの国々や紛争後のアフリカの国々では，NTDsの統合的対策を脅かす大きな問題に直面している．医療関係のインフラが破壊され，公衆衛生対策の中断が長引いたアンゴラ，中央アフリカ共和国，チャド，コートジボワール，コンゴ民主共和国，南スーダンのNTDsの有病率が世界的にも非常に高いレベルにあり，集中度も高くなっているのである．この問題については第12章で改めて説明する．

実際の活動から学び，実践上の研究課題に取り組めば，いずれは統合的対策をより効率的かつ合理的に行うことができるようになるだろう．地理情報技術と遠隔測定技術が発達したことが，広範囲で発生しているアフリカのサハラ以南のNTDsの状況を示す分布図を作るうえで大いに役立つと期待されている[9]．またNTDs対策とマラリアおよびHIV/エイズ対策の連携も期待されている．たとえばカーターセンターのフランク・リチャーズと米国疾病予防センターの研究者たちは，地域のイベルメクチン配布担当者たちとともにリンパ系フィラリア症とオンコセルカ症対策プロジェクトをナイジェリア中部で進めていたときに，マラリア対策として配布している蚊帳の所有率と使用率が集団薬剤投与を行った地域で劇的に高くなり，9倍にも達していたことに気が付いた[25]．殺虫剤処理した蚊帳はマラリア対策の主な方法と考えられているため，NTDsの統合的対策の目標の1つとしてマラリア対策を組み込む，または逆にマラリア対策の目標の1つとしてNTDsの統合的対策を組み込む方法がないかどうかを検討する価値がある．実際にマラリアと主なNTDsが重複して発生している地域は多く，コエンデミックも多数の地域で起きている．たとえば，図10.5はマラリアと鉤虫症が重複して発生

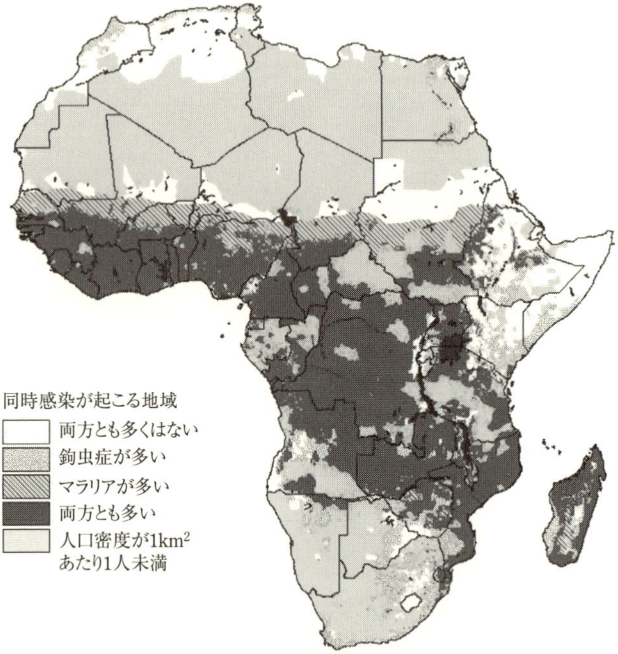

図 10.5　鉤虫症の有病率が中度から高度の地域（学齢期の子どもの有病率が 20% を超える地域）と熱帯性マラリアの伝播が見られる地域（マラリアの伝播に対する気候の適合性を示した地図［都市化の状況に応じて調整済み］に基づく地域）の重なり．（サイモン・ブルーカーが Brooker et al., 2006 で示した図を改変引用．）

している地域を地図上に示したものである[26]．ロンドン衛生熱帯医学校のサイモン・ブルーカーらの研究では，1 億 7,900 万人を数えるアフリカの学齢期の子どものうち約 5,000 万人が鉤虫症になっていて，鉤虫症になっている子どもの 90% はマラリアにも同時に感染するリスクがあることが示されている[26]．

NTDs とマラリアのコエンデミックが起きているという事実には大きな意味がある．マラリアで起こる症状はアフリカのサハラ以南で最もよく見られ，主な死因になっている．またマラリアに感染した子どもと妊婦の両方が重い貧血になることがマラリアの疾病負荷を大きくしている原因である．マラリアになって体力の弱っている子どもと妊婦が鉤虫症にもなって失血し鉄欠乏性貧血を起こしたとしたら，あるいは住血吸虫症にもなって貧血を起こしたとしたら，アフリカのサハラ以南の僻地の貧困地域で貧血の「最悪の状況」が起こることになる．ブルーカーらはケニアの学齢期前の子どもと学齢期の子どものデータを検討し，マラリアと重い鉤虫症に同時に感染している場合はマラリアと鉤虫症のどちらかのみに感染している場合に比べて貧血の症状が強くなっていることを示した[27]．さらにアフリカで鉤虫症になっている妊婦は750万人いると推定されているが，その大部分は妊娠中にマラリアになるリスクがあると考えられているため，同時に感染すればやはり貧血が悪化することになる[28]．「農業関連貧血」という言葉がある．これはNTDsとマラリアと栄養障害の症状に加え，より一般的に見られる貧血をもたらす病気（鎌状赤血球症やサラセミアなど）を併発している患者が発展途上国の僻地に多いことを示すために使われている[29]．

複数のNTDsになって貧血の症状が重なった場合と，さらにマラリアにも感染して貧血の症状が重なった場合の公衆衛生上の影響についてはすでに説明した．簡単に言えば，小さい子どもは重い貧血を起こして死亡することがある一方で，ある程度の年齢の子どもが貧血になると身体の成長や認知機能に問題が起こる．鉤虫が世界的にも深刻な病原体となっているのはこのためである．同じように妊婦の貧血は低体重児が産まれる原因となっており，妊婦自身が死亡する場合さえある．さらにマラリアと蠕虫に同時に感染した場合，症状には相加効果だけでなく相乗効果も生じる．パリのパスツール研究所のピエール・ドゥリュイェらは一部のNTDs（特に住血吸虫症と鉤虫症）にかかると免疫系が影響を受け，マラリアにかかりやすくなったり，マラリア発作の回数が増えたり，マラリア発作が重くなったりするという多数の証拠を示している[30]．ただし，これらの研究を再現できないとしている研究者も一部にいる．

このようにアフリカでマラリアとNTDs対策を連携させると，NTDsのみに比べて貧血が減少して健康が大幅に向上することが期待できるだけでなく，マラリアの対策に貢献するしくみが見つかる可能性もある．NTDsに関するグローバルネットワークなどの組織に関わっている研究者は，マラリアとNTDs対策を連携させる出発点となるものをすでにいくつか見つけている[31]．たとえば，両方の病気の媒介昆虫である蚊の対策や抗マラリア薬とNTDs治療薬の同時投与である．蚊の対策については，アフリカのサハラ以南の僻地でリンパ系フィラリア症を伝播している蚊がマラリア原虫も伝播するハマダラカ種であるため，マラリアの対策のために配布されている殺虫剤処理した蚊帳がリンパ系フィラリア症の予防にも役立つ可能性がある[25,31]．さらに鉤虫症で起こる貧血を減らすために妊婦に投与する抗蠕虫薬を，妊婦の間欠予防治療（IPT）と呼ばれる抗マラリアの推奨投与方法の一部として投与できる可能性もある．間欠予防治療では妊娠20週目にスルファドキシン・ピリメタミン合剤を治療のために投与してから1か月以上経ってから次の薬剤を投与する[26,31]．間欠予防治療は現在，マラリアで起こる母親の貧血と低体重児出産の予防法としてWHOが推奨しているものである．また，子どものマラリアの対策としても研究が進められている[31]．

マラリアとNTDs対策を連携させることで，これらの病気になりやすい人々のための限られた資金をより効果的に使うことが期待できる．さらに病気対策への地域の関わりも強くなると期待できる．私はマラリアの専門家や政策決定機関は，NTDs対策のやり方次第で患者やリスクの高い人々への投与が拡大する可能性があることを認識すべきだと感じている．特に費用が最小限で済む点を忘れてはならない．ジェフリー・サックスと私は，マラリア対策にかかる費用のわずか1割を増やすだけでNTDs対策が可能になると推定している[32]．貧血の減少や蚊帳の使用率の向上やその他のプログラムとの運営上の相乗効果が得られることを考えると，これは非常にわずかな投資である．

NTDs対策はマラリアの予防に役立つだけでなく，HIV/エイズの世界的なエピデミックにも効果をもつとする考えもある[33]．たとえばイスラエルのツビ・ベントウィッチらは寄生虫が宿主の免疫系にも影響を及ぼし，HIV/エイズにすでに感染している患者の体内のウイルス数が増えることを示している[33]．また住血吸虫とHIVに同時に感染した場合に同じ影響が現れることがヒヒで確認されている[33]．さらに第3章ですでに示したように，女性が尿路住血吸虫症になると生殖器にも影響が及ぶことを示す証拠が多数ある．エイルン・シェトランドを中心とするノルウェーの研究グループやジェニファー・ダウンズを中心とするアメリカの研究グループは，女性が住血吸虫に感染するとエイズウイルスに感染するリスクが3倍から4倍になることを示している．このため我々は *PLOS Neglected Tropical Diseases* に発表した論文で，PEPFARや世界エイズ・結核・マラリア対策基金とUSAIDのNTDsプログラムやDFIDのプログラムを連携させて，HIV/エイズの間接的対策として住血吸虫症対策を行うことを提唱した[33]．寄生虫に母親が感染していると，母親から子どもにウイルスが感染する可能性が高くなることも別の研究で示されている[33]．このためNTDs対策は，マラリア対策だけでなくHIV/エイズ対策にとっても重要な意味があると考えられる．

アフリカではNTDsとマラリア，NTDsとHIV/エイズのコエンデミックが起きており，相乗効果が大きい．おそらくアフリカ以外でも同じ状況になっていると思われる．このため，三大疾患に取り組んでいる世界的な計画にNTDs対策を組み込まないことは，大きな好機を逃すことになると思われる．本書の初めで説明したように，G8諸国は三大疾患の大規模治療プログラムに数十億ドルを支出している．特に世界エイズ・結核・マラリア対策基金とPEPFARへの支援額は最も多い．HIV/エイズ，マラリア，NTDsのコエンデミックが起きており，プログラムなどの運営上の相乗効果も期待できるため，少ない費用で実施でき費用対効果に優れたNTDs対策を世界エイズ・結核・マラリア対策基金によって次回実施されるプログラムに組み込むことを強く求めたい．PEPFARやPMIのようにアメリカ政府が行っている二国間イニシアティブに組み込むのもよいだろう．このような取り組みとは別に，世界の最貧困層の人々のもとにNTDsの必須医薬品を確実に届けるため，NTDs治療薬基金を独自に設立することも考えられる．次回のG8サミットやG20サミットでこのような議題を取り上げる価値が十分にあると私は信じている．NTDsはあまりにも長い間，発展途上地域の都市部から離れた僻地に住む「忘れられた人々」の「忘れられた疾患」として放置されてきた．しかし私は，顧みられない熱帯病に関するグローバルネットワークなど様々な組織の活動を通じて，これからの数年間はグローバルヘルスや貧困問題に関するアドボカシー活動を行っている人々の関心がNTDsに向けられることになると期待している．

要点：顧みられない熱帯病に関するグローバルネットワーク

・ 予防的化学療法のターゲットとなっている7種類のNTDs（回虫症，鞭虫症，鉤虫症，住血吸虫症，リンパ系フィラリア症，トラコーマ，オンコセルカ症）は，特にアフリカのサハラ以南の同一地域で発生していることが多く，コエンデミックが起きていることも多い．
・ コエンデミックが起きている地域の住民は多種類の寄生虫が体内に寄生している状態であることが多く，治療薬パッケージを使えば複数のNTDsを同時に治療のターゲットにできる．
・ NTDs治療薬の速効パッケージ（アルベンダゾールとメベンダゾールのどちらか，DECとイベルメクチンのどちらか，およびプラジカンテル，アジスロマイシンの計4剤のパッケージ）は7種類のNTDsをターゲットとして作られたものである．WHOの予防的化学療法のガイドラインにしたがって，薬剤を選んで投与することもできる．
・ 速効パッケージに使われる薬剤の多くは無償提供されているため，費用対効果に優れ，少ない費用で投与できる．投与にかかる費用は患者1人あたり年間約0.50米ドルである．健康，教育，経済に与える影響を考えれば，公衆衛生に関して「価値ある」方法である．
・ セービンワクチン研究所が主導している顧みられない熱帯病に関するグローバルネットワークはNTDs対策の一翼を担っており，様々なパートナー組織と連携して，NTDsへの関心を高め，政治的意思決定を促し，支援を増やす活動を行っている．7種類のNTDsに対する対策と2020年までの排除を目指している．
・ 少なくともアフリカのサハラ以南の7か国でNTDsの統合的対策が進められている．
・ NTDsとマラリア，NTDsとHIV/エイズのコエンデミックも発生している．NTDs対策のプログラムと世界エイズ・結核・マラリア対策基金などのマラリアおよびHIV/エイズ対策プログラムの連携については，理論的にも実用面でも根拠がある．

注

1. Hotez et al., 2006およびHotez et al., 2007aのデータに基づいている．
2. シアトルのワシントン大学に新たに設立された保健指標評価研究所については

healthdata.org を参照．新たに計算された DALYs の推定値については Murray et al., 2012 を参照．住血吸虫症などの NTDs の慢性的な影響を DALYs の推定値に反映させることの重要性については King et al., 2005 および King, 2007 を参照．

3. これらの情報は Hotez and Ferris, 2006，Hotez et al., 2007a，Adelman et al., 2012 にまとめられている．
4. NTDs に関する WHO 総会決議の概要については Brady et al., 2006 を参照．住血吸虫症に関する新しい WHO 総会決議は who.int/neglected_diseases/Schistosomiasis_wha65/ を参照．表 10.2 は Brady et al., 2006 および Hotez et al., 2007a に記載されている情報に基づいている．この表の「主な投与対象者」には含まれていないが，治療対象とすべき重要な人々（妊婦や授乳中の女性や非常に小さい子どもなどが含まれる場合がある）については，これらの参考文献に詳細が記載されている．
5. 集団薬剤投与または予防的化学療法を受けた人数については who.int/neglected_diseases/preventive_chemotherapy/，World Health Organization, 2012a，World Health Organization, 2012b を参照．
6. Hotez, 2010.
7. コートジボワールの統計情報については Wright, 2006 の 605 ページおよび cia.gov/library/publications/the-world-factbook/geos/iv.html を参照．
8. コートジボワール，ブラジルなどの多種寄生については Raso et al., 2004，Raso et al., 2006，Fleming et al., 2006，McKenzie, 2005 を参照．
9. これらの情報については Brooker and Utzinger, 2007 および Magalhaes et al., 2011 を参照．
10. 複数の NTDs が同時に生じた場合の疾病負荷については Hotez et al., 2006 および Hotez et al., 2007a を参照．
11. 速効パッケージの理論的根拠については Molyneux et al., 2005 を参照．速効パッケージの定義については Hotez et al., 2007a および Hotez, 2009 を参照．
12. 速効パッケージが健康と経済に与える効果については Hotez et al., 2006, Hotez et al., 2009b，Hotez, 2009，Porco et al., 2009 を参照．
13. これらの情報は Hotez et al., 2006 より．
14. 貧血が与える地球規模の影響については Zimmermann and Hurrell, 2007 を参照．
15. 鉤虫に感染した子どもと妊婦が駆虫を受けたときの貧血率の変化については Torlesse and Hodges, 2000，Christian et al., 2004，Brooker et al., 2008，Smith and Brooker, 2010 を参照．
16. 駆虫により貧血が減ることで，教育が向上し，経済が発展することについては Miguel and Kremer, 2004，World Bank, 2003，Bleakley, 2007，Baird et al., 2012 を参照．
17. ロンドン宣言については unitingtocombatntds.org/downloads/press/ntd_event_london_declaration_on_ntds.pdf を参照．
18. NTDs の統合的対策の費用については Fenwick et al., 2005, Brady et al., 2006, Hotez et al., 2007a，Evans et al., 2011 を参照．
19. アフリカでのマラリア対策に年間 30 億米ドルかかるという推定値については Teklehaimanot et al., 2007 および Sachs and Hotez, 2006 を参照．
20. Canning, 2006.

21. World Health Organization, 2006.
22. 顧みられない熱帯病に関するグローバルネットワークとそのパートナー組織については Hotez et al., 2007a を参照.
23. Kristof, 2007.
24. 統合的対策の課題については Hotez et al., 2007a および Hotez et al., 2007b を参照.
25. 殺虫剤処理した蚊帳の配布と集団薬剤投与の一体化に関する研究は Blackburn et al., 2006 を参照.
26. マラリアと鉤虫症が同時に発生している地域があることは Brooker et al., 2006 に示されている.
27. これらの情報は Brooker et al., 2007 より.
28. 鉤虫症とマラリアがアフリカの妊婦に与える影響については Crompton, 2000, Guyatt and Snow, 2004, Torlesse and Hodges, 2000 を参照.
29. 貧血の「最悪の状況」と農業関連貧血については Hotez et al., 2006 および Fleming, 1994 を参照.
30. NTDs とマラリアの相乗効果については Druilhe et al., 2005 を参照.
31. NTDs とマラリア対策の出発点となるものについては Hotez et al., 2006 および Brooker et al., 2007 を参照. マラリアの間欠予防治療については Greenwood, 2006 および Ntab et al., 2007 を参照.
32. Sachs and Hotez, 2006.
33. NTDs が HIV/エイズのエピデミックに与える影響については Borkow and Bentwich, 2006, Secor, 2006, Walson et al., 2009, Hotez et al., 2009a, Hotez et al., 2011, Gerns et al., 2012, Kjetland et al., 2006, Gallagher et al., 2005 を参照.

文献

Adelman C, Norris J, Spantchak Y, Marano K. 2012. *Social and Economic Impact Review on Neglected Tropical Diseases.* Hudson Institute, Washington, DC.

Baird S, Hicks JH, Kremer M, Miguel E. 2012. *Worms at Work: Long-Run Impacts of Child Health Gains.* scholar.harvard.edu/iles/kremer/files/KLPS-Labor_2012-03-23_clean.pdf.

Blackburn BG, Eigege A, Gotau H, Gerlong G, Miri E, Hawley WA, Mathieu E, Richards F. 2006. Successful integration of insecticide-treated bed net distribution with mass drug administration in Central Nigeria. *Am J Trop Med Hyg* **75:** 650–655.

Bleakley H. 2007. Disease and development: evidence from hookworm eradication in the American South. *Q J Econ* **122:** 73–112.

Borkow G, Bentwich Z. 2006. HIV and helminth co-infection. *Parasite Immunol* **28:** 605–612.

Brady MA, Hooper PJ, Ottesen EA. 2006. Projected benefits from integrating NTD programs in sub-Saharan Africa. *Trends Parasitol* **22:** 285–291.

Brooker S, Akhwale W, Pullan R, Estambale B, Clarke SE, Snow RW, Hotez PJ. 2007. Epidemiology of plasmodium-helminth co-infection in Africa: populations at risk, potential impact on anemia, and prospects for combining control. *Am J Trop Med Hyg* **77**(6 Suppl): 88–98.

Brooker S, Clements AC, Hotez PJ, Hay SI, Tatem AJ, Bundy DA, Snow RW. 2006. The co-distribution of *Plasmodium falciparum* and hookworm among African schoolchildren. *Malar J* **5**: 99.
Brooker S, Hotez PJ, Bundy DA. 2008. Hookworm-related anaemia among pregnant women: a systematic review. *PLoS Negl Trop Dis* **2**: e291.
Brooker S, Utzinger J. 2007. Integrated disease mapping in a polyparasitic world. *Geospat Health* **1**: 141-146.
Canning D. 2006. Priority setting and the 'neglected' tropical diseases. *Trans R Soc Trop Med Hyg* **100**: 499-504.
Christian P, Khatry SK, West KP Jr. 2004. Antenatal anthelmintic treatment, birthweight, and infant survival in rural Nepal. *Lancet* **364**: 981-983.
Crompton DW. 2000. The public health importance of hookworm disease. *Parasitology* **121** (Suppl): S39-S50.
Druilhe P, Tall A, Sokhna C. 2005. Worms can worsen malaria: towards a new means to roll back malaria? *Trends Parasitol* **21**: 359-362.
Evans D, McFarland D, Adamani W, Eigege A, Miri E, Schulz J, Pede E, Umbugadu C, Ogbu-Pearse P, Richards FO. 2011. Cost-effectiveness of triple drug administration (TDA) with praziquantel, ivermectin and albendazole for the prevention of neglected tropical diseases in Nigeria. *Ann Trop Med Parasitol* **105**: 537-547.
Fenwick A, Molyneux D, Nantulya V. 2005. Achieving the Millennium Development Goals. *Lancet* **365**: 1029-1030.
Fleming AF. 1994. Agriculture-related anemias. *Br J Biomed Sci* **31**: 345-357.
Fleming FM, Brooker S, Geiger SM, Caldas IR, Correa-Oliveira R, Hotez PJ, Bethony JM. 2006. Synergistic associations between hookworm and other helminth species in a rural community in Brazil. *Trop Med Int Health* **11**: 56-64.
Gallagher M, Malhotra I, Mungai PL, Wamachi AN, Kioko JM, Ouma JH, Muchiri E, King CL. 2005. The effects of maternal helminth and malaria infections on mother-to-child HIV transmission. *AIDS* **19**: 1849-1855.
Gerns HL, Sangaré LR, Walson JL. 2012. Integration of deworming into HIV care and treatment: a neglected opportunity. *PLOS Negl Trop Dis* **6**: e1738.
Greenwood B. 2006. Review: intermittent preventive treatment—a new approach to the prevention of malaria in children in areas with seasonal malaria transmission. *Trop Med Int Health* **11**: 983-991.
Guyatt HL, Snow RW. 2004. Impact of malaria during pregnancy on low birth weight in sub-Saharan Africa. *Clin Microbiol Rev* **17**: 760-769.
Hotez PJ. 2009. Mass drug administration and integrated control for the world's high-prevalence neglected tropical diseases. *Clin Pharmacol Ther* **85**: 659-664.
Hotez PJ. 2010. Neglected tropical disease control in the "post-American World." *PLoS Negl Trop Dis* **4**: e812.
Hotez PJ, Fenwick A, Kjetland EF. 2009a. Africa's 32 cents solution for HIV/AIDS. *PLoS Negl Trop Dis* **3**: e430.
Hotez PJ, Fenwick A, Savioli L, Molyneux DH. 2009b. Rescuing the bottom billion

through control of neglected tropical diseases. *Lancet* **373**: 1570–1575.

Hotez PJ, Ferris MT. 2006. The antipoverty vaccines. *Vaccine* **24**: 5787–5799.

Hotez PJ, Mistry N, Rubinstein J, Sachs JD. 2011. Integrating neglected tropical diseases into AIDS, tuberculosis, and malaria control. *N Engl J Med* **364**: 2086–2089.

Hotez PJ, Molyneux DH, Fenwick A, Kumaresan J, Ehrlich Sachs S, Sachs JD, Savioli L. 2007a. Control of neglected tropical diseases. *N Engl J Med* **357**: 1018–1027.

Hotez PJ, Molyneux DH, Fenwick A, Ottesen E, Ehrlich Sachs S, Sachs JD. 2006. Incorporating a rapid-impact package for neglected tropical diseases with programs for HIV/AIDS, tuberculosis, and malaria. *PLoS Med* **3**: e102.

Hotez P, Raff S, Fenwick A, Richards F Jr, Molyneux DH. 2007b. Recent progress in integrated neglected tropical disease control. *Trends Parasitol* **23**: 511–514.

King CH. 2007. Lifting the burden of schistosomiasis—defining elements of infection-associated disease and the benefits of antiparasite treatment. *J Infect Dis* **196**: 653–655.

King CH, Dickman K, Tisch DJ. 2005. Reassessment of the cost of chronic helmintic infection: a meta-analysis of disability-related outcomes in endemic schistosomiasis. *Lancet* **365**: 1561–1569.

Kjetland EF, Ndhlovu PD, Gomo E, Mduluza T, Midzi N, Gwanzura L, Mason PR, Sandvik L, Friis H, Gudnersen SG. 2006. Association between genital schistosomiasis and HIV in rural Zimbabwean women. *AIDS* **20**: 593–600.

Kristof N. 2007. Attack of the worms. *New York Times* **2007** (July 2).

Lammie PJ, Fenwick A, Utzinger J. 2006. A blueprint for success: integration of neglected tropical disease control programmes. *Trends Parasitol* **22**: 313–321.

Magalhaes RJ, Clements AC, Patil AP, Gething PW, Brooker S. 2011. The applications of model-based geostatistics in helminth epidemiology and control. *Adv Parasitol* **74**: 267–296.

McKenzie FE. 2005. Polyparasitism. *Int J Parasitol* **34**: 221–222.

Miguel E, Kremer M. 2004. Worms: identifying impacts on education and health in the presence of treatment externalities. *Econometrica* **72**: 159–217.

Molyneux DH, Hotez PJ, Fenwick A. 2005. "Rapid-impact interventions": how a policy of integrated control for Africa's neglected tropical diseases could benefit the poor. *PLoS Med* **2**: e336.

Murray CJ, Vos T, Lozano R, Naghavi M, Flaxman AD, Michaud C, Ezzati M, Shibuya K, Salomon JA, et al. 2012. Disability-adjusted life years (DALYs) for 291 diseases and injuries in 21 regions, 1990–2010: a systematic analysis for the Global Burden of Disease Study 2010. *Lancet* **380**: 2197–2223.

Ntab B, Cisse B, Boulanger D, Sokhna C, Targett G, Lines J, Alexander N, Trape JF, Simondon F, Greenwood BM, Simondon KB. 2007. Impact of intermittent preventive anti-malarial treatment on the growth and nutritional status of preschool children in rural Senegal (West Africa). *Am J Trop Med Hyg* **77**: 411–417.

Porco TC, Gebre T, Ayele B, House J, Keenan J, Zhou Z, Hong KC, Stoller N, Ray KJ, Emerson P, Gaynor BD, Lietman TM. 2009. Effect of mass distribution of azithromycin for trachoma control on overall mortality in Ethiopian children: a randomized trial. *JAMA* **302:** 962–968.

Raso G, Luginbühl A, Adjoua C, Tian-Bi NT, Silué KD, Matthys B, Vounatsou P, Wang Y, Dumas ME, Homes E, Singer BH, Tanner M, N'Goran EK, Utzinger J. 2004. Multiple parasite infections and their relationship to self-reported morbidity in a community of rural Côte d'Ivoire. *Int J Epidemiol* **33:** 1092–1102.

Raso G, Vounatsou P, Singer BH, N'Goran EK, Tanner M, Utzinger J. 2006. An integrated approach for risk profiling and spatial prediction of *Schistosoma mansoni-hookworm* coinfection. *Proc Natl Acad Sci USA* **103:** 6934–6939.

Sachs JD, Hotez PJ. 2006. Fighting tropical diseases. *Science* **311:** 1521.

Secor WE. 2006. Interactions between schistosomiasis and infection with HIV-1. *Parasite Immunol* **28:** 597–603.

Smith JL, Brooker S. 2010. Impact of hookworm infection and deworming on anaemia in non-pregnant populations: a systematic review. *Trop Med Int Health* **15:** 776–795.

Teklehaimanot A, Sachs JD, Curtis C. 2007. Malaria control needs mass distribution of insecticidal bednets. *Lancet* **369:** 2143–2146.

Torlesse H, Hodges M. 2000. Anthelminthic treatment and haemoglobin concentrations during pregnancy. *Lancet* **356:** 1083.

Walson JL, Herrin BR, John-Stewart G. 2009. Deworming helminth co-infected individuals for delaying HIV disease progression. *Cochrane Database Syst Rev* **8:** CD006419.

World Bank. 2003. School deworming at a glance. World Bank, Washington, DC. site resources.worldbank.org/INTPHAAG/Resources/AAGDewormingEng110603.pdf.

World Health Organization. 2006. *Preventive Chemotherapy in Human Helminthiasis.* World Health Organization, Geneva, Switzerland.

World Health Organization. 2012a. Integrated preventive chemotherapy for neglected tropical diseases: estimation of the number of interventions required and delivered, 2009–2010. *Wkly Epidemiol Rec* **87:** 17–28.

World Health Organization. 2012b. Global WHO Alliance for the Elimination of Blinding Trachoma by 2020. *Wkly Epidemiol Rec* **87:** 161–168.

Wright JW (ed). 2006. *The 2006 New York Times Almanac.* Penguin, New York, NY.

Zimmermann MB, Hurrell R. 2007. Nutritional iron deficiency. *Lancet* **370:** 511–520

第 11 章
顧みられない熱帯病対策の今後の展望と貧困対策ワクチン

我々は河川盲目症，睡眠病など古くから存在する病気に苦しむ人々に現代医学をもって対処するために動き始めたところである．少ないながらも世界中にいる思いやりにあふれた挑戦者たちが力を合わせて，顧みられない病気のための新薬を開発している．

エドワード・ケネディ上院議員，2006 年

顧みられない熱帯病患者のニーズに応えられないのは，治療薬や予防薬の開発や製造をしても企業が十分な採算を採れないからである．

サム・ブラウンバック上院議員，2007 年

1 人の人間でもある科学者は，苦痛を減らしうる方法を知ったならば，休んでなどいられない．

アルバート・B・セービン

予防的化学療法のターゲットである 7 種類の顧みられない熱帯病（NTDs．有病者が多い順に回虫症，鉤虫症，鞭虫症，住血吸虫症，リンパ系フィラリア症［LF］，オンコセルカ症，トラコーマ）は，デング熱や食物由来吸虫感染症とともに世界の最貧困層で最もよく見られる感染症である．これらの感染症やそれによる身体障害の広がりはすべて合わせると HIV/ エイズやマラリアに匹敵するほど多い．また，これらの病気は世界の最貧困層の人々が貧困から抜け出せない原因にもなっており，経済的発展の停滞を招いている．NTDs の統合的対策として薬の速効パッケージを広く使用することで，この 7 種類の NTDs の患者数と疾病負荷が減少し，排除も実現できることが期待

されている．したがって，速効パッケージは貧困を減らすうえで継続的に重要な役割を果たすと思われる．

前章では速効パッケージを大規模に使用する際の課題について述べ，その中で薬剤耐性を示す病原体の出現について説明した．私が薬剤などの化学物質に耐性のある病原体を危惧するのは，第二次世界大戦直後に始まったマラリア対策のための集団薬剤投与に功罪が見られるからである．1940年代後半から1950年代にかけてDDT（ジクロロジフェニルトリクロロエタン）という殺虫剤を広く使用したことで南ヨーロッパの多くの地域からマラリアを排除でき，ギリシャ，イタリア，スペインの経済成長がもたらされた[1]．その一方で，インドやアフリカのサハラ以南などマラリアのエンデミックが深刻だった地域ではDDTを使用しても排除に成功しなかった[2]．たとえばインドでは，1950年代に抗マラリア薬のクロロキンの集団薬剤投与とDDTの集中散布が行われ，7,500万人いたと推定されるマラリアの患者数が1961年にはわずか5万人まで減少した．この成功を見たグローバルヘルスの関係者や政策決定機関の間では，インドで最終的にはマラリアを根絶できるだろうという話が1960年代の初めごろに上がり，全世界での根絶まで話題になった．しかしクロロキンに耐性を示すマラリア原虫とDDTに対して耐性を示す蚊が現れたことで，当初の成功がほぼ完全に取り消され，1977年のインドのマラリア患者数は再び数千万人に逆戻りした[2]．

この苦い経験があるため寄生虫等の伝播が深刻な地域で速効パッケージを使用する場合，薬剤のどれかに耐性を示す病原体が現れる可能性を十分に考えておく必要がある．NTDsの統合的治療対策や予防対策の規模を拡大し，複数のコエンデミックが起きている発展途上国56か国の10億人以上を対象とする世界的規模の計画が積極的に進められているが，耐性を示す病原体が現れる可能性やそれ以外の理由で治療薬が効かない事態が起こることを念頭に置いておかなければならない．蠕虫の増殖にかかる期間はウイルスや細菌の増殖にかかる期間に比べて非常に長く，マラリア原虫などと比較しても長いため，耐性を示す蠕虫がそれほど早く現れるとは思われない[3]．しかし，これだけで油断することはできない．

速効パッケージで使用される6種類の薬剤（アジスロマイシン，プラジカンテル，アルベンダゾールまたはメベンダゾール，ジエチルカルバマジンまたはイベルメクチン）のうち，アルベンダゾールとメベンダゾールは特に耐性を示す寄生虫が現れやすい薬剤として注意が向けられている．アルベンダゾールとメベンダゾールはともにベンズイミダゾール系の化合物である．そしてベンズイミダゾールはウシなどの反芻（はんすう）動物の家畜の駆虫を行うために広く使われている．ヒツジやウシなどの消化管蠕虫感染症は家畜の衛生上の大きな問題であり，経済的にみても影響は大きい．また亜熱帯や熱帯の国々ではヒツジやウシなどを健康な状態で育てることが難しいが，この病気が健康を損なう主な原因ともなっている．このため南半球の国々の中でも特に南アメリカ，南アフリカ，オーストラリア，ニュージーランドの家畜生産者はこの数十年間，ヒツジやウシなどの体内の寄生虫数を１年間常に少ない状態に保つためにもっぱら抗蠕虫薬のベンズイミダゾールを定期的に投与してきた．しかし現在では，南半球だけでなく他の地域でもベンズイミダゾールに耐性を示す寄生虫が多く見られるようになり，こうした地域ではベンズイミダゾールが効かなくなっている．ベンズイミダゾールに耐性を示す寄生虫は現在，世界中の多くの地域の家畜生産を脅かす存在となっている[4]．

同じような問題がヒトに寄生する蠕虫で起こる可能性はないだろうか．寄生する線虫類がベンズイミダゾールに耐性を示す場合，必ずしもすべてではないが，たいていはβチューブリンというタンパク質をコード化する遺伝子の点突然変異〔DNAの１か所［１塩基］における突然変異〕から起こっている．ベンズイミダゾールは寄生虫の体内のβチューブリンに結合することで効果を発揮すると考えられている．このため突然変異が起こると結合できるβチューブリンの数が減り，寄生虫に効かなくなる．家畜に寄生する線虫の場合はβチューブリン遺伝子の特定の位置の点突然変異が起こると，アミノ酸の変化が生じ，βチューブリン遺伝子から作られるタンパク質に２か所あるフェニルアラニン残基のどちらかがチロシン残基に変わる．このわずかな変化でベンズイミダゾールが結合できる数が減り耐性を示すようになると考えられている[5]．ベンズイミダゾールに対する耐性を示すこの突然変異が，最近リンパ系フィラリア症を起こす寄生虫であるバンクロフト糸状虫でも見つかった[5]．これはおそらくアルベンダゾールとイベルメクチンを組み合わせて大規模に投与していることと関係している．また，メベンダゾールに耐性を示す表現型〔生物が示す形態的，生理的，行動的な性質〕は鉤虫のβチューブリンでまだ見つかっていないが，特にメベンダゾールが頻繁に使われている一部の地域では，メベンダゾールが鉤虫に効きにくいことが示されている[5]．スイス熱帯公衆衛生研究所のジェニファー・カイザーとヨーグ・ウツィンガーは，2008年に*JAMA*で発表したシステマティックレビュー〔複数の論文のデータを再検討する研究〕とメタアナリシス〔複数の研究のデータを統合し，統計的に解析する研究〕で，メベンダゾールを投与した場合の鉤虫症の治癒率はわずか15％に過ぎず，ヒトに感染する鉤虫であるアメリカ鉤虫の虫卵の減少率は0～68％の範囲に留まることを明らかにした[5]．さらにメベンダゾールを投与する頻度と回数が増えると実際に効果が低下することを示した研究もある[5]．これらの研究結果は，鉤虫症の治療にメベンダゾールを使用しても効果が見られないという可能性を示唆している．また，薬剤に耐性を示す寄生虫が現れる可能性も調査すべきであることも示されている．さらに最近，オンコセルカ症対策のためにイベルメクチンを広く使ったことにより，ガーナでイベルメクチンに耐性を示す寄生虫が現れた可能性も示されている[6]．

アフリカで（あるいは他の地域でも）蠕虫感染症の治療の効果が見られなかったとしても，薬剤に耐性を示す寄生虫が現れたとしても，発展途上国で速効パッケージを広く利用するという我々の挑戦的活動をやめるべきではない．薬剤に耐性を示す蠕虫は細菌やウイルスほどすぐに現れるものではない．また現実的な問題として他に選択肢があるだろうか．薬剤に耐性を示す寄生虫が現れることが理論的に懸念されるという理由で世界の最貧困層の人々のもとに必須医薬品を届けないという行為は，道義的に許されるものではないと私は考える．その代わりとなる最善策は，速効パッケージを現時点で必要としている人々に現在のパッケージを使用してもらいながら，薬剤に耐性を示す寄生虫の一群または耐性が認められる地域が新たに現れることを想定して監視することである．これに関しては，ヒトに寄生する線虫類がベンズイミダゾールに示す耐性を見つけるために使用可能な一塩基多型〔DNAの1か所［1塩基］の多様性〕解析の技術がすでに開発されている[7]．

また同時に，新たな抗蠕虫薬の研究開発も続ける必要がある．必要に応じて，開発された新しい薬剤を速効パッケージに組み込むことも考えられる．いずれ速効パッケージに組み込まれる可能性があり，現在，開発と試験が続けられている薬剤がいくつかある．フルベンダゾールとモキシデクチンは，オンコセルカ症やリンパ系フィラリア症などの糸状虫症の新しい治療薬として期待されている．両方とも初めは家畜用の抗蠕虫薬として開発されたものである[8]．フルベンダゾールはヨーロッパですでにヒトの腸管寄生線虫類の治療薬として認可されているが，イベルメクチンの投与回数を減らすことのできる抗マクロフィラリア薬と呼ばれる薬剤として成虫にも効果を発揮するかどうかを判断するにはさらに研究を続ける必要がある．モキシデクチンも同じように，世界保健機関（WHO）のピエロ・オリアロらがヒトの治療薬として研究を進めている[8]．またリバプール熱帯医学校のマーク・テイラーらが開発した抗生物質など，糸状虫が効率的に増殖して生き続けるために必要とされる糸状虫の共生細菌をターゲットとする新世代の抗ボルバキア薬もある．この新世代の薬剤は最終的にオンコセルカ症とリンパ系フィラリア症のまったく新しい治療薬になる可能性を秘めている[9]．

フルベンダゾール，モキシデクチン，新しい抗ボルバキア化合物などのNTDs治療薬の開発と臨床試験が進まない大きな理由は採算の見込みがないことである．これは製薬企業が抗蠕虫薬の開発プロジェクトを積極的に進めることができない大きな要因となっている．大手の製薬企業は発展途上国のNTDsとの闘いに一部の製品を積極的に無償提供しているが，株主に対する責任がある株式公開企業として，そこからさらに踏み出して，新しいNTDs治療薬のための膨大な研究と開発に資金や人材などの貴重なリソースを投入することは難しい．このため数年前の指摘では，悲しいことに1975年から2004年に販売された1,556種類の新しい化学物質のうち，熱帯病に関わる薬剤はわずか21種類に過ぎなかった[10]．21種類のうち11種類は北アメリカやヨーロッパでも若干の需要があるマラリアや結核の薬剤である．そして残りの10製品がこの30年間でNTDs用に開発された製品である．これは開発された全製品の約0.6%に過ぎない．保健研究グローバルフォーラムは「10/90のギャップ」という言葉を作った．これは世界人口の90%を占める最貧困層に関わる問題に対して，世界全体の研究開発費のわずか10%しか使われていないことを表している．しかしNTDsの場合は「1/99のギャップ」あるいは「1/199のギャップ」と言えるかもしれない．

1975～2004年にNTDs用に開発された薬剤を表11.1に示す．ほとんどの薬剤は大手の多国籍企業が開発したものである．この中に2種類のみだが，採算の採れる家畜用の抗寄生虫薬として開発された後，ヒトの抗蠕虫薬として企業が開発を支援した薬剤がある．その1つが，もともとメルク社が出資して開発した家畜用のイベルメクチンである．メルク社はその後，オンコセルカ症に対するイベルメクチンの効果を調べるために，アフリカで行われた臨床試験を積極的に支援した．もう1つはスミスクライン＆フレンチ社の動物医薬品部門が家畜用として開発したアルベンダゾールである．その後アルベンダゾールは，グラクソ・スミスクライン社（スミスクライン＆フレンチ社が他社との合併後の企業）によってヒトの抗蠕虫薬として1987年に開発された．またドイツのバイエル社がプラジカンテルとニフルチモックスを開発し，ファイザー社がオキサムニキンを開発し（ただし現在では大抵の場合，オキサムニキンの代わりにプラジカンテルが使われる），現在はサノフィ社がヒトアフリカトリパノソーマ症の3種類の治療薬であるエフロルニチン，メラルソプロール，ペンタミジンの産業的な開発と流通を引き受けている．

私は，この問題は過去形で話すことにしているのだが，それは新たなNTDs治療薬の開発は大きな転換点を迎えており，新たな展望が開かれつつあると感じるからである．NTDs治療薬の開発に採算が全く見込めないこと

表11.1　1975～2004年にNTDs用に開発された薬剤[a]

病気	薬剤
回虫症，鞭虫症，鉤虫症	アルベンダゾール
住血吸虫症	プラジカンテル，オキサムニキン
オンコセルカ症，リンパ系フィラリア症	イベルメクチン
リーシュマニア症	リポソーマルアムホテリシンB[b]，ミルテホシン
シャーガス病	ベンズニダゾール，ニフルチモックス
ヒトアフリカトリパノソーマ症	エフロルニチン，イセチオン酸ペンタミジン[b]

[a] Chirac and Torreele, 2006より改変引用．
[b] これらの薬剤は新しい化学物質ではなく，新しい塩類，剤型または配合剤である．

を考えると，製薬業界がこのような状況において積極的に製品開発を進めていることが私には驚きである．しかし，企業の社会的責任や倫理性を明確にすることは長期的なビジネス姿勢を示すことになるうえに，発展途上国への販路や発展途上国の研究者とのつながりを確保することは企業の戦略ともなりうる．つまり，企業が積極的に開発を進める理由も存在するのである[11].

たとえば，ニューヨーク科学アカデミーが2006年に始めた非営利事業，国境なき科学者（scientistswithoutborders.org）の設立式典に出席した際にグラクソ・スミスクライン社の最高経営責任者ジャン＝ピエール・ガーニエのスピーチを聞いたが，それは記憶に残るものだった．彼は，利益だけでは数万人の従業員が毎日出社する動機づけにはならないと言うのである．自分たちの会社が世界各地で困っている人々を先頭に立って支援しているという事実を知ることも従業員を動かすと言うのである．実際に後任の最高経営責任者アンドリュー・ウィティーも顧みられない病気に関する支援や投資を拡大している．土壌伝播性蠕虫感染症とリンパ系フィラリア症の両方をターゲットとするアルベンダゾールの無償提供を増やし，新しいマラリアワクチンの認可を受けるための研究を進め，顧みられない病気のための薬剤に関する製品開発パートナーシップの一員として企業の科学者が作業できる新しい施設をスペインのトレスカントスに設立した（openlabfoundation.org）．このような活動を行っているのはグラクソ・スミスクライン社だけではない．大手製薬企業のノバルティス社も，ノバルティス熱帯病研究所というNTDsの低分子治療薬開発施設（nibr.com/research/developing_world/NITD/）をシンガポールに，ノバルティスグローバルヘルスワクチン研究所というワクチン開発施設（nibr.com/research/developing_world/NVGH/）をイタリアのシエナに開設している．私は特にNTDsワクチンに関心をもっているため，このワクチン開発施設の動向を詳しく調べている．この施設には世界的に認められた2人のワクチン研究者が中心的な存在として関わっている．その1人はリノ・ラップオリである．彼は新しいワクチン開発の最先端にいる革新的な人物であり，リバースワクチン学とシステムワクチン学の先駆者でもある（セービンワクチン研究所の金メダル受賞者でもある）．もう1人は米国国立衛生研究所（NIH）のマラリアワクチン専門家でオーストラリア人のアラン・ソールである．ほかにも，サノフィパスツール社は世界初のヒトデングワクチンの開発と製品化を主導しており，ファイザー社はグローバルヘルスに関する研究開発への支援や投資を続けている．ここに挙げたのは私がよく知る活動に過ぎず，これ以外にも多くの活動が行われているはずである．

大手製薬企業のこのような活動と並行して，複数のアドボカシー活動組織が最近設立されたり，規模が拡大されたりして，NTDs と三大疾患に関する研究開発活動に注目している．たとえば，グローバルヘルスのための BIO ベンチャーズ（bvgh.org）やポリシーキュアズがその例である．ポリシーキュアズはかつてロンドン経済政治学校に在籍していたメアリー・モーランが理事を務めるオーストラリアの政策シンクタンクである．メアリーらのグループは G-FINDER（顧みられない病気のための技術革新の世界的支援）という名前の非常に素晴らしいツールを提供している．このツールを使うと，NTDs や三大疾患である HIV/ エイズ，マラリア，結核に関する研究開発資金（公的資金と民間資金）の最新情報を検索できる．メアリーは NTDs 治療薬の開発状況を分析し，NTDs の治療薬やワクチンの開発計画を多国籍企業に考えさせるようないくつかの要因を明らかにしている[12]．

多国籍企業による新しい NTDs 治療薬の開発は確実に増えてきている．しかし多国籍企業だけに頼るだけでは，新薬の研究開発が十分とは言いがたい．ハーバード大学のマイケル・クレマーとマサチューセッツ工科大学のレイチェル・グレナースターが提唱した画期的な事前買い取り制度や，最近アメリカの上院議会で米国食品医薬品局再生法の改正案（ブラウンバックおよびブラウンによる顧みられない病気の排除に関する改正案）が可決され，現状に即した権利の保証が行われるようになるなど，NTDs 治療薬等の開発を進めるうえで魅力的な制度や権利ができてきた．しかし，このような魅力的なしくみがあったとしても，それだけで新しい NTDs 治療薬やワクチン，診断薬などの製品が確実に開発されるとは考えられない．このような制度は，先進国と発展途上国の両方で採算の見込みがある HIV/ エイズ，マラリア，結核などの病気のプロジェクトを多国籍企業が進めるには効果を発揮すると思われるが，最貧困層のみがかかる病気のプロジェクトを始めるきっかけとしてはあまり効果的ではないと私は考えている．

NTDs治療薬が実際に開発されるためには，エテルナ・ゼンタリス社（aeternazentaris.com）のような比較的規模の小さいバイオ医薬品企業や新世代のNTDs製品開発パートナーシップ（PDPs: product development partnerships. 官民パートナーシップとも呼ばれる）に目を向ける必要があると私は思う．なおエテルナ・ゼンタリス社はドイツのフランクフルトを拠点としており，世界初の内臓リーシュマニア症内服薬のミルテホシン（インパビド）を作った企業である．メアリー・モーランの定義によればPDPは「製薬業界と協力して顧みられない病気の治療薬等の開発を促進する公衆衛生改善のための非営利組織」である[11]．この10年間で大学関連の研究所などを拠点とする複数の有力なPDPsが設立され，ヒトキネトプラスト類による感染症（シャーガス病，ヒトアフリカトリパノソーマ症，リーシュマニア症など）の新しい治療薬の研究と開発と臨床試験を行っている．キネトプラスト類による感染症の治療薬の開発に取り組んでいる主なPDPsは表11.2のとおりである．

これらのPDPsの中には最近完了した原虫のゲノムプロジェクト[14]のデータを利用して薬剤のターゲットとなる部位や分子を探索している組織もあれば，ハイスループットスクリーニングや従来から使われている様々な方法で薬剤の開発と臨床試験を行っている組織もある[15]．また，これらのPDPsの多くがビル & メリンダ・ゲイツ財団の支援を受けている．PDPsでは現在，リーシュマニア症とヒトアフリカトリパノソーマ症の治療のための新しい抗原虫薬の開発と臨床試験が活発に行われている．たとえば，パロモマイシン，シタマキン，イミキモド，マレイン酸パフラミジンなどの薬剤や，ニフルチモックスとエフロルニチン，パラロマイシンとアンチモン製剤などの，すでに使われている薬剤を組み合わせた配合剤などが検討されている[15]．

NTDsに対するワクチン開発も行われている．NTDsの特徴は「貧困を助長する」ことであり，NTDsワクチンには世界全体の公衆衛生を改善する効果だけでなく，NTDsの社会経済的な影響を小さくしたりなくしたりする効果もあることから，私は「貧困対策ワクチン」という言葉を使っている[16]．表11.3のとおり，現時点では少なくとも4つの組織がNTDsのヒトワクチ

表 11.2　ヒトキネトプラスト類による感染症の治療薬の開発に取り組んでいる PDPs とその関連組織

組織	本部所在地	代表者／CEO／事務局長	Web サイト
顧みられない病気のための新薬開発イニシアティブ（DND*i*）	ジュネーブ（スイス）	ベルナール・ペクール	dndi.org
革新的な新規診断薬に関する基金（FIND）	ジュネーブ（スイス）	フィリップ・ヤーコン	finddiagnostics.org
ワンワールド保健研究所〔現在は PATH の薬剤開発プログラム〕	カリフォルニア州サンフランシスコ	ポニー・サビア	sites.path.org/drugdevelopment/
寄生虫薬開発コンソーシアム	ノースカロライナ州チャペルヒル	リチャード・ティドウェル	thecpdd.org
カリフォルニア大学サンフランシスコ校のサンドラー寄生虫症基礎研究センター〔のちサンドラー創薬センター，2011 年まで〕	カリフォルニア州サンフランシスコ	ジェイムズ・マッケロー	sandlerfoundation.org/grants/
ダンディー大学ライフサイエンス研究学部	ダンディー（スコットランド）	アラン・フェアラム	drugdiscovery.dundee.ac.uk
シアトルバイオメド	ワシントン州シアトル	アラン・アデレム，ケネス・スチュワート	seattlebiomed.org

ンを開発し，臨床試験を行っている[16]．これらの PDPs の多くには発展途上国で製造を担当するパートナー組織がある．これらのプロジェクトの概要は次のとおりである．

・**住血吸虫症ワクチン**　フランスのリールにあるパスツール研究所のチームが Sh28GST と呼ばれる尿路住血吸虫症ワクチンを開発した．これは遺伝子組換えワクチンで，ビルハルツ住血吸虫がもつグルタチオン *S*-トランスフェラーゼというタンパク質である．このワクチンの臨床試験はニジェールとセネガルで行われている[17]．マンソン住血吸虫については，ブラジルで臨床試験が行われているワクチンと，もうすぐ臨床試験が始まるワクチンの 2 種類がある．その 1 つは Sm-TSP-2 と呼ばれるワクチンで，ワクチンを製造する公営企業でサンパウロにあるブタンタ

表 11.3　NTDs 対策のための貧困対策ワクチンを開発している PDPs

組織	本部所在地	代表者／CEO／事務局長	ターゲットの病気	Web サイト
感染症研究所（IDRI）	ワシントン州シアトル	スティーブ・リード	リーシュマニア症，ハンセン病	idri.org
パスツール研究所	リール（フランス）	ジル・リボー，アンドレ・キャプロン，モニーク・キャプロン	住血吸虫症	pasteur-lille.fr
デングワクチンイニシアティブ	ソウル（韓国）	ルイス・ダ・シルバ	デング熱	denguevaccines.org
セービンワクチン研究所	ワシントン DC とテキサス州ヒューストン	ピーター・ホッテズ	鉤虫症，住血吸虫症，シャーガス病，リーシュマニア症	sabin.org
オズワルド・クルーズ財団（FIOCRUZ）	リオデジャネイロ（ブラジル）	パウロ・ガデーリャ	住血吸虫症，鉤虫症	portal.fiocruz.br

ン研究所と，セービンワクチン研究所が共同開発した．もう 1 つは Sm14 と呼ばれるワクチンで，オズワルド・クルーズ財団（FIOCRUZ）と FIOCRUZ の製造部門，FIOCRUZ バイオマングインホスが共同開発したものである[17]．Sm-TSP-2 は NIH からの公的な支援とブラバトニクチャリタブルトラスト，モート・ハイマンとクリス・ハイマン，ゲイリー・マイケルソン，テキサス子ども病院という民間組織や個人からの支援で開発された．

・**リーシュマニア症ワクチン**　ワシントン州シアトルを拠点とする感染症研究所（IDRI）がリーシュマニア症の新しい遺伝子組換えタンパク質ワクチンを開発し，第 1 相臨床試験〔主に少数の健常者に薬を投与して副作用等がないかどうかなどの安全性を調べる試験〕が行われている．リーシュマニア症のワクチン開発が可能だと考えられたのは，ワクチン接種という考え方が一般的になる前に中東や中央アジアの一部で慣習として「リーシュマニア化」が行われていたためである．リーシュマニア化とはリーシュマニア属の寄生虫をあまり目立たない臀部などに意図的に感染させて，顔などの目立つ部分の皮膚に外見が変化する症状が現れるのを予防するための方法である．IDRI のワクチンでは，生きているリーシュマニア属の寄生虫の代わりに，3 種類の抗原候補成分が含まれる遺伝子組換えポリタンパク質〔複数のタンパク質が含まれる大きなタンパク質．最終的には個々のタンパク質になって作用を発揮する〕を使い，さらに防御免疫応答を増強するモノホスホリルリピド A という成分も含まれている[18]．ワクチンの臨床試験はブラジル，ペルー，インドで行われている．今よりも安全に短期間で治療できる投与方法を開発するために，抗リーシュマニア薬と組み合わせて投与されている場合もある[18]．セービンワクチン研究所も将来的に期待されるリーシュマニア症ワクチンを検討している．このワクチンでは NIH が新たに発見したサシチョウバエの抗原とメキシコのユカタン自治大学が開発した抗原が利用されている[19]．セービンワクチン研究所の主なパートナー組織は，ワクチンを製造するメキシコの公営企業バーメックス社とメキシコ国立理工科大学の調査および先進研究センター，CINVESTAV である．また，このワクチン開発はカルロス・スリム保健研究所の支援を受けている．

・**ヒト鉤虫ワクチン**　ヒト鉤虫ワクチンイニシアティブ（HHVI）は，ワシントン D.C. とテキサス州ヒューストンを拠点とする非営利組織セービンワクチン研究所が実施しているプログラムである．テキサス子ども病院とベイラー医科大学，ジョージ・ワシントン大学，ジェームスクック大学，ロンドン衛生熱帯医学校のワクチン研究，開発，製造，臨床試験に関わる部門やブラジルの FIOCRUZ と連携して，鉤虫症の遺伝子組換えワクチンとして期待される複数の候補物質を開発している．これらのワクチンの第 1 相臨床試験は鉤虫症のエンデミックが起きているブラジルのミナスジェライス州で行われている[20]．HHVI はビル & メリンダ・ゲイツ財団，オランダの外務省，ブラジルの保健省の支援を受けている．ヒト鉤虫ワクチンは最終的に，ブラジルの製造業者 FIOCRUZ バイオマングインホス（FIOCRUZ の製造部門でリオデジャネイロにある）が製造する予定になっている．現段階のワクチンには，Na-GST-1 と Na-APR-12 という 2 種類の遺伝子組換えタンパク質抗原，アルミアジュバンド，合成 Toll 様受容体（TLR)4 アゴニストが含まれている[20]．

ヒト鉤虫ワクチンは費用対効果に優れており，経済的優位性があることも複数の経済分析で示されている[20].

・**デングワクチン**　デングワクチンイニシアティブは新しいデングワクチンの開発促進を目指している組織のコンソーシアムで，韓国のソウルにある国際ワクチン研究所を拠点としている．開発中のワクチンが数種類あり，その中で最も開発が進んでいるサノフィパスツール社のワクチンは現時点で第3相臨床試験〔多くの患者に投与して薬の効果と安全を確かめる段階の試験〕が行われている[21]〔2014年，効果が確認された〕．ワクチン接種で4種類すべての血清型の抗体ができなかった場合にデング出血熱を起こすリスクが高くなることが理論的にわかっており，デングワクチンの臨床開発ではこの問題の解決が必要とされている．

・**その他のワクチン**　上記の他にもPDPsとそのパートナー組織の活動における開発の初期段階にあるNTDsワクチンがいくつかある[22]．たとえば細菌ワクチンでは，FIOCRUZを中心とするレプトスピラ症ワクチンの開発が初期段階にある．またIDRIとアメリカハンセン病ミッションが共同でハンセン病ワクチンの開発を進めており，ベルギーの研究グループによるブルーリ潰瘍ワクチンの開発も初期段階にある[22]．また原虫のワクチンでは，セービンワクチン研究所とメキシコの組織のコンソーシアム（バーメックス社，CINVESTAV，ユカタン自治大学など）が共同で開発している治療ワクチンなど，複数のシャーガス病ワクチンの原型の開発が初期段階にある（第7章で説明）．これらの活動はカルロス・スリム保健研究所とヒューストンを拠点としているサウスウェストエレクトリックエナジー医療研究所の支援を受けている[22].

すべてのPDPsが直面する大きな課題として，非営利組織としてこれらの活動を行う場合にも製薬業界の慣例に従い，米国食品医薬品局などの規制当局に対応する必要があることが挙げられる[23]．たとえばセービンワクチン研究所のヒト鉤虫ワクチンの製造工程の開発では，発酵とタンパク質精製の規模の拡大，製剤試験と力価試験，標準作業手順書や製造プロトコルやバッチ生産管理記録など大量の文書管理，厳格な品質管理と品質保証が必要となる．

また，製造業者がその時点の医薬品の適正製造基準（GMP）に従って同じ製造工程でワクチンを生産できるように，製造方法を業者に詳しく伝える必要もある[23]．さらに製造されたワクチンのロット出荷試験と安定性試験を行って慎重に分析してから，国際的に認められている適切な規制当局（米国食品医薬品局など）にワクチンに関する一定の情報を提出して，新しいワクチンを「ヒトに初めて投与する」試験を始める許可を得る．そして，この「ヒトに初めて投与する」試験，つまり第1相臨床試験はその時点の医薬品の臨床試験の実施基準（GCP）に従って行わなければならない．

私は鉤虫症の研究に携わり，研究チームを率いて約30年になる．この研究チームはここ数年で遺伝子組換え製剤として鉤虫の抗原を開発することに成功し，臨床試験も行っている．しかし序章で述べたように，このような開発に関わる活動はある意味で単なる出発点に過ぎないと感じ始めている．これは，発展途上国でワクチン接種を行う担当者のもとに遺伝子組換えワクチンのような先端技術で作られる製品を届けることの難しさがわかっているからである．たとえば，B型肝炎ワクチンが一部の発展途上国で広く使用されるようになったのはワクチン発見から約30年後のことである．しかしアフリカなどの多くの低所得国では現在でも使用されていない[24]．この30年間に特に東アジアで数千人とも思われる大勢の人々が肝不全や肝がんなど慢性B型肝炎で起こる病気になっているが，これらの病気はワクチン接種を行えば予防できる可能性が高い．このように普及が遅れる理由はコストである．B型肝炎ワクチンは遺伝子組換えワクチンであり，当初は遺伝子組換え酵母菌を使って作られたため高価なものだった（100米ドル以上）．しかし価格が高かったため，製造業者は研究，開発，製造にかかったコストを回収できた[24]．現在では，（ブラジルのサンパウロにある）ブタンタン研究所などの発展途上国の公営企業が1米ドル未満でB型肝炎ワクチンを作っている．子宮頸がんを予防できるヒトパピローマウイルスワクチンが新たに開発されたが，予防に必要とされる回数のワクチン接種の費用は約360米ドルである．発展途上地域の貧困層の女性がワクチン接種を受けられるまで費用が下がるのに数十年かかるのではないかと懸念している．もし今後30年かかるとしたら，貧困層の数十万人の女性たち（これらの女性は定期的に子宮頸がん検査を受けることもない）が，予防可能な子宮頸がんで命を落とすことになるのである．

私がセービンワクチン研究所でHHVIを始めたそもそもの理由は，開発の初期段階から低コストでワクチンを作りたいと考えたことにある．費用対効果に優れたヒト鉤虫ワクチン（「二価ワクチン」を想定している．つまり幼虫と成虫の少なくとも２種類の抗原が含まれるワクチンである）にするには，１～２米ドル未満で作る必要があると見積もっている．製造工程の初期段階から低コストにしなければこれを実現することはできない．たとえば，高価な哺乳類や昆虫の培養細胞を使う代わりに，細菌や酵母菌など費用のかからない方法を使ってワクチンを作ることが考えられる．また大量生産のためには，遺伝子組換え抗原を精製する際のカラム〔薬剤やタンパク質を分離する装置〕なども低コストのものにしなければならない．

これらの活動はいわゆる「グローバルアクセス」〔あらゆる人々への普及〕を実現するうえで重要なことである．NTDsに関するPDPsは治療薬，ワクチン，診断薬のうち，どの開発を目指すとしても，開発した薬剤を大勢の貧困層の人々のもとに届けられるよう，開発方法から考える必要がある．セービンワクチン研究所のHHVIでは「グローバルアクセスロードマップ」を詳細に定めて，資金や人材などのリソースが不足している状況でもワクチンの開発と試験を行うことができるよう計画を立てた．我々がグローバルアクセスを実現するうえでは，鉤虫症のエンデミックが起きている中所得国のワクチン製造業者とのパートナーシップの構築が大きな意味をもっている．ブラジル，中国，キューバ，インド，インドネシア，イラン，セネガルなど中所得国の一部の国では，ワクチンなどの医療関連製品の製造技術が一定のレベルに達している．ブラジルのカルロス・モレルらは学術雑誌に掲載された論文数，国際特許数，バイオテクノロジー製品の生産能力のデータを使って数値化した基準で技術革新の状況を定義し，一定レベルの技術をもつ国々をIDCs（innovative developing countries，技術革新が認められる発展途上国）と呼んでいる[25]．グローバルアクセスを確実に実現するため，セービンワクチン研究所で開発したヒト鉤虫ワクチンに関する技術をブラジル政府の公営企業であるFIOCRUZバイオマングインホスに伝えている．これはアメリカ大陸全体にワクチンを普及させるために必要となる規模まで製造量を増やし，可能であればアフリカのポルトガル語圏（アンゴラ，ギニアビサウ，モザンビークなど）にも普及させるためである．また臨床開発と免疫学的な検査を主導してもらううえで，ブラジルのミナスジェライス州（ルネ・ラチョウ研究センター）にあり，ロドリゴ・コレア＝オリベイラが支部長を務める FIOCRUZ の支部にも注目している．IDCs 諸国や低所得国とパートナーシップを構築することは，南半球諸国が主体的に活動を進めることを促し，新しい NTDs 治療薬やワクチンや診断薬のグローバルアクセスを確実に実現する最善の方法だと私は考えている．

シャーガス病，ヒトアフリカトリパノソーマ症，リーシュマニア症，ハンセン病，レプトスピラ症，リンパ系フィラリア症，住血吸虫症，トラコーマなど NTDs の病原体のゲノムが多数明らかになっている．そのため，バイオインフォマティクスデータベース〔遺伝子やタンパク質の構造など，生物のもつ情報に関するデータベース〕を調べることで，理論的には今後 10 年以内に様々な貧困対策ワクチンを開発できるはずである．投資家のマイク・ミルケンは「金融革命」〔特定の社会経済問題を解決するための金融商品や市場に関する政策で，あまり投資されない領域に資金が流れるようにする新しいしくみ〕という言葉を広めた人物だが（milkeninstitute.org），貧困対策につながる治療薬，ワクチン，診断薬を新たに開発する技術を手にした今，我々に必要なのはこの金融革命である．これこそが新しい製品の大規模な製造工程の開発，製造，臨床試験を促進し，グローバルアクセスの実現に必要なのである．次章では，アメリカのグローバルヘルスイニシアティブの予算の数％を研究開発を支援するために割り当てなければならない理由を説明する[26]．第 59 回 WHO 総会では，グローバルヘルスに関する課題の重要な要素としてイノベーション〔技術革新〕と知的財産を利用できる機会の拡大が呼びかけられた[27]．G8 諸国や G20 諸国は NTDs の新しい医療関連製品の研究，開発，臨床試験にこれまで以上に資金を提供し，「1/199 のギャップ」を埋める解決策を支援する必要がある．

我々は同時に，これらの新しい治療薬，ワクチン，診断薬が開発された時点で NTDs の速効パッケージに組み込むことができるように，保健制度インフラを発展させる努力を続けなければならない．NTDsの対策と排除を実現して持続可能な方法で貧困を減らし，ミレニアム開発目標（MDGs）のターゲットを達成できるかどうかは，NTDsの統合的対策をどこまで成功させられるかにかかっている．統合的対策を成功させるには，すでにある必須医薬品を患者のもとに届けることだけではなく，治療薬やワクチンや診断薬など様々な医療関連製品を組み合わせる新時代の速効パッケージに，これらの新しい製品を組み込むことができるよう，イノベーションを利用できる機会を拡大する必要もある．さらに，この包括的な医療パッケージをマラリアやHIV/エイズの対策と連携させ，感染症対策を統合的に行う必要もある．科学的または技術的にこの課題を解決していくのは簡単なことではないが，ほぼ間違いなく実現できることである．我々が立ち向かうべき大きな課題は金融革命であり，世界的な政治的意思の問題なのである．

要点：今後の展望と貧困対策ワクチン

- 速効パッケージを治療薬として広く使用することで，7種類の代表的なNTDsの患者数と疾病負荷が減少することが期待される．持続的に貧困を減らすうえで速効パッケージは大きな役割を果たすと思われる．
- 速効パッケージの6種類の薬剤のうち，アルベンダゾールとメベンダゾールとイベルメクチンは薬剤に耐性を示す寄生虫が現れるなど，薬が効かなくなりやすい．
- 現在の速効パッケージに使われている薬剤の代わりとしてフルベンダゾール，モキシデクチン，抗ボルバキア薬の開発が進められている．
- NTDs治療薬の開発と臨床試験が進まないのは企業の採算が全く見込めないからである．1975～2004年に市販された1,556種類の新しい化学物質のうちNTDs用の製品はわずか10種類のみであり，その大部分は多国籍企業が開発したものである．
- 過去数年間で複数の多国籍製薬企業が新しいNTDs治療薬やワクチンの開発施設を積極的に設立しているが，これらの施設のほとんどは17種類のNTDsをターゲットとしていない．
- NTDs治療薬が確実に開発されるためには，比較的規模の小さいバイオ医薬品企業や新世代のNTDsに関するPDPsに目を向ける必要がある．NTDsに関するPDPsの多くがビル＆メリンダ・ゲイツ財団の支援を受けている．

- この10年間で複数の有力なNTDsに関するPDPsが設立され，シャーガス病，ヒトアフリカトリパノソーマ症，リーシュマニア症の新しい治療薬の研究，開発，臨床試験が行われている．
- いくつかのPDPsがNTDsワクチン（貧困対策ワクチンとも呼ばれる）の開発にも成功しており，臨床試験が行われている．たとえば住血吸虫症，リーシュマニア症，鉤虫症，デング熱のワクチンが新たに開発され，発展途上国で臨床試験が行われている．これらのPDPsは開発開始時点から低コストのワクチンとなるよう考えられている．
- 発展途上国での医療関連製品のグローバルアクセスを実現するうえでは，鉤虫症のエンデミックが起きている中所得国の製造業者とのパートナーシップの構築が大きな意味をもっている．ブラジル，中国，キューバ，インド，インドネシアなど中所得国の一部の国では，ワクチンなどの医療関連製品の製造技術が一定のレベルに達している．
- シャーガス病，ヒトアフリカトリパノソーマ症，リーシュマニア症，ハンセン病，レプトスピラ症，リンパ系フィラリア症，住血吸虫症，トラコーマを起こす病原体など多くのNTDsの病原体のゲノムが明らかになっている．このようなゲノムのデータベースを調べることで，理論的には今後10年以内に様々な貧困対策ワクチンを開発できると考えられる．
- 我々は貧困対策につながる治療薬，ワクチン，診断薬を新たに開発する技術を手にしている．今，我々に必要なのは金融革命であり，これこそが新しい製品の大規模な製造工程の開発，製造，臨床試験を促進し，グローバルアクセスを確実に実現するために必要なのである．
- NTDs対策を世界規模で行い，NTDsを排除していくには，すでにある治療薬にワクチンや治療薬や診断薬などの新しい医療関連製品を組み込むためのしくみが必要であり，それにより新世代の速効パッケージが開発されると考えられる．このアプローチこそが，持続的に貧困を減らし，ミレニアム開発目標のターゲットを達成することにつながるものだと思われる．

注

1. マラリア対策が南ヨーロッパの経済発展に及ぼした影響については Gallup and Sachs, 2001 を参照.
2. マラリアの根絶に関する世界的な取り組みで見られた薬剤に対する耐性の出現の歴史については Harrison, 1978 の 242 ~ 254 ページおよび Hotez, 2004 を参照.
3. 薬剤に対する耐性，病原体の伝播，集団遺伝学の数学的概念については Anderson, 1999 および Austin et al., 1997 を参照.
4. 家畜生産に関する薬剤耐性とその影響については Conder and Campbell, 1995 を参照.
5. バンクロフト糸状虫でベンズイミダゾールに耐性を示す表現型が見つかったこと，メベンダゾールが効かない鉤虫またはベンズイミダゾールに耐性を示す鉤虫が現れたという証拠については Keiser and Utzinger, 2008, Prichard, 2007, Schwab et al., 2007, Schwab et al., 2005, Bennet and Guyatt, 2000, Albonico et al., 2004a, Albonico et al., 2004b, Albonico et al., 2003, Albonico et al., 2006 を参照.
6. イベルメクチンに耐性を示すオンコセルカが現れたという証拠については Osei-Atweneboana et al., 2007 および Hotez, 2007 を参照.
7. Prichard, 2007.
8. これらの情報については Mackenzie and Geary, 2011 および Bockarie and Deb, 2010 を参照.
9. これらの情報については Tamarozzi et al., 2011 および Tamarozzi et al., 2012 を参照.
10. この情報は Chirac and Torreele, 2006 より.
11. Moran, 2005.
12. G-FINDER については g-finder.policycures.org/ を参照.
13. Kremer and Glennerster, 2004, policycures.org/downloads/g-finder_2011.pdf, rareadvocates.org/brownbackbrown-amendment-for-rare-neglected-diseases-fda-report-2011/.
14. 2 種類のヒトトリパノソーマとリーシュマニアのゲノムの比較については El Sayed et al., 2005 を参照.
15. PDPs および官民パートナーシップで行われているキネトプラスト類による感染症治療のための新しい薬剤の開発については Renslo and McKerrow, 2006, Croft et al., 2005, Croft et al., 2006, Mathis et al., 2006, Hotez et al., 2007 を参照.
16. Hotez and Ferris, 2006, Hotez, 2011a, Hotez, 2011c.
17. Riveau et al., 2012, Hotez et al., 2010, Tendler and Simpson, 2008.
18. IDRI が開発しているリーシュマニア症ワクチンについては Duthie et al., 2012 を参照.
19. リーシュマニア症ワクチンでのサシチョウバエ抗原の利用については Tavares et al., 2011 を参照.
20. ヒト鉤虫ワクチンについては Hotez et al., 2010 および Lee et al., 2011 を参照.
21. サノフィパスツール社のデングワクチン開発の進捗状況については Guy et al., 2011 を参照.
22. その他の細菌で起こる NTDs のワクチンについては Ko et al., 2009, Duthie et al.,

2011, Einarsdottir and Huygen, 2011 を参照. シャーガス病の新しいワクチン開発については Quijano-Hernandez et al., 2011, Vázquez-Chagoyán et al., 2011, Dumonteil et al., 2012, Lee et al., 2012 を参照.

23. 製品開発における課題については Bottazzi and Brown, 2008 を参照.
24. ワクチンのグローバルアクセスの問題については Mahoney and Maynard, 1999 および Mahoney et al., 2007 を参照.
25. Morel et al., 2005.
26. Hotez, 2011b.
27. これらの情報は apps.who.int/gb/ebwha/pdf_files/WHA59-REC1/e/WHA59_2006_REC1-en.pdf より.

文献

Albonico M, Bickle Q, Ramsan M, Montresor A, Savioli L, Taylor M. 2003. Efficacy of mebendazole and levamisole alone or in combination against intestinal nematode infections after repeated targeted mebendazole treatment in Zanzibar. *Bull World Health Organ* **81:** 343–352.

Albonico M, Engels D, Savioli L. 2004a. Monitoring drug efficacy and early detection of drug resistance in human soil-transmitted nematodes: a pressing public health agenda for helminth control. *Int J Parasitol* **34:** 1205–1210.

Albonico M, Montresor A, Crompton DW, Savioli L. 2006. Intervention for the control of soil-transmitted helminthiasis in the community. *Adv Parasitol* **61:** 311– 348.

Albonico M, Wright V, Bickle O. 2004b. Molecular analysis of the β-tubulin gene of human hookworms as a basis for possible benzimidazole resistance on Pemba Island. *Mol Biochem Parasitol* **134:** 281–284.

Anderson RM. 1999. The pandemic of antibiotic resistance. *Nat Med* **5:** 147–149.

Austin DJ, Kakehashi M, Anderson RM. 1997. The transmission dynamics of antibiotic-resistance bacteria: the relationship between resistance in commensal organisms and antibiotic consumption. *Proc Biol Sci* **264:** 1629–1638.

Bennet A, Guyatt H. 2000. Reducing intestinal nematode infection: efficacy of albendazole and mebendazole. *Parasitol Today* **2:** 71–74.

Bockarie MJ, Deb RM. 2010. Elimination of lymphatic filariasis: do we have the drugs to complete the job? *Curr Opin Infect Dis* **23:** 617–620.

Bottazzi ME, Brown AS. 2008. Model for product development of vaccines against neglected tropical diseases: a vaccine against human hookworm. *Expert Rev Vaccines* **7:** 1481–1492.

Chirac P, Torreele E. 2006. Global framework on essential health R&D. *Lancet* **367:** 1560–1561.

Conder GA, Campbell WC. 1995. Chemotherapy of nematode infections of veterinary importance, with special reference to drug resistance. *Adv Parasitol* **35:** 1–84.

Croft SL, Barrett MP, Urbina JA. 2005. Chemotherapy of trypanosomiases and leishmaniasis. *Trends Parasitol* **21:** 508–512.

Croft SL, Seifert K, Yardley V. 2006. Current scenario of drug development for leishmaniasis. *Indian J Med Res* **123**: 399-410.

Dumonteil E, Bottazzi ME, Zhan B, Heffernan MJ, Jones K, Valenzuela JG, Kamhawi S, Ortega J, Rosales SP, Lee BY, Bacon KM, Fleischer B, Slingsby B, Cravioto MB, Tapia-Conyer R, Hotez PJ. 2012. Accelerating the development of a therapeutic vaccine for human Chagas disease: rationale and prospects. *Expert Rev Vaccines* **11**: 1043-1055.

Duthie MS, Gillis TP, Reed SG. 2011. Advances and hurdles on the way toward a leprosy vaccine. *Hum Vaccin* **7**: 1172-1183.

Duthie MS, Raman VS, Piazza FM, Reed SG. 2012. The development and clinical evaluation of second-generation leishmaniasis vaccines. *Vaccine* **30**: 134-141.

Einarsdottir T, Huygen K. 2011. Buruli ulcer. *Hum Vaccin* **7**: 1198-1203.

El Sayed NM, Myler PJ, Blandin G, Berriman M, Crabtree J, Aggarwal G, Caler E, Renauld H, Worthey EA, Hertz-Fowler C, Ghedin E, Peacock C, Bartholomeu DC, Haas BJ, Tran AN, Wortman JR, Alsmark UC, Angiuoli S, Anupama A, Badger J, Bringaud F, Cadag E, Carlton JM, Cerqueira GC, Creasy T, Delcher AL, Djikeng A, Embley TM, Hauser C, Ivens AC, Kummerfeld SK, Pereira-Leal JB, Nilsson D, Peterson J, Salzberg SL, Shallom J, Silva JC, Sundaram J, Westenberger S, White O, Melville SE, Donelson JE, Andersson B, Stuart KD, Hall N. 2005. Comparative genomics of trypanosomatid parasitic protozoa. *Science* **309**: 404-409.

Gallup JL, Sachs JD. 2001. The economic burden of malaria. *Am J Trop Med Hyg* **64** (1-2 Suppl): 85-96.

Guy B, Barrere B, Malinowski C, Saville M, Teyssou R, Lang J. 2011. From research to phase III: preclinical, industrial and clinical development of the Sanofi Pasteur tetravalent dengue vaccine. *Vaccine* **29**: 7229-7241.

Harrison GA. 1978. *Mosquitoes, Malaria, and Man: a History of the Hostilities since 1880.* E.P. Dutton, New York, NY.

Hotez PJ. 2004. The National Institutes of Health roadmap and the developing world. *J Investig Med* **52**: 246-247.

Hotez PJ. 2007. Control of onchocerciasis—the next generation. *Lancet* **369**: 1979-1980.

Hotez P. 2011a. A handful of "antipoverty" vaccines exist for neglected diseases, but the world's poorest billion people need more. *Health Aff* (*Millwood*) **30**: 1080-1087.

Hotez PJ. 2011b. New antipoverty drugs, vaccines, and diagnostics: a research agenda for the US President's Global Health Initiative (GHI). *PLoS Negl Trop Dis* **5**: e1133.

Hotez P. 2011c. Enlarging the "audacious goal": elimination of the world's high prevalence neglected tropical diseases. *Vaccine* **29** (Suppl 4): D104-D110.

Hotez PJ, Bethony JM, Diemert DJ, Pearson M, Loukas A. 2010. Developing vaccines to combat hookworm infection and intestinal schistosomiasis. *Nat Rev Microbiol* **8**: 814-826.

Hotez PJ, Ferris MT. 2006. The antipoverty vaccines. *Vaccine* **24**: 5787-5799.

Hotez PJ, Molyneux DH, Fenwick A, Kumaresan J, Ehrlich Sachs S, Sachs JD, Savioli L. 2007. Control of neglected tropical diseases. *N Engl J Med* **357**: 1018-1027.

Keiser J, Utzinger J. 2008. Efficacy of current drugs against soil-transmitted helminth infections: systematic review and meta-analysis. *JAMA* **299**: 1937–1948.

Ko AI, Goarant C, Picardeau M. 2009. *Leptospira*: the dawn of the molecular genetics era for an emerging zoonotic pathogen. *Nat Rev Microbiol* **7**: 736–747.

Kremer M, Glennerster R. 2004. *Strong Medicine: Creating Incentives for Pharmaceutical Research on Neglected Diseases*. Princeton University Press, Princeton, NJ.

Lee BY, Bacon KM, Bailey R, Wiringa AE, Smith KJ. 2011. The potential economic value of a hookworm vaccine. *Vaccine* **29**: 1201–1210.

Lee BY, Bacon KM, Wateska AR, Bottazzi ME, Dumonteil E, Hotez PJ. 2012. Modeling the economic value of a Chagas' disease therapeutic vaccine. *Hum Vaccin Immunother* **8**: 1293–1301.

Mackenzie CD, Geary TG. 2011. Flubenazole: a candidate macrofilaricide for lymphatic filariasis and onchocerciasis field programs. *Expert Rev Anti Infect Ther* **9**: 497–501.

Mahoney RT, Krattiger A, Clemens JD, Curtiss R III. 2007. The introduction of new vaccines into developing countries. IV. Global Access Strategies. *Vaccine* **25**: 4003–4011.

Mahoney RT, Maynard JE. 1999. The introduction of new vaccines into developing countries. *Vaccine* **17**: 646–652.

Mathis AM, Holman JL, Sturk LM, Ismail MA, Boykin DW, Tidwell RR, Hall JE. 2006. Accumulation and intracellular distribution of antitrypanosomal diamidine compounds DB75 and DB820 in African trypanosomes. *Antimicrob Agents Chemother* **50**: 2185–2191.

Moran M. 2005. A breakthrough in R&D for neglected diseases: new ways to get the drugs we need. *PLoS Med* **2**: e302.

Moran M, Guzman J, Abela-Oversteegen L, Liyanage R, Omune B, Wu L, Chapman N, Gouglas D. 2011. *Neglected Disease Research and Development: Is Innovation under Threat?* G-finder Policy Cures, Sydney, Australia. policycures.org/downloads/g-finder_2011.pdf.

Morel CM, Acharya T, Broun D, Dangi A, Elias C, Ganguly NK, Gardner CA, Gupta RK, Haycock J, Heher AD, Hotez PJ, Kettler HE, Keusch GT, Krattiger AF, Kreutz FT, Lall S, Lee K, Mahoney R, Martinez-Palomo A, Mashelkar RA, Matlin SA, Mzimba M, Oehler J, Ridley RG, Senanayake P, Singer P, Yun M. 2005. Health innovation networks to help developing countries address neglected diseases. *Science* **309**: 401–404.

Osei-Atweneboana MY, Eng JK, Boakye DA, Gyapoing JO, Prichard RK. 2007. Prevalence and intensity of *Onchocerca volvulus* infection and efficacy of ivermectin in endemic communities in Ghana: a two-phase epidemiological study. *Lancet* **369**: 2021–2029.

Prichard RK. 2007. Markers for benzimidazole resistance in human parasitic nematodes? *Parasitology* **134**: 1987–1992.

Quijano-Hernandez I, Dumonteil E. 2011. Advances and challenges towards a vaccine against Chagas disease. *Hum Vaccin* **7**: 1184–1191.

Renslo AR, McKerrow JH. 2006. Drug discovery and development for neglected parasitic diseases. *Nat Chem Biol* **2**: 701–710.

Riveau G, Deplanque D, Remoué F, Schacht AM, Vodougnon H, Capron M, Thiry M, Martial J, Libersa C, Capron A. 2012. Safety and immunogenicity of rSh28GST antigen in humans: phase 1 randomized clinical study of a vaccine candidate against urinary schistosomiasis. *PLoS Negl Trop Dis* **6**: e1704.

Schwab AE, Boakye DA, Kyelem D, Prichard RK. 2005. Detection of benzimidazole resistance-associated mutations in the filarial nematode *Wuchereria bancrofti* and evidence for selection by albendazole and ivermectin combination treatment. *Am J Trop Med Hyg* **73**: 234–238.

Schwab AE, Churcher TS, Schwab AJ, Basáñ ez MG, Prichard RK. 2007. An analysis of the population genetics of potential multi-drug resistance in *Wuchereria bancrofti* due to combination chemotherapy. *Parasitology* **134**: 1025–1040.

Tamarozzi F, Halliday A, Gentil K, Hoerauf A, Pearlman E, Taylor MJ. 2011. Onchocerciasis: the role of *Wolbachia* bacterial endosymbionts in parasite biology, disease pathogenesis, and treatment. *Clin Microbiol Rev* **24**: 459–468.

Tamarozzi F, Tendongfor N, Enyong PA, Esum M, Faragher B, Wanji S, Taylor MJ. 2012. Long term impact of large scale community-directed delivery of doxycycline for the treatment of onchocerciasis. *Parasit Vectors* **5**: 53.

Tavares NM, Silva RA, Costa DJ, Pitombo MA, Fukutani KF, Miranda JC, Valenzuela JG, Barral A, de Oliveira CI, Barral-Netto M, Brodskyn C. 2011. *Lutzomyia longipalpis saliva* or salivary protein LJM19 protects against *Leishmania braziliensis* and the saliva of its vector, *Lutzomyia intermedia. PLoS Negl Trop Dis* **5**: e1169.

Tendler M, Simpson AJ. 2008. The biotechnology-value chain: development of Sm14 as a schistosomiasis vaccine. *Acta Trop* **108**: 263–266.

Vázquez-Chagoyán JC, Gupta S, Garg NJ. 2011. Vaccine development against *Trypanosoma cruzi* and Chagas disease. *Adv Parasitol* **75**: 121–146.

第12章
世界を修復する

他国に対し，我々が人類の平和と進歩を願っていることを伝えたいならば，病気に対して両国が共に立ち向かっているときが最もよい．

アメリカの元保健・教育・福祉長官　ジョン・ガードナー

ティックーン・オーラームとは，互いを認め，尊厳を守るという考えのもと，世界の修復と発展のために人間として相手に礼義を尽くし，協力してよい方向に進んでいくことである．

元ニューヨーク州知事　マリオ・クオモ

元ニューヨーク州知事のマリオ・クオモは，在任期間後もずっとヘブライ語の「ティックーン・オーラーム」という言葉を使い続け，この言葉を世に広めた．これは，社会的な活動を通じて世界を修復し，神が作ったこの世界を我々が完成させるという倫理的義務を表す言葉である[1]．ユダヤ教学者は「ティックーン・オーラーム」の語源は，2つあり，2世紀にまで遡るとしている．1つはユダヤ教の礼拝の最後に今でも必ず唱えられるアレヌの祈りであり，もう1つは口伝されていたユダヤ教の律法が初めて書としてまとめられたミシュナである．その後16世紀に，カバラ主義者として有名なラビ〔ユダヤ教における指導者〕のイサク・ルリアがこの言葉を広めた．私が「ティックーン・オーラーム」の考え方を教わったのは，私の師であり従兄弟でもあるラビ・フィリップ・ラゾウスキーからである．フィリップはコネチカット州ブルームフィールドにあるベスヒレルシナゴーグ〔会堂〕のラビで，ホロコーストの生存者であり，*Understanding Your Neighbor's Faith: What Christians and Jews Should Know about Each Other*（隣人の信仰を理解するということ：キリスト教徒とユダヤ教徒がお互いについて知るべきこと）

という書籍を編纂し[2]，「世界の修復」について考え続けている人物である．私は，顧みられない熱帯病（NTDs）対策を行い病気で苦しんでいる人々の苦しみを減らすことほど「ティックーン・オーラーム」にふさわしい活動はないと信じている．NTDsは世界の最貧困層の人々に最もよく見られる感染症であり，NTDsにかかった多くの人々が慢性的な身体の障害や外見の変化で苦しんでいる．想像もできないほど大勢の人々が苦しんでいる病気もある．NTDsには子どもの発達を妨げる，妊娠時と出産時の母子の状態を悪化させる，労働者の生産性を低下させ貧困を助長するという特徴がある．そのため貧困層の人々が貧困から抜け出せない原因となっていると同時に，貧困層の人々が暮らす低所得国の経済的な発展を阻む原因ともなっている．このため速効パッケージの配布，および新たな対策ツールの開発と実際の導入という世界規模での取り組みは，医学と公衆衛生の成果を世界の修復のために有意義に利用することになる．

あまり注目されていないが，NTDsと紛争の間には関連がある．この点から考えてもNTDsの対策と排除は世界にとってのメリットになる．「紛争」とは，リー・ベラング＝フォードが示しているように「内戦，反政府勢力の暴力的な活動，暴力的支配，住民に対する政治的または軍事的弾圧，戦闘が起きている状況」のことである[3]．第7章ではアンゴラ，コンゴ民主共和国，中央アフリカ共和国，スーダンなどアフリカ大陸の各地で起きた紛争のために，致死率が高いヒトアフリカトリパノソーマ症（HAT）のアウトブレイクが再び起きたことを述べた．これらの国々には睡眠病による死亡率が，HIV/エイズなどの病気の死亡率を大きく上回った地域もある[3]．また，これらの地域ではオンコセルカ症の調査結果の分布図が完成しておらず，実態が不明である[4]．さらに第5章と第7章で説明したように，スーダンで起きた内戦とその後南スーダンで起きた内戦のときにはカラアザール（内臓リーシュマニア症）とトラコーマのアウトブレイクが深刻な状況にあった．紛争によりヒトアフリカトリパノソーマ症などの動物媒介性NTDsが再興するのは，少なくとも4つの決定的な要因があると指摘されている[3]．(i) 農地の放棄または占拠，地域経済の破綻，学識がありビジネスに長けた人物の追放など，公衆衛生に関する取り組みの中断につながる経済的影響と全般的影響，(ii) 媒介動物対策プログラムの破綻など特定の保健サービスの低下，(iii) 住民の強制移住や国内強制移動による保健関連施設に来訪する機会の減少および農地放棄，草木の再増殖，媒介動物の生息地域の拡大，(iv) 一部地域の治安の悪化と外部からの人道支援の制限である[3].

ジョンズホプキンス大学のクリス・ベイラーらもミャンマー東部のリンパ系フィラリア症（LF），コロンビアのシャーガス病やリーシュマニア症の事例研究を行い，NTDsと紛争の関連を疫学的観点から検討している[4]. ミャンマー東部では少数民族のグループと軍事政権との内戦が数十年もの間続いていた．政府が主導した反政府組織鎮圧作戦のために100万人ものビルマ人が国内で強制移動し，またそれと同じくらいの人々が国境を越えてタイへ逃れた．また，ミャンマー政府はこうした地域に暮らす少数民族に対してジエチルカルバマジン（DEC）の集団薬剤投与の実施回数を減らしたり，投与そのものを中止したりしている．そのため，タイとの国境を越えて移住してきた人々の横断的調査によれば，リンパ系フィラリア症の有病率が非常に高く（1割に達する），以前にリンパ系フィラリア症になったことを示す結果が得られた移住者も4割に及んでいる．現在，ミャンマー東部はアジアでもリンパ系フィラリア症の有病率が高い地域であり，年間患者数は約200万人と報告されているが，実際の患者数はさらに多いと考えられている．ビルマ人の移住者はタイの主要都市で仕事に就いているが，そうした地域にはリンパ系フィラリア症を媒介する蚊が棲息しているため，リンパ系フィラリア症が再度発生することが懸念されている[4].

ベイラーらの研究グループはコロンビアでも，ゲリラ組織の結成とともに，コカインの密売が増加し，地方で過激な暴力行為が横行し環境が変化したことを確認している[4]. 上述のビルマ政府と同じようにコロンビア政府は軍事予算を大幅に増やしたため，公衆衛生に関するインフラストラクチャーの予算が削られることも多い．特にコロンビアの媒介動物対策プログラムへの影響は大きく，現在シャーガス病に感染するリスクが高い地域の住民のうち，政府が主導する媒介動物対策プログラムの恩恵を受けている住民は17％未満となっている[4]. このためベネズエラとの国境に近いコロンビア北東部では，シャーガス病の血清有病率が6％以上に上昇している[4]. 同じように，軍人やゲリラ組織のメンバーなど自ら進んで紛争に関わっている人々や，誘拐または監禁された人々が皮膚リーシュマニア症にかかることも増えている[4]．このため軍が備蓄している抗寄生虫薬のアンチモン製剤がゲリラ組織の攻撃のターゲットとなることも多い[4]．

こうしたヒトアフリカトリパノソーマ症，オンコセルカ症，リンパ系フィラリア症，シャーガス病，リーシュマニア症の例はすべて，長期間にわたる紛争とNTDsに密接な関連があることを示している．こうした例に共通するのは，暴力行為や武力行為が増加して，資金や人材などの限りあるリソースが軍事支出と軍の増強のために使われ，公衆衛生対策プログラムが縮小されている点である．このような状況は，ゲリラ組織や反政府勢力が活動している地方の僻地でよく見られ，地理的にもNTDsの発生範囲や媒介動物の棲息地域とも重なっている[4]．NTDsと紛争が結びつくもう1つの要因は，NTDsのエンデミックが起きている地域への住民の流入である．住民が流入すると病気にかかりやすくなるうえ，必須医薬品が患者のもとに届きにくくなる[4]．

紛争地域や紛争後の混乱した地域でNTDsが新たに発生したり，一旦収束していたNTDsが再度発生したりするだけでなく，NTDsが社会情勢を不安定にすることが，紛争につながる事件や騒動の原因となっている可能性はないだろうか．つまりNTDsが単に貧困地域で発生し，貧困を助長しているだけではなく，紛争を助長している可能性はないかということである．内戦や国際紛争が（20世紀最後の10年間に）起きた地域と乳幼児の死亡率または5歳未満の子どもの死亡率が高い地域が重なることはすでに説明した．世界各地の発展途上地域では，未熟児として生まれたため（マラリア，鉤虫症や住血吸虫症などのNTDsが原因であることが多い），または敗血症（一般的に細菌感染症で起こる）のために亡くなる乳幼児が非常に多い．また5歳未満の子どもの死因の大部分も感染症である．具体的にはマラリアなどの多くの熱帯感染症や肺炎球菌性肺炎，RSウイルス感染症，ロタウイルス胃腸炎，麻疹など，ウイルス感染症や細菌感染症が多い．このように乳幼児のデータからも5歳未満の子どものデータからも，感染症の発生地域と紛争の発生地域が一致することが示唆されるのである．

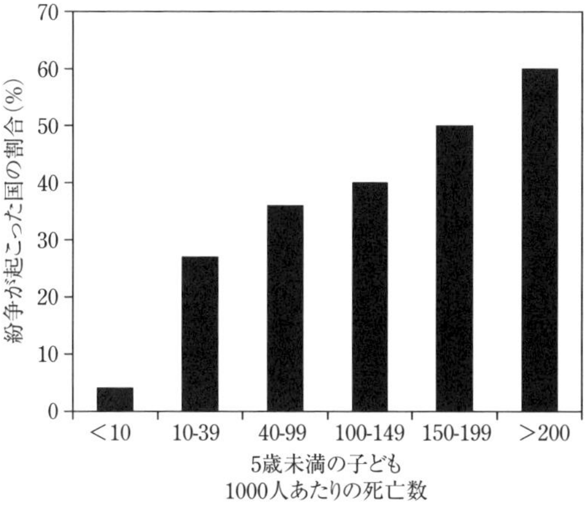

図 12.1　5 歳未満の子ども 1000 人あたりの死亡数と 1990 年代に紛争が起きた地域の関連．（Hotez, 2001b より．）

図 12.1 は 5 歳未満の子どもの死亡率で各国を分類したうえで，1990 年代に武力紛争が起こった国の割合を示した図である[5]．私はこのグラフを見て，深刻な感染症の問題に直面している国は軍事紛争に関わっている傾向が強く，特に 5 歳未満の子どもの 1,000 人あたりの死亡数が 100 人を超える（つまり乳幼児のうち 5 歳の誕生日を迎えられない子どもが 1 割を上回る）場合はその傾向が強いと考えている．実際に 1990 年以降に起きた戦争や紛争の約 8 割はアフリカのサハラ以南，アジア，アメリカ大陸の熱帯地域で起きており，特に複数の NTDs のコエンデミックが起きている地域が多くを占める[5]．また，健康指標の数値が比較的低い国々にイスラム諸国会議機構加盟のイスラム教国が多いことも気になっている[6]．

NTDs と紛争の関連性は認められるが，どちらが原因でどちらが結果であるかはわからない．しかし感染症のエンデミックが起こり，病気にかかる子どもが多く，子どもの死亡率も高い国では，その影響が子どもの家族や市民社会に及び，社会情勢が不安定になっているように思われる[7]．本書を通して，感染症の中でも特に NTDs が社会情勢を不安定にすることについて述べてきた．不安定化の要因としては（i）NTDs は農業従事者に影響を与え，耕作放棄地の増加，飢餓が起こるリスクの上昇，経済生産性の低下をもたらす，(ii) NTDs は家族に影響を与え，生計を支える者を苦しめ，孤児を生み出す，(iii) NTDs は地域のリーダーの健康をむしばみ，地域社会の統治に影響を与えるなどがある[7]．NTDs のために地域社会全体が不安定になる状況は，オンコセルカ症やトラコーマによる失明の例，リンパ系フィラリア症やメジナ虫症による身体障害の例，鉤虫症や住血吸虫症による子どもの発達の阻害や将来的な生産性の低下の例，ヒトアフリカトリパノソーマ症やリーシュマニア症に多数の死亡者の例を挙げて説明したとおりである．NTDs のエンデミックによる情勢不安と紛争リスクの上昇を結びつける具体的な要因は特定できないが，NTDs 対策を外交手段の 1 つとするに十分なつながりは存在している．

アメリカの外交政策の新しい要素として NTDs 対策を取り入れることはできるだろうか．スプートニク〔ソ連の世界初の人工衛星．1 号機が 1957 年に打ち上げられた〕が打ち上げられた直後，アメリカにはあまり目立たないが，保健と外交が結びついた希有な時代がある．最もわかりやすい例として 1950 年代中ごろから終わりごろにアルバート・セービンが開発した弱毒性の経口ポリオワクチン（OPV）に関する出来事がある[5]．このころアメリカでもソビエト連邦でも都心部でポリオのエピデミックが起きていた．そのためイデオロギーの違いはともかく両国は連携し，シンシナティ子ども病院のセービンの研究室にもともと保管されていた生ポリオウイルスをワクチンとして使い，ソビエト連邦で臨床的な試験を行った．多くのアメリカ人は，子どものころに投与された弱毒性経口ポリオワクチンが，ソビエト連邦の数千万人もの学齢期の子どもで臨床試験が行われた後に精製され，アメリカでの認可に至ったということを知らない（図 12.2）．また，その後 10 年経たないうちにアメリカとソビエト連邦の微生物学者が再び協力して天然痘ワクチンの大規模生産に成功した．これが 1970 年代の天然痘の根絶をもたらした[5]．天然痘は現時点で人類が根絶した唯一の病気だが，これは冷戦時代のワクチン外交という偉業の賜物である．

ワクチン外交をアメリカの外交政策の普遍的要素として活用していく動きが 20 世紀後半に続いたが，成功したものと失敗に終わったものがある．ピッグス湾への侵攻が失敗した後，アメリカは捕虜の解放を条件としてキュー

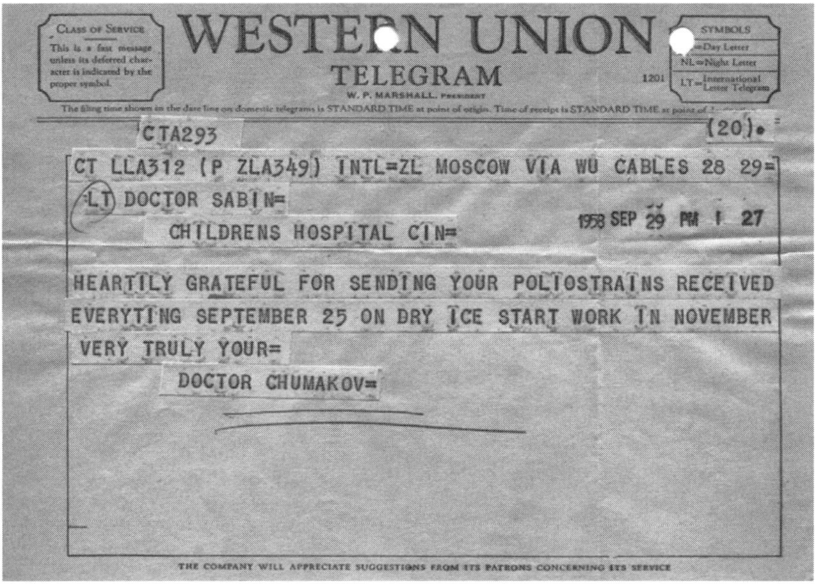
WESTERN UNION
TELEGRAM
W. P. MARSHALL, PRESIDENT

CLASS OF SERVICE
This is a fast message unless its deferred character is indicated by the proper symbol.

SYMBOLS
DL=Day Letter
NL=Night Letter
LT=International Letter Telegram

CTA293 (20)

CT LLA312 (P ZLA349) INTL=ZL MOSCOW VIA WU CABLES 28 29=
LT DOCTOR SABIN=
CHILDRENS HOSPITAL CIN=
1958 SEP 29 PM 1 27

HEARTILY GRATEFUL FOR SENDING YOUR POLIOSTRAINS RECEIVED
EVERYTING SEPTEMBER 25 ON DRY ICE START WORK IN NOVEMBER
VERY TRULY YOUR=
DOCTOR CHUMAKOV=

THE COMPANY WILL APPRECIATE SUGGESTIONS FROM ITS PATRONS CONCERNING ITS SERVICE

図 12.2　ポリオワクチンの臨床試験用ポリオウイルスについてミハイル・チュマコフからアルバート・セービンに送られた電報.〔国際書信電報　セービン医師／シンシナティ子ども病院／1958年9月29日午後1時27分／ポリオウイルス株を送ってくださったことに深く感謝する. すべてドライアイスとともに9月25日に受け取った. 11月には作業を開始する. ／チュマコフ〕

バに医療物資を送ったが，ケネディ政権はこれを機に国務省の下に米国国際開発庁（USAID）と平和部隊を作り，大きな一歩を踏み出した[5]. その後，ジョンソン政権の保健・教育・福祉長官だったジョン・ガードナーのアドボカシー活動が実を結び国際衛生教育法の法案が作られた[1,5]. これは世界各地の大使館に医療担当大使館員と公衆衛生担当大使館員を配置するという画期的な計画だったが，残念なことに議事規則委員会で承認されず，実現しなかった. 1980年代と1990年代は，全国予防接種デーがアフガニスタン，シエラレオネ，スーダンの紛争地域における停戦実現の重要な要素となった. たとえば第4章で説明したように，元大統領のジミー・カーターがスーダンのギニア虫停戦の交渉を成功させている. 今世紀になってからは，ブッシュ政権がHIV/エイズ対策（大統領エイズ救済緊急計画［PEPFAR］）やマラリア対策（大統領マラリアイニシアティブ［PMI］）を始めた．またNTDs プログラムも開始され，アフリカとアジアの十数か国以上の国々とハイチに速効パッケージが届けられている（neglecteddiseases.gov/countries/，第10章）．これらはすべてUSAIDを通じて行われており，病気の世界的対策をアメリカの外交政策とする重要な第一歩となっている．ただし，USAIDが行っているNTDsプログラムやその他の病気の対策は，今のところ単独のプログラムとして行われているだけで，本当の意味でアメリカの外交活動に組み込まれて機能しているわけではない．

アメリカの外交政策に影響力をもつ一部の研究者の中には，この10年間に，アメリカが世界のリーダー的な存在ではなくなったことを嘆く一方で，人道的支援がアメリカの影響力回復の強力な手段となることを指摘する者もいる[8]．たとえば，元アメリカ国家安全保障担当大統領補佐官のズビグネフ・ブレジンスキーは，「世界中に文化的な変革を広めることで政治的なメリットが得られるのであれば」，アメリカは「本当の意味で世界共通の目標を重視する」必要があり，「アメリカはグローバル化を何も考えずに当たり前のこととするのではなく，人類の健康状態を改善する好機と考えるべきである」と述べている．また「アメリカの政策決定機関が人類の健康状態の改善を重視して政治的に明確な倫理観をもってグローバル化を計画的に進めていかないかぎり，無批判な受け入れは面倒を招くだけで終わってしまう」と警告した[8]．元国務長官のヘンリー・キッシンジャーは同じように，「アメリカの国力は最高点に達しているが，皮肉にもアメリカにはそれとは裏腹の状況がある．かつて経験したことのない大規模で深刻な混乱に直面しながら，次々と起こる現実に対してどうにもできないでいる」と指摘した[8]．ブレジンスキーとキッシンジャーのほか，ハーバード大学ケネディ行政大学院の元学長ジョセフ・ナイ・ジュニアも，アメリカの人道的支援に関するアドボカシー活動家だが，人道的支援がアメリカの国内世論で支持され，国際社会の共感を得られてこそ，彼らを真のアドボカシー活動家と呼べるようになるのである[8]．さらにヒラリー・クリントンは最近，米国国務長官を務める傍ら *Foreign Affairs* に寄稿し，「シビリアンパワー」と名付けた活動（病気対策活動も含む）をアメリカの外交政策に実際に組み込むという大胆な提案を行い，反響を呼んだ[8].

私は *PLOS Neglected Tropical Diseases* と *Brown Journal of World Affairs* に発表した論文で，NTDs対策は人道的な介入が成功するあらゆる条件を満たしていることを明確に述べた[5,8]．特に聖書にも書かれるほど古くから存在するNTDsを減らすことができれば，グローバルヘルスを大きく向上させるとともに比較的少ないコストで貧困を減らすことができる．つまりNTDsを減らすことは公衆衛生だけでなく，アメリカの国際関係にとっても「価値あるもの」と言える[5].

私は，アメリカの外交政策の一環としてNTDs対策を行うための方法は少なくとも2つあると考えている．

1つは研究開発の領域である．アメリカは生物医学の国際的研究では世界の中心的な存在として知られており，評価もされている．世界各国からの若手研究者がアメリカに集まって研究を行っている．また，米国国立衛生研究所（NIH）が支援するプログラム（フォガーティ国際センターのプログラム，国立アレルギー感染症研究所の熱帯医学研究センタープログラムや感染症研究のための国際センタープログラムなど）だけでなく，インドネシア，ペルー，ケニアなどにある米国国防総省や米国疾病予防センターの海外研究所で，外国人研究者を養成したり外国の研究所と共同研究を進めたりすることもできる．しかし，こうした活動に当てられる資金は十分とは言えず，NTDs治療薬やワクチンの製品開発パートナーシップとの連携も不十分である．またこれらの製品開発パートナーシップの中にはビル & メリンダ・ゲイツ財団からの支援を受けているものもある．我々には，NTDsに関して行政機関と研究機関と産業界にまたがる官民パートナーシップを構築できる素晴らしい環境がある．このようなパートナーシップは，マンハッタン計画を統括していた科学研究局の局長とワシントン・カーネギー研究所の所長を1940年代から1950年代に務めていたバニーバー・ブッシュが構想した軍産複合体とそれほど違いはない．これらの活動のおかげで，カリフォルニアの大学が科学研究における絶対的存在となり，優れた科学者や技術をアメリカに集まるようになった．我々は現在，同じようなやり方でNTDsに関するリーダシップを確立し，行政関連の研究機関やブラジル，中国，インド，インドネシアなど技術革新が認められる発展途上国の製造業者と連携している．私はアメリカと真っ向から対立するキューバ，イラン，北朝鮮などの国々とのワクチン開発についても検討すべきだということを理論立てて説明してきた[9]．私は以前，アメリカのワクチンで命を救われた人々が1億6,000万人に上ると推定した．これは20世紀に世界各地の紛争で失われた命とほぼ等しい数である[5]．だからこそ，国務省が行っているアメリカ大統領グローバルヘルスイニシアティブの年間予算の1～2%をグローバルヘルス分野の研究開発に充てることを検討するべきなのである．これにより，ビル＆メリンダ・ゲイツ財団からの同程度の支援と合わせれば，HIV/エイズ，マラリア，結核，NTDsの製品開発を行う研究施設や製薬業界の研究者の支援に充てられる予算が1～2億ドル増えることになる[10]．

国務省はこれと同時に，たとえばUSAIDや新たに設立された国務省グローバルヘルス外交戦略局を通じて顧みられない熱帯病に関するグローバルネットワークなどの組織と緊密に連携し，官民パートナーシップを構築または拡張して，NTDsの多種寄生やコエンデミックのリスクが高い56か国に速効パッケージを普及させるべきである．こうした活動のために，PEPFARやPMIの責任者に大使の身分が与えられているように，NTDs対策担当特別大使を任命することも考えられる．NTDs対策においてバニーバー・ブッシュのような役割を果たす人物が現れれば，NTDs対策におけるありとあらゆる方法を探るために官民の境界を越えて活動するだろう．

地球から貧困を減らし，世界を修復するためには，NTDsに向けた新たな産官学の連携が新たなチャンスを与えると私は信じている．我々は大きな効果を発揮する予防的化学療法薬を手にしているだけでなく，新世代の治療薬やワクチンを開発する技術力も備えており，態勢は十分に整っている．我々はエリ・ビーゼルの説く「人間の弱さは勝利を収められない点にあるのではなく，勝利を有効活用できない点にある」という戒めを心に留めておかなければならない．人類を苦しめるNTDsについて対策を立て，それらを排除できれば，あらゆる面でメリットが得られることになる．だからこそ時機を逃さず，効率良く行動しなければならないのである．

注

1. マリオ・クオモは著作やスピーチで何回も「ティックーン・オーラーム」という言葉を使っている．この章の初めに引用した言葉は，2002年に開かれた信仰と社会の一員としての活動に関するピューフォーラムの公開討論で語られた言葉であり，pewforum.org/2002/10/02/Religion-on-the-Stump-Politics-and-Faith-in-America/ にも掲載されている．初めに引用したガードナーの言葉についてはCarey，1970を参照.
2. ラゾウスキーの著作にはLazowski, 2004がある.
3. ヒトアフリカトリパノソーマ症における紛争の意味と紛争が与えた影響についてはBerrang-Ford，2007を参照．私はこれらの要因について，米国熱帯医学衛生学会の会長講演で詳しく話したことがある．Hotez, 2012を参照.
4. リンパ系フィラリア症とシャーガス病の伝播において紛争がどのように作用し，どのような影響を与えたかについてはBeyer et al., 2007を参照.
5. 私は紛争と感染症の関連を複数の論文で考察している．Hotez, 2001a，Hotez, 2001b, Hotez, 2006，Broder et al., 2002などを参照.
6. 紛争と感染症の関連とイスラム諸国会議機構についてはHotez, 2002を参照.
7. 健康障害が社会情勢の不安定化に与える影響と治安についてはSchneider and Moodie, 2002およびGuha-Sapir and van Panhuis, 2002にわかりやすくまとめられている.
8. 引用した言葉についてはKissinger, 2001の18～27ページ，Brzezinski, 2004の160～217ページ，Nye，1999，Clinton，2010を参照．これらはHotez，2001b，Hotez, 2006，Hotez, 2002，Hotez, 2011aにも引用されている.
9. Hotez, 2008，Hotez, 2011b，Hotez, 2013.
10. Hotez, 2011c.

文献

Berrang-Ford L. 2007. Civil conflict and sleeping sickness in Africa in general and Uganda in particular. *Confl Health* **1:** 6.

Beyrer C, Villar JC, Suwanvanichkij V, Singh S, Baral SD, Mills EJ. 2007. Health and human rights. 3. Neglected diseases, civil conflicts, and the right to health. *Lancet* **370:** 619–627.

Broder S, Hoffman SL, Hotez PJ. 2002. Cures for the Third World's problems: the application of genomics to the diseases plaguing the developing world may have huge medical and economic benefits for those countries and might even prevent armed conflict. *EMBO Rep* **3:** 806–812.

Brzezinski Z. 2004. *The Choice: Global Domination or Global Leadership.* Basic Books, New York, NY.

Carey H. 1970. A war we can win: health as a vector of foreign policy. Symposium on Medicine and Diplomacy in the Tropics. *Bull N Y Acad Med* **46:** 334–350.

Clinton HR. 2010. Leading through civilian power: redefining American diplomacy and development. *Foreign Aff* **89:** 13–24.

Guha-Sapir D, van Panhuis WG. 2002. *Armed Conflict and Public Health: a Report on*

Knowledge and Knowledge Gaps. WHO Collaborating Centre for Research on the Epidemiology of Disasters, Brussels, Belgium. reliefweb.int/sites/reliefweb.int/files/resources/727E535FC6BEA464C125743500378450-cred_dec2002.pdf.

Hotez PJ. 2001a. Vaccine diplomacy. *Foreign Policy* **124**: 68–69.

Hotez PJ. 2001b. Vaccines as instruments of foreign policy. *EMBO Rep* **2**: 862–868.

Hotez PJ. 2002. Appeasing Wilson's ghost: the expanded role of the new vaccines in international foreign policy. Health and Security Series occasional paper no. 3. Chemical and Biological Arms Control Institute, Washington, DC.

Hotez PJ. 2006. The "biblical diseases" and U.S. vaccine diplomacy. *Brown J World Aff* **12**: 247–258.

Hotez PJ. 2008. Reinventing Guantanamo: from detainee facility to Center for Research on Neglected Diseases of Poverty in the Americas. *PLOS Negl Trop Dis* **2**(2): e201.

Hotez PJ. 2011a. Unleashing "civilian power": a new American diplomacy through neglected tropical disease control, elimination, research, and development. *PLoS Negl Trop Dis* **5**: e1134.

Hotez PJ. 2011b. Engaging Iran through vaccine diplomacy. *Pacific Standard*. November 30, 2011. psmag.com/science/engaging-iran-through-vaccine-diplomacy-38029/.

Hotez PJ. 2011c. New antipoverty drugs, vaccines, and diagnostics: a research agenda for the US President's Global Health Initiative (GHI). *PLoS Negl Trop Dis* **5**: e1133.

Hotez PJ. 2012. The Four Horsemen of the Apocalypse: tropical medicine in the fight against plague, death, famine and war. *Am J Trop Med Hyg* **87**: 3–10.

Hotez PJ. 2013. A reunification Rx for Korea. LA Times. January 24, 2013. articles.latimes.com/2013/jan/24/opinion/la-oe-hotez-korea-vaccine-diplomacy-20130124

Kissinger H. 2001. *Does America Need a Foreign Policy? Toward a Diplomacy for the 21st Century*. Simon & Schuster, New York, NY.

Lazowski P. 2004. *Understanding Your Neighbor's Faith: What Christians and Jews Should Know about Each Other*. KTAV Publishing House, Jersey City, NJ.

Nye JS Jr. 1999. Redefining the national interest. *Foreign Aff* **78**: 22–35.

Schneider M, Moodie M. 2002. *The Destabilizing Impacts of HIV/AIDS*. Center for Strategic and International Studies, Washington, DC. csis.org/publication/destabilizing-impacts-hivaids

索引

あ 行

愛徳修道女会，ハンセン病療養所における　122
アエラス結核ワクチングローバル財団　120
アジスロマイシン　105-106, 236-237
——の無償提供　236-237
——を含む速効パッケージ　236-237, 255
トラコーマへの——　105-106
アシュフォード，ベイリー・K（Bailey K. Ashford）　30
アビセンナ
リーシュマニア症について　161
リンパ系フィラリア症について　67
アブドゥル・ラティフ・ジャミール貧困アクションラボ　231
アフリカ委員会　4
——報告書　4
アフリカオンコセルカ症対策プログラム　99-101, 230, 233
アベンティス社　→　サノフィ社
アマジゴ，ウチェ（Uche Amazigo），オンコセルカ症対策　100, 230
アマスティゴート，リーシュマニア症　163-164
アムホテリシンB，リーシュマニア症　167
アメーバ症　214
アメリカ　196-213
——鉤虫　→　鉤虫
——トリパノソーマ症　→　シャーガス病
——における蠕虫感染症　28, 30
——ハンセン症ミッション　266
アメリカ大陸オンコセルカ症排除プログラム　100
アラスカ　209-212
アルテミシニン，住血吸虫症　59
アルベンダゾール
——の無償提供　36, 237, 260
——を含む速効パッケージ　236-238, 256-257
エキノコックス症への——　212
蠕虫感染症への——　36-40, 259
嚢虫症への——　203
リンパ系フィラリア症への——　75-76, 229
アレクサンドロス大王，ハンセン病の広がり　120
アレッポのこぶ（皮膚リーシュマニア症）　164
アンゴラ，アフリカトリパノソーマ症　149
暗殺虫，シャーガス病　152
アンチモン化合物，皮膚リーシュマニア症　166
萎黄病　→　鉤虫症
イギリスカーターセンター　231
異食症，鉤虫症　34
痛み　→　疼痛
イヌ
——糸状虫　66
エキノコックス症における——　212
狂犬病における——　187-189
トキソカラ症における——　198-201
レプトスピラ症における——　179
イヌイット族　209-212
イベルメクチン
——の集団薬剤投与　229, 232
——の無償提供　237
——への耐性　101, 257
——を含む速効パッケージ　236-239, 256
オンコセルカ症への——　98-102
リンパ系フィラリア症への——　74-76
インディアンキャンププランテーション，ルイジアナ州　122
インド
——における狂犬病　188-189
——におけるデング熱　184
——におけるリンパ系フィラリア症　71-72
ウィティー，アンドリュー（Andrew Witty）　260
ウィルソン，ウッドロー（Woodrow Wilson），トラコーマ　103

ウィンターボトム徴候，アフリカトリパノソーマ症　141, 149
ウィンフリー，オプラ（Oprah Winfrey）　2
魏文伯（ウェイ・ウェンポー），住血吸虫症　47-48
ウェルバーン，スー（Sue Welburn），アフリカトリパノソーマ症　148
ウガンダ，アフリカトリパノソーマ症　149-150
ウシ，トリパノソーマ症　139-140, 142-143
ウツィンガー，ヨーグ（Juerg Utzinger）　234, 257
英国国際開発省（DFID）　242, 247
エイズ → HIV/エイズ
栄養失調
　住血吸虫症による——　52
　蠕虫感染症による——　27, 30
疫学　6-9, 224-225；個々の病気も参照
エキノコックス症　211-212
エーザイ，DECの無償提供　76, 237
エジプト
　——における住血吸虫症　47-49
　——における蠕虫感染症　22
　——におけるリンパ系フィラリア症　67
　ハンセン病の起源としての——　121
エシュンナ法典，バビロン　178
エテルナ・ゼンタリス社　262
エドナ・マコーネル・クラーク財団　106, 230
エフロルニチン，アフリカトリパノソーマ症　146-147, 259
エモリー大学　231
エリス島，トラコーマ検査　102
エールリヒ，パウル（Paul Ehrlich），ヒ素薬剤の合成　144
エンデミック（常在流行）　23
「黄色病」　34
黄疸，レプトスピラ症　181
嘔吐，レプトスピラ症　181
王立実験治療研究所，ドイツ　144
大村智，イベルメクチン　98
オーシスト，トキソプラズマ症　204
オズワルド・クルーズ研究所　153
オズワルド・クルーズ財団（FIOCRUZ）　147, 153, 264-265
オッテセン，エリック（Eric Ottesen）　76, 235
オバマ，バラク（Barack Obama）　2
オランダ　265
オリアロ，ピエロ（Piero Olliaro）　258
オンコセルカ症　91-102
　——対策プログラム（OCP）　96-99, 101
　——におけるミクロフィリア　91, 93-94
　——における幼虫　92-93
　——の疫学　89-92
　——の社会経済的影響　94-95
　——の生活環　92-93
　——の対策　95-102
　——の地理的分布　91-92, 213
　——の治療　98-102
　——の伝播　92-93
　——の排除　101
　——の病態生理学　93-95
　——の臨床症状　93-95
　サバンナ型——　91-92
　森林型——　91-92
オンコセルカ皮膚炎（OCD）　94

か　行

蚊
　デング熱における——　182-187
　フィラリア症における——　68-69, 74-75
カイアシ類，メジナ虫症　78
外見の変化　10-11
　オンコセルカ症における——　94
　ハンセン病における——　120, 126-127
カイザー，ジェニファー（Jennifer Keiser）　40, 257
概日リズム，フィラリア症　69
疥癬　236
回虫症
　——の疫学　22-26
　——のリスク因子　25
　——の臨床症状　26-28
　——の歴史　22
　子どもにおける——　26-30
外務省，オランダ　265
潰瘍
　ブルーリ——　113-120
　メジナ虫症における——　80
　リーシュマニア症における——　164-166

顧みられない熱帯病センター，リバプール熱帯医学校　231
顧みられない熱帯病対策イギリス連合　231
顧みられない熱帯病に関するグローバルネットワーク　16-17, 77, 224-247, 286
顧みられない熱帯病のための技術革新の世界的支援（G-FINDER）　261
角膜
——の混濁，オンコセルカ症　94-95
睫毛による——の傷，トラコーマ　104
隔離地区，ハンセン病　123-124
カステラーニ，アルド（Aldo Castellani），トリパノソーマ症研究　143
河川盲目症　→　オンコセルカ症
カーター，ジミー（Jimmy Carter）　2, 81, 231, 283
カーター，ロザリン（Rosalynn Carter）　231
カーターセンター　231-232, 235, 238
——によるオンコセルカ症プログラム　98-100
——によるメジナ虫の根絶　77
イギリス——　231
片山病　48
桂田富士郎　i
ガードナー，ジョン（John Gardner）　277, 283
カナダ　209-212
ガーナ，ブルーリ潰瘍　115
ガーニエ，ジャン＝ピエール（Jean-Pierre Garnier）　260
カニング，デビッド（David Canning）　239
カーネギー研究所　285
カービル，ルイジアナ州，ハンセン病療養所　122
髪切り虫，シャーガス病　152
カラアザール（内臓リーシュマニア症）　159-168, 207
カリブ海　213-214
——におけるオンコセルカ症　92
——におけるリンパ系フィラリア症　67
カルロス・スリム保健研究所　266
肝炎，トキソカラ症　198
眼窩周囲浮腫，旋毛虫症　210
ガンジー，マハトマ（Mahatma Gandhi）　1
文明社会について　196
活動資金について　224
関節炎，メジナ虫症　80
感染症研究所，ワクチン　264
肝臓
エキノコックス症における——　212
鉤虫症における——　26
シャーガス病における——　155
住血吸虫症における——　51-52, 55
デング熱における——　185
リーシュマニア症における——　161, 163, 165
レプトスピラ症における——　181
ガンビア型トリパノソーマ症　141, 146-150
ガンビアトリパノソーマ　139-141
官民パートナーシップ　262, 269, 286
眼幼虫移行症　199
技術革新が認められる発展途上国　268-269
寄生虫駆除イニシアティブ　38, 231
「寄生虫指標」　25
寄生虫なき子どもたち　230
キッシンジャー，ヘンリー（Henry Kissinger）　284
ギニア虫症　→　メジナ虫症
キネトプラスト類による感染症　135-168
——としてのシャーガス病　150-159, 206-207, 213-214
——としてのヒトアフリカトリパノソーマ症　136-150
——としてのリーシュマニア症　159-168, 207
——のための薬剤　262
キャメロン，デビッド（David Cameron）　2
キャンベル，ウィリアム（William Campbell）　98
吸虫　→　住血吸虫
キューバ，デング熱　186
教育
国立衛生研究所における——　285
熱帯医学の——　142-143
NTDs による——への影響　14
狂犬病（恐水症）　187-189
共生細菌，オンコセルカ症　94
巨大結腸症，シャーガス病　155-156
巨大食道症，シャーガス病　155-156
筋肉
トリキネラにおける——　210-211
嚢虫症における——　203

金融革命　269
クオモ，マリオ（Mario Cuomo）　277
駆虫　36-40
　——による貧血の減少　236-237
　回虫の——　26
クック，アルバート（Albert Cook），ブルーリ潰瘍　115
クック，ジョー（Joe Cook），国際トラコーマイニシアティブ　106
クフォー，ジョン・A（John A. Kufuor）　241
グラクソ・スミスクライン社　36, 76, 237, 259-260
クラミジア・トラコマティス　102
クリスチャンブラインドミッション　232
クリストフ，ニコラス（Nicholas Kristof）　241
クリントン，ヒラリー（Hillary Clinton）　2, 284
クリントン，ビル（Bill Clinton）　2, 224
クリントングローバルイニシアティブ　2, 240
クルーズ，オズワルド（Oswaldo Cruz）　153
クルーニー，ジョージ（George Clooney）　2
グレナースター，レイチェル（Rachel Glennerster），アブドゥル・ラティフ・ジャミール貧困アクションラボ　231, 261
クレマー，マイケル（Michael Kremer）　37, 261
クマレサン，ジェイコブ（Jacob Kumaresan）　106, 235
クロークロー（オンコセルカ症）　94
グロッシナ，トリパノソーマ症の伝播　136, 141-142
グローバルアクセス　268
　——ロードマップ　268
グローバルヘルスイニシアティブ　269, 286
グローバルヘルス技術振興基金（GHIT Fund）　ii, iv
グローバルヘルスのための BIO ベンチャーズ　261
グローバルヘルスのためのタスクフォース　37, 230-231
クロファジミン，ハンセン病　128
経済的影響　→　社会経済的影響
ゲイツ，ビル（Bill Gates）　2
ゲイツ，メリンダ（Melinda Gates）　2
外科手術
　エキノコックス症における——　212
　トラコーマにおける——　104-105
　ブルーリ潰瘍における——　119
下疳，アフリカトリパノソーマ症　142
ゲジラスキーム　49
結核
　——における障害調整生存年数　13
　——のハンセン病との交差免疫　122
血管，住血吸虫卵　52
血管寄生吸虫　→　住血吸虫
結節
　ブルーリ潰瘍における——　115
　リーシュマニア症における——　164
ケッセル，ジョン・F（John F. Kessel），フィラリア症　73
血尿，住血吸虫症　49, 53
ケニア中央医学研究所，アフリカトリパノソーマ症　147
ケネディ，エドワード（Edward Kennedy）　254
ケーベルレ，フリッツ（Fritz Köberle），シャーガス病　156
下痢
　旋毛虫症における——　210
　糞線虫症における——　201
ゲルドフ，ボブ（Bob Geldof）　2
濃野垂　ii
効果的な学校保健にリソースを集中する（FRESH）　37
抗原変異，トリパノソーマ　140
好酸球増多
　旋毛虫症における——　210
　トキソカラ症における——　199
抗酸菌，マイコバクテリア　126
抗生物質
　トラコーマへの——　105-107
　ハンセン病への——　127-129
　ブルーリ潰瘍への——　118-119
　レプトスピラ症への——　181
抗蠕虫薬　36-40
鉤虫症
　——における幼虫　31-33
　——のアフリカからアメリカへの渡来　30
　——の疫学　22-31
　——の根絶　31

——の先進国での不在　28
——の地理的分布　22
——の伝播　31-33
——の病態生理学　26-28
——の予防　35-40
——のリスク因子　25
——の歴史　22
——のワクチン　265-266, 268
アメリカにおける——　28, 30-31
妊婦の——　34
抗トリパノソーマ薬
アフリカトリパノソーマ症への——　144-147
シャーガス病への——　157-158
高密度リポタンパク質（HDL）　140
コエンデミック（同時常在流行）　6, 234
国際衛生教育法　283
国際開発庁　241
国際トラコーマイニシアティブ　102, 106-107, 230
国際ハンセン病団体連合　129
国際連合
——開発計画，オンコセルカ症対策プログラム　96
——食糧農業機関，オンコセルカ症対策プログラム　96
——人口基金　190
——世界食糧計画　37
——ミレニアム開発目標　3
国際ワクチン研究所　266
「黒人嗜眠症」　141
黒熱病（内臓リーシュマニア症）　159-168, 207
国立アレルギー感染症研究所　285
国立衛生研究所，研究プログラム　285
国立熱帯医学校，ベイラー医科大学　209
国立ハンセン病センター　122
古代からの疾患　10
国境なき医師団
——のアフリカトリパノソーマ症対策　146-147
——のリーシュマニア症対策　162
国境なき科学者　260
骨髄，内臓リーシュマニア症　161, 163, 165
骨折熱（デング熱）　182-187
コッホ，ロベルト（Robert Koch）　144
コートジボワール
——におけるブルーリ潰瘍　115
——における NTDs 対策プログラム　234
子ども　224, 226
——における同時感染　234-235
——の鉤虫症　33-34
——の住血吸虫症　53-57
——の成長のためのパートナーシップ　37, 231
——の蠕虫感染症　23-24, 26-30, 33-34
——のための速効パッケージ　239
——のデング熱　185-186
——のトキソカラ症　198-201
——のトキソプラズマ症　204-206
——の貧血　236-237
——のブルーリ潰瘍　115
——のメジナ虫症　80
——のリーシュマニア症　165-166
——のリンパ系フィラリア症　70-71
紛争地域における——　280-282
小林晴治郎　ii
コプロライト　22
コリアー，ポール（Paul Collier）　6
コレア＝オリベイラ，ロドリゴ（Rodrigo Corrêa-Oliveira）　269
コロンビア，紛争　279-280
コンラッド，ジョゼフ（Joseph Conrad），睡眠病　135, 143

さ　行

再生法（食品医薬品局）　261
サイトカイン，フィラリア症　70
サイトセーバーズ　231
逆さ睫毛，トラコーマ　104
サシガメ，シャーガス病　152-155, 158
サシチョウバエ，リーシュマニア症　162-163, 165, 167-168
「砂状のパッチ」，住血吸虫症　55
サックス，ジェフリー（Jeffrey Sachs）　2, 3, 224, 235, 246
サックス，ソニア・エーリック（Sonia Ehrlich Sachs）　235
幼虫駆除剤，ブユ　97
殺貝剤，巻貝対策　49, 56
サナダムシ，嚢虫症　201

サノフィ社　146, 259
サノフィパスツール社　261
サビオリ，ロレンゾ（Lorenzo Savioli），駆虫　38, 235
サビンビ，ジョナス（Jonas Savimbi）　150
三峡ダム，住血吸虫症　48
サンドラ寄生虫症基礎研究センター，カリフォルニア大学サンフランシスコ校　147
死
　エキノコックス症による——　212
　狂犬病による——　187-188
　デング熱による——　185
　ヒトアフリカトリパノソーマ症による——　135
　紛争地域の子どもの——　280-282
　リーシュマニア症による——　161-162
　レプトスピラ症による——　181
ジア＝ウル＝ハク，ムハンマド（Muhammad Zia-ul-Haq）　81
シアトルバイオメド，アフリカトリパノソーマ症　147
ジアルジア症　236
ジェームズ・A・ベイカー３世公共政策研究所　209
ジエチルカルバマジン（DEC）　73-76
　——添加塩　73-74, 226
　——の無償提供　237
　——を含む速効パッケージ　236-239, 254-258
　リンパ系フィラリア症への——　73-76, 226
シェトランド，エイルン（Eyrun Kjetland）　246
ジクロロジフェニルトリクロロエタン（DDT）　255
獅子面症　121
糸状虫　66
シスト　201, 203
失血
　鉤虫症における——　33-34
　住血吸虫症における——　53-55
失明
　——の予防　230
　オンコセルカ症による——　94-95
　川での——　→　オンコセルカ症
　トラコーマによる——　90, 102-107
　ハンセン病による——　127
社会経済的影響　14-15, 237
　狂犬病による——　188
　鉤虫症の——　31
　子どもの病気による——　226
　蠕虫感染症の——　28
　ブルーリ潰瘍の——　117-119
　メジナ虫症の——　80
　リーシュマニア症の——　165
　リンパ系フィラリア症の——　71-72
シャーガス，カルロス（Carlos Chagas）　153
シャーガス病　150-159, 206-207, 211, 215-216
　——対策中米イニシアティブ　158
　——における結腸の拡大　156
　——におけるサシガメ，媒介　150-159
　——の疫学　150-152
　——の原虫　150-155
　——の地理的分布　150-152, 206-207, 213-214
　——の治療　157
　——の伝播　150-159
　——の排除　158-159
　——の慢性期　155-156
　——の予防　158
　——の臨床症状　155-157
　——の歴史　150-152
　先天性——　156-157
　紛争地域における——　279
シャゴーマ，シャーガス病　155
シャーマン，アーウィン・W（Irwin W. Sherman），ハンセン病の歴史　121
ジャモ，ユージン（Eugene Jamot），アフリカトリパノソーマ症　148
シャルギ，ネダ（Neda Sharghi）　200
住血吸虫症　47-59
　——対策イニシアティブ　57, 228-229
　——における虫卵　52-53
　——における幼虫　52
　——の疫学　47-51
　——の集団薬剤投与　228-229
　——の生活環　51-52
　——の対策　48-49, 55-59,
　——の地理的分布　47-51
　——の治療　55-59
　——の伝播　51-52
　——の病態生理学　52-55

——の臨床症状　52-55
——の歴史　47-49
——のワクチン　263-264
集団薬剤投与（MDA）　49, 56-59, 226-247
出血熱，デング　185
主要 17 疾患　5-7
シュライバー，ボビー（Bobby Shriver）　2
障害　10-11
障害調整生存年数（DALYs）　11, 13, 225-226
鉤虫症における——　35
リーシュマニア症における——　161-162
消化管障害，シャーガス病　156
条虫
——症　236
エキノコックス——　212
ブタ——　201-202
睫毛乱生，トラコーマ　104
食品医薬品局再生法　261
食物由来吸虫感染症　236
食欲低下，皮膚リーシュマニア症　165
食糧農業機関，オンコセルカ症対策プログラム　96
ジョリー，アンジェリーナ（Angelina Jolie）　2
ジョーンズ，アルフレッド・ルイス（Alfred Lewis Jones）　143
ジョンソン・エンド・ジョンソン社
——によるメベンダゾールの無償提供　36, 237
シラミ症　236
視力低下
オンコセルカ症における——　90-102
トラコーマにおける——　89-90, 102-107
心筋炎，シャーガス病　155
心筋症，シャーガス病　155-157
神経障害
アフリカトリパノソーマ症における——　141
狂犬病における——　188-189
囊虫症における——　201-204
ハンセン病における——　127
神経囊虫症　201-204
新興感染症　10
「神聖ならざる三位一体」　22　→　回虫症，鞭虫症，鉤虫症
心臓，シャーガス病　155-157
腎不全，レプトスピラ症　181
シンプン社　56
人糞肥料　33
新薬開発イニシアティブ（DND*i*）　146-147, 167
水腫，リンパ系フィラリア症　71-72
水腎症，住血吸虫症　54
スイス熱帯公衆衛生研究所　234, 257
水頭症，囊虫症　203
水疱，メジナ虫症　78-80
髄膜炎，レプトスピラ症　181
髄膜脳炎，アフリカトリパノソーマ症　141
睡眠病　→　アフリカトリパノソーマ症
スタイルズ，チャールズ・ワーデル（Charles Wardell Stiles），鉤虫症　30
スーダン
——におけるオンコセルカ症　89-90
——における住血吸虫症　49
——におけるメジナ虫症　81-82
——におけるリーシュマニア症　162, 166
スチボグルコネート，リーシュマニア症　167
頭痛
アフリカトリパノソーマ症における——　141
シャーガス病における——　155
デング熱における——　185
レプトスピラ症における——　181
ストップ結核パートナーシップ　114
ストール，ノーマン（Norman Stoll）　21
ストレプトマイシン，ブルーリ潰瘍　119
スパーン，キャシー（Kathy Spahn），ヘレン・ケラー・インターナショナル　230
ズビニ鉤虫　31
スミスクライン＆フレンチ社，アルベンダゾール　259
スラミン，アフリカトリパノソーマ症　145
スリム，カルロス（Carlos Slim）　2
スリランカ，デング熱　184
スルファドキシン・ピリメタミン合剤　246
生殖器系，住血吸虫症　55
精神障害
アフリカトリパノソーマ症における——　141
蟯虫感染症における——　28
トキソカラ症における——　199-200

成長
——への鉤虫症の影響　34
——への住血吸虫症の影響　53-54
——への蠕虫感染症の影響　27-28
聖バンサン・ド・ポール，愛徳修道女会，ハンセン病療養所　122
世界エイズ・結核・マラリア対策基金　4, 14, 114, 232, 247
世界銀行　95-96, 240
世界経済フォーラム（2006年）　2
世界保健機関
——オンコセルカ症対策プログラム　96
——と顧みられない熱帯病に関するグローバルネットワーク　239-241
——によるストップ結核パートナーシップ　114
——によるトラコーマ対策　104-107
——によるハンセン病対策　128-129
—— DengueNET　186
世界保健機関総会決議
イノベーションに関する——　269
駆虫に関する——　37-38
集団薬剤投与に関する——　227
ハンセン病に関する——　128
フィラリア症に関する——　75
ブルーリ潰瘍に関する——　119
メジナ虫症に関する——　81
咳，鉤虫症　33
赤水熱（住血吸虫症）　53
節足動物，フィラリア症の伝播　66
接吻虫，シャーガス病　152
セービン，アルバート・B（Albert B. Sabin）　254, 282
セービンワクチン研究所　209, 239, 264-266
セルカリア，住血吸虫症　47-48, 51
喘息，トキソカラ症　199-201
喘鳴，トキソカラ症　199
線虫，土壌伝播性——　21-41, 256
蠕虫感染症　→　回虫症，鞭虫症，鉤虫症
——の集団薬剤投与　229-230
——のワクチン　41
土壌伝播性——　21-41
潜伏型トキソカラ症　199-201
全米保健機構　214
旋毛虫症　210-211
象皮病　12, 65
掻痒
オンコセルカ症による——　91
鉤虫症による——　32
鼠径部皮膚下垂，オンコセルカ症　94
速効パッケージ　236-238, 254-258
ソール，アラン（Allan Saul）　261

た　行

体重減少，リーシュマニア症　165
「怠惰な南部人」　197
大統領エイズ救済緊急計画（PEPFAR）　4, 13, 232, 247, 283, 286
大統領マラリアイニシアティブ（PMI）　4, 13, 232, 247, 284, 286
大風子油　122
TIME グローバルヘルスサミット　2
ダーウィン，チャールズ（Charles Darwin），シャーガス病　152-153
ダウンズ，ジェニファー（Jennifer Downs）　246
多剤併用療法（MDT），ハンセン病　124, 128-129
多種寄生　234-235
タッツ，ジェカ（Jeca Tatu），鉤虫症　34
ダットン，ジョン・エバレット（John Everett Dutton）　143
多嚢胞性エキノコックス症（多包虫症）　212
ダプソン，ハンセン病　128
ダミアン神父　123-124
ダム，住血吸虫　48-49, 51
単嚢胞性エキノコックス症（単包虫症）　212
地域主導型イベルメクチン治療　99-100
地球研究所，コロンビア大学　240
中央アメリカ，シャーガス病　152
中国
——における住血吸虫症　48
——における蠕虫感染症　24-25
——におけるデング熱　184, 186
——におけるリンパ系フィラリア症対策　73-74, 226
虫卵
回虫の——　198
住血吸虫症における——　47, 52-53, 55
蠕虫の——　24-25
腸

住血吸虫症における——　52-53, 55
蠕虫感染症における——　21-40
腸炎，糞線虫症　201
超音波検査，フィラリア症　70
長江，住血吸虫症　48
潮紅，デング熱　185
地理的分布；各疾患も参照　233-235, 243-245
ツェツェバエ，トリパノソーマ症　136, 140-144
「ツェツェベルト」　136
土かぶれ，鉤虫症　32
ティックーン・オーラーム（世界を修復する）　277-278
低密度リポタンパク質（LDL）　140
テイラー，マーク（Mark Taylor）　258
テキサス
——におけるデング熱　184
——における NTDs　209
テキサス子ども病院　209, 264
テトラサイクリン，トラコーマ　105
テメホス
ブユへの——　97
メジナ虫症への——　81
デリーの腫れもの（皮膚リーシュマニア症）　164
てんかん，嚢虫症　203-204
デング出血熱　185
デングショック症候群　185
デング熱　182-187, 208-209
——の地理的分布　182-185
——のワクチン　266
デングネット（DengueNET）　186
デングワクチンイニシアティブ　266
天然痘，根絶　80, 282
疼痛
住血吸虫症における——　53, 55
デング熱における——　185
トラコーマにおける——　104
メジナ虫症における——　79
動物
——における住血吸虫症　47-59
——におけるヒトアフリカトリパノソーマ症　136-140, 142-143
——のためのワクチン　256
——の尿，レストピラ症　179-180
東洋瘤腫（皮膚リーシュマニア症）　164
ドゥリュイェ，ピエール（Pierre Druilhe）　245
ドキシサイクリン　181
トキソカラ症　198-201
トキソプラズマ症　204-206
都市
——における狂犬病　188-189
——における鉤虫症　31
——における蠕虫感染症　25
——におけるレプトスピラ症　178-179
土壌，蠕虫感染症　21-41
DOTS 治療，結核　114
ドノバン，チャールズ（Charles Donovan），リーシュマニアの発見　166
トラコーマ
——対策国際連合　107
——の疫学　102-103
——の環境要因　102-104
——の社会経済的影響　102-103
——の地理的分布　102-103
——の治療　105-106
——の伝播　102-103
——の病態生理学　102, 104
——の予防　104-105
トリパノソーマ症　135-159
アメリカ——（シャーガス病）　150-159, 206-207, 209, 213-214
ヒトアフリカ——　135-150
ドレーク，レズリー（Lesley Drake）　231

な 行

ナイジェリア，オンコセルカ　94
ナイ，ジョセフ，Jr.（Joseph Nye, Jr.）　284
内臓幼虫移行症　198-199
内臓リーシュマニア症　159-168, 207
ナイル川，住血吸虫症　49
ナガナ，ウシ（ウシトリパノソーマ症）　139-140, 143
ナポレオン軍，住血吸虫症　47, 53
ナントゥルヤ，ビナンド（Vinand Nantulya）　235
南米シャーガス病対策イニシアティブ　151, 158
ニクロサミド　49
日本財団，ハンセン病　128-129

ニフルチモックス
アフリカトリパノソーマ症への―― 147
シャーガス病への―― 157
日本 1, 30, 74, 98, 136, 189, 197
日本住血吸虫症 48, 50, 52, 55
ニューイングランド新生児スクリーニングプログラム 206
ニューディール政策 31, 197
ニューヨーク科学アカデミー 260
尿，レプトスピラ症 180
尿路，住血吸虫症の症状 54, 56
妊娠
――におけるシャーガス病 152, 156
――におけるトキソプラズマ症 205
――における貧血 244-245
――における鉤虫症 34
ヌナビク地域保健社会サービス委員会 211
ネコ，トキソプラズマ症 204
ネズミ，レプトスピラ症 179
ネッタイシマカ，デング熱 182-185
熱帯病医学特別研究訓練プログラム，アフリカトリパノソーマ症 147
脳
狂犬病における―― 189
嚢虫症における―― 201-203
レプトスピラ症における―― 181
アフリカトリパノソーマ症における―― 141
脳炎，嚢虫症 203
農業関連貧血 245
農業調整法 31, 197
脳症，治療後の反応性―― 145
嚢虫症 201-204
サナダムシによる―― 201
ノバルティス社
――グローバルヘルスワクチン研究所 260
――熱帯病研究所 260
――のハンセン病薬 128-129

は 行

肺
エキノコックス症における―― 212
回虫症における―― 33
トキソカラ症における―― 198
バイエル社 49, 56, 146, 259
肺炎，トキソカラ症 198
肺出血，レプトスピラ症 181
ハイスループット 147, 262
ハイマン，クリス（Chris Hyman） 264
ハイマン，モート（Mort Hyman） 264
吐き気，レプトスピラ症 181
バグダッドの腫れもの（皮膚リーシュマニア症） 164
バジェロス，ロイ（Roy Vagelos），オンコセルカ症 98
破傷風，メジナ虫症 80
パスツール，ルイ（Louis Pasteur），狂犬病ワクチン 189
パスツール研究所
アフリカトリパノソーマ症 147
ワクチン開発 263
ハダド，ダニー（Dany Haddad） 106, 230
発熱
アフリカトリパノソーマ症における―― 141
シャーガス病における―― 155
デング熱における―― 185-186
リーシュマニア症における―― 165
リンパ系フィラリア症における―― 70-71
レプトスピラ症における―― 181
波動膜，トリパノソーマ 136
ハーパー，キャロライン（Caroline Harper） 231
パピローマウイルスワクチン 267
バフェット，ウォーレン（Warren Buffett） 2
バーメックス社 265-266
バルフの瘤腫 164
パロモマイシン，リーシュマニア症 167-168
バンクロフト糸状虫 65, 68-70
汎血球減少症 165
ハンセン，G・H・アルマウェル（G. H. Armauer Hansen） 125
――によるらい菌の発見 125
ハンセン病 120-129
――とリンパ系フィラリア症の区別 67
――におけるらい腫 127
――における類結核 127

——に対する偏見　120-123
——の疫学　124-125
——の起源　120-121
——の聖書の記述　113, 120
——の対策　128-129
——の地理的分布　124-125
——の治療　127-128
——の伝播　126
——の排除　125, 128-129
——の病態生理学　126-127
——の臨床症状　126-127
——の歴史　120-125
——のワクチン　266
——排除のためのグローバルアライアンス　128
アメリカにおける——　122-124
バンディ，ドン（Don Bundy）　38
ハント，ポール（Paul Hunt）　16
ハンフリーズ，マーガレット（Margaret Humphreys）　31, 197
ヒカントン，住血吸虫症　49
ビーゼル，エリ（Elie Wiesel）　1, 286
脾臓
シャーガス病における——　155
リーシュマニア症における——　161, 163, 165-166
ヒ素化合物，アフリカトリパノソーマ症　144, 148
ヒックス，ジョーン（Joan Hicks）　37
ピット，ブラッド（Brad Pitt）　2
ヒトアフリカトリパノソーマ症　136-150
——における免疫応答　140
——の疫学　141-143, 147
——の感染　136-140
——の原虫　136-140
——の社会経済的影響　142-143
——の対策　147-150
——の地理的分布　136, 141-143
——の治療　144-150
——の病態生理学　139-142
——の臨床症状　139-141
——の歴史　136, 142-145
西アフリカ（ガンビア型）——　141-150
東アフリカ（ローデシア型）——　141-142, 148
ヒト鉤虫ワクチンイニシアティブ　40, 265
ヒトパピローマウイルスワクチン　267
ヒト免疫不全ウイルス　→　HIV/エイズ
泌尿生殖器住血吸虫症　54-55
皮膚
——におけるシャーガス病の症状　155
——におけるハンセン病の症状　127
——におけるハンセン症の伝播　126
——におけるリーシュマニア症の症状　164-166, 207
——のなかのメジナ虫　78
——への鉤虫の幼虫の侵入　32
オンコセルカ症における——　91-94
ブルーリ潰瘍における——　115-120
レプトスピラ症における——　179
皮膚粘膜リーシュマニア症　161
皮膚リーシュマニア症　159-168, 207
ヒポクラテス
回虫症について　22
鉤虫症について　34
ハンセン病について　121
費用，対策プログラム　237-239, 241-242
ビル＆メリンダ・ゲイツ財団　4-5
——によるアフリカトリパノソーマ症対策　147
——による鉤虫ワクチン　265
——による住血吸虫症対策　57
——による製品開発パートナーシップへの支援　262, 285-286
——によるブルーリ潰瘍対策　120
——のプログラム　242
ビルハルツ住血吸虫　49-55
貧血
——の減少　236-237
アフリカトリパノソーマ症による——　141
鉤虫症による——　33-34
住血吸虫症による——　53
農業関連——　245
リーシュマニア症による——　166
貧困　3-4, 6, 9-10, 14-15
——対策ワクチン　262, 269
——におけるオンコセルカ症　91, 95, 99
——における狂犬病　187-189
——におけるシャーガス病　206
——における蠕虫感染症　25
——における旋毛虫症　210

——におけるデング熱　183, 207-209
——におけるトキソプラズマ症　204
——におけるトラコーマ　102-104, 207
——における嚢虫症　201-204
——におけるブルーリ潰瘍　115-120
——におけるメジナ虫症　80
——におけるリーシュマニア症　161-162, 165
——におけるリンパ系フィラリア症　71-72
——におけるレプトスピラ症　179, 208-209
アメリカにおける——　196-213
ビンチュカ，シャーガス病　152
ファイザー社
——によるアジスロマイシンの無償提供　106, 230, 237
——によるオキサムニキンの開発　259
ファイー，ジョーン（Joan Fahy）　230
ファベーラ　179, 182-283
フィッシュベイン，アリッサ（Alissa Fishbane），寄生虫駆除イニシアティブ　231
フィラリアダンス　70
フェンウィック，アラン（Alan Fenwick）　57, 229, 235
フォガーティ国際センター　285
フォージ，ウィリアム（William Foege）　98
フォスター，アレン（Allen Foster）　232
ブタ，トリキネラ・スピラリス・スピラリス　210
ブタンタン研究所　263, 267
ブッシュ，ジョージ・W（George W. Bush）　2
ブッシュ，バニーバー（Vannevar Bush）　285-286
ブユ，オンコセルカ症　91-93, 96-97
ブラインル，アントン（Anton Breinl），ヒ素薬剤の合成　144
ブラウン，ゴードン（Gordon Brown）　2
ブラウン，ハロルド（Harold Brown）　22
ブラウンバック，サム（Sam Brownback）　254
プラジカンテル
——の集団薬剤投与　56-59, 228
——の無償提供　237
——を含む速効パッケージ　236-239, 255-256
住血吸虫症への——　49, 56-59
嚢虫症への——　203
ブラジル
——における蠕虫感染症　23-24
——におけるデング熱　182-183
——におけるレプトスピラ症　179
——保健省　265
プラスミド，マイコバクテリア感染症　117
ブラバトニクチャリタブルトラスト　264
フラビウイルス　185
フランス開発局科学部門海外事務所（ORSTOM）　96
フリードハイム，エルンスト（Ernst Friedheim）　145
ブルーカー，サイモン（Simon Brooker）　244-245
ブルギア属　67
ブルキナファソ，オンコセルカ症　95
プルー，ジャン＝フランソワ（Jean-François Proulx）　211
ブルース，デビッド（David Bruce），トリパノソーマ症研究　143
ブルーストリパノソーマ　140
ブルーリ潰瘍　113-120, 266
——グローバルイニシアティブ　119
——のワクチン　266
ブルントラント，グロ・ハーレム（Gro Harlem Brundtland）　3
ブルンプト，エミール（Émile Brumpt），シャーガス病研究　154
ブレア，トニー（Tony Blair）　2, 4
ブレークリー，ホイト（Hoyt Bleakley）　37
ブレジンスキー，ズビグネフ（Zbigniew Brzezinski）　284
プロダクト RED　2
糞線虫症　201, 236
紛争　278-282
ベアード，サラ（Sarah Baird）　37
米国国際開発庁　49, 101, 247, 283-284, 286
ベイラー，クリス（Chris Beyrer）　279
平和部隊　283
ベニン，ブルーリ潰瘍　115
ベラング＝フォード，リー（Lea Berrang-Ford）　278
ペレラ，マートル（Myrtle Perera），リンパ

系フィラリア症　71
ヘレン・ケラー・インターナショナル　230
——によるオンコセルカ症対策　100
——によるトラコーマ対策　106
偏見　14
ベンズイミダゾール　256
シャーガス病への——　157
蠕虫感染症への——　36-40
ベン・タアブ総合病院　209
ペンタミジン，アフリカトリパノソーマ症　145-146, 149, 259
ペンタミジン治療部隊　149
鞭虫症
——の疫学　22-31
——のリスク因子　25
——の臨床症状　26-28
——の歴史　22
ベントウィッチ，ツビ（Zvi Bentwich）　246
扁平上皮がん，膀胱，住血吸虫症　54
扁平虫　→　住血吸虫
膀胱，住血吸虫症　52-54
膀胱がん，住血吸虫症　54
ボカリー，モーゼス（Moses Bockarie）　76, 230
ホーキング，スティーブン（Stephen Hawking）　72
ホーキング，フランク（Frank Hawking），リンパ系フィラリア症　73
保健指標評価研究所　225
保健省，ブラジル　265
保健省，マレーシア，アフリカトリパノソーマ症　147
北極地方　209-212
ボノ（Bono）　2, 16
ポリオワクチン　282
ポリシーキュアズ　261
ホルステッド，スコット（Scott Halstead），デング出血熱　185
ボルバキア属　94, 258

ま　行

マイケルソン，ゲイリー（Gary Michaelson）　264
マイコバクテリウム・ウルセランス，ブルーリ潰瘍　113-120
マイコラクトン，ブルーリ潰瘍　117
巻貝，住血吸虫症　17-59
巻貝熱　→　住血吸虫症
マクナマラ，ロバート（Robert McNamara），オンコセルカ症　89, 95-96
マクリーン，J・ディック（J. Dick MacLean），旋毛虫症　211
マクロ経済と健康に関する委員会（CMH）　3-4
松林久吉　ii
マラリア
——と NTDs　13, 243-248
——における障害調整生存年数　13
——の対策　243, 255
魔力，ブルーリ潰瘍　117
マレー，クリス（Chris Murray），障害調整生存年数　225
マングインホス実験病理学研究所　153
慢性疾患　10
マンソン，パトリック（Patrick Manson），蚊による伝播　68
——のリンパ系フィラリア症研究　74
マンソン住血吸虫　49-52, 55
ミクロフィラリア
オンコセルカ症における——　91, 93-94
リンパ系フィラリア症における——　68-69, 73-74
ミゲル，テッド（Ted Miguel）　37
水による病気
——としてのブルーリ潰瘍　118
——としてのメジナ虫症　78, 80-82
ミッチェナー，ジェームズ（James Michener），象皮症　65
南アメリカ
——におけるシャーガス病　150-152
——におけるデング熱　182-184
——におけるリーシュマニア症　161
ミャンマー，リンパ系フィラリア症　279
ミラシジウム，住血吸虫症　52
ミラノ，アリッサ（Alyssa Milano）　241
ミルケン，マイク（Mike Milken）　269
ミルテホシン　167-168, 262
ミレニアム開発目標　3, 241, 270
眼
オンコセルカ症における——　89-102
シャーガス病における——　154-155

トキソカラ症における―― 199
トラコーマにおける―― 89-90, 102-107
メキシコ 213-214
メクチザン，オンコセルカ症 98-99
――の無償提供 230
メジナ虫症 12, 77-82
――根絶認定国際委員会 81
――根絶プログラム 81
――における生活環 78-79
――における幼虫 78-79
――の疫学 77
――の根絶 77, 80-82
――の治療 80
――の病態生理学 78-80
――の村でのエンデミック 80
――の臨床症状 78-80
――の歴史 77
メドファーム社 58
メベンダゾール
――の無償提供 230, 237
――への耐性 257
――を含む速効パッケージ 239, 256
蠕虫感染症への―― 36-40
旋毛虫症への―― 211
メラルソプロール，アフリカトリパノソーマ症 145-147, 259
メルク社（アメリカ）
――によるイベルメクチンの開発 259
――によるイベルメクチンの無償提供 237
――によるオンコセルカ症対策 98
――によるメクチザンの無償提供 230
――によるリンパ系フィラリア症薬 76
メルク株式合資会社（ドイツ）によるプラジカンテルの無償提供 57-58, 237
免疫応答，糸状虫 70
毛沢東
――による住血吸虫症対策 48
――によるリンパ系フィラリア症対策 74
モードリン，イアン（Ian Maudlin），アフリカトリパノソーマ症 148
モーラン，メアリー（Mary Moran） 261-262
モリヌー，デビッド・H（David H. Molyneux） 76, 235
モレル，カルロス（Carlos Morel） 268
モロカイ隔離地区，ハワイ，ハンセン病 123-124
モロッコ，トラコーマ 106-107

や 行

薬剤；個々の薬剤や疾患も参照 254-263
――の速効パッケージ 236-238, 254-258
――への耐性 39, 255-257
集団――投与 226-229, 232-233, 238, 243
有鉤条虫 201-202
ユカタン自治大学 265-266
幼虫移行症
眼―― 199
内臓―― 198-199

ら 行

らい菌 126-127, 129
ラザレット，ハンセン病 121
ラザロ騎士団 122
ラザロの鐘 122
ラゾウスキー，フィリップ（Philip Lazowski） 277
ラソ，ジョバンナ（Giovanna Raso） 234
ラップオリ，リノ（Rino Rappuoli） 260
ラブラン，アルフォンス（Alphonse Laveran），トリパノソーマ症 144
ラマイア，K・D（K. D. Ramaiah），リンパ系フィラリア症 72
ラミー，パトリック（Patrick Lammie） 214, 230
リーシュマニア症 159-168, 207
――による死 161-162, 166
――の疫学 159-162, 167-168
――の寄生原虫 163-164, 166
――の社会経済的影響 165
――の対策 167-168
――の地理的分布 159-162
――の治療 166-168
――の伝播 163-164
――の病態生理学 163-165
――のリスク因子 161-163
――の臨床症状 164-166
――のワクチン 264
内臓―― 159-168, 207

ヒト媒介性—— 168
皮膚—— 159-168, 207
皮膚粘膜—— 161
紛争地域における—— 278
リーシュマン，ウィリアム（William Leishman） 166
リチャーズ，フランク・O（Frank O. Richards） 100, 235, 243
リハビリテーション 129
リバプール熱帯医学校 76, 143-144, 230-231
リビングストン，デビッド（David Livingston），トリパノソーマ症 144
リファンピシン
ハンセン病への—— 128
ブルーリ潰瘍への—— 119
リポタンパク質 140
リポソーマルアムホテリシンB 167
リンパ管拡張症 70
リンパ系フィラリア症 65-77
——サポートセンター 230
——における生活環 68-71
——における薬剤耐性 256
——の疫学 67
——の根絶 65
——の事例 15
——の診断 69-70
——の地理的分布 67
——の治療 73-77
——の排除 65, 73-77
——の病態生理学 67-71
——の臨床症状 69-71
——の歴史 67
——排除のためのグローバルアライアンス（GAELF） 76-77, 229
——排除のためのグローバルプログラム（GPELF） 76
リンパ節の肥大，アフリカトリパノソーマ症 141
リンパ浮腫，フィラリア症 71
ルイス＝チベン，アーネスト（Ernesto Ruiz-Tiben），メジナ虫症 81
ルサンバ＝ディカッサ，ポール＝サムソン（Paul-Samson Lusamba-Dikassa） 100, 230
ルーチェ，バートン（Berton Roueché），ハンセン病の歴史 121
ルノー，A・J（A. J. Renoult） 53
ルリア，イサク（Isaac Luria） 277
レノックス，アニー（Annie Lennox） 2
レプトスピラ症 179-182, 208-209
——の地理的分布 179-180
——のワクチン 266
ロス，ロナルド（Ronald Ross）
——によるマラリアの研究 74
——によるリーシュマニア症の研究 166
ローゼンバーグ，マーク（Mark Rosenberg） 231
ロックフェラー医学研究所，ヒ素化合物の合成 145
ロックフェラー財団，鉤虫症の根絶 31
ロックフェラー大学 31
ローデシアトリパノソーマ 140, 148
ローデシア型トリパノソーマ症 141-142, 148
ロバート，モンテイロ（Monteiro Robato），鉤虫症 34
ロマーニャ徴候，シャーガス病 155
ロンドン宣言 57, 237, 241

わ行

ワイス，ミッチェル（Mitchell Weiss） 15
ワイル病 181
ワクチン
——の開発 262-267
狂犬病—— 189
抗蠕虫—— 40
国際協力としての—— 282
動物—— 256
貧困対策—— 262
ブルーリ潰瘍（マイコバクテリウム・ウルセランス）—— 120
ポリオ—— 282
ワンワールド保健研究所 167

アルファベット

ambilhar，殺貝剤 49
ANGOTRIP，アフリカトリパノソーマ症 149
APOC（アフリカオンコセルカ症対策プログラム） 99-101, 230, 233
B型肝炎ワクチン 267

BCG（カルメット・ゲラン桿菌） 129
BZA（ベンズイミダゾール系抗蠕虫薬） 36-38, 40
C 型肝炎ウイルス，住血吸虫症 49
CBM 232
CINVESTAV（国立工科学院高等研究所），メキシコ 265-266
DALYs → 障害調整生存年数
DDT（ジクロロジフェニルトリクロロエタン） 255
DEC（ジエチルカルバマジン） 73-76
DengueNET 186
DFID（英国国際開発省） 242, 247
DND*i*（新薬開発イニシアティブ） 146-147, 167
DOTS 治療，結核 114
END 基金 242
END7 キャンペーン 17, 241
FHI360 242
FIOCRUZ（オズワルド・クルーズ財団） 153, 264-265
——バイオマングインホス 264-265, 268
FRESH（効果的な学校保健にリソースを集中する） 37
G8
——による結核対策プログラム 114
——による集団薬剤投与 232
——による三大疾患治療プログラム 247
GAELF（リンパ系フィラリア症排除のためのグローバルアライアンス） 76-77, 229
G-FINDER（顧みられない病気のための技術革新の世界的支援） 261
GHIT Fund（グローバルヘルス技術振興基金） ii-iii, iv
GPELF（リンパ系フィラリア症排除のためのグローバルプログラム） 76
HDL（高密度リポタンパク質） 140
HIV/ エイズ 1-4
——における障害調整生存年数 13
——の対策 243
住血吸虫症と—— 55
新興感染症としての—— 10
結核と—— 114
リーシュマニア症と—— 161-163
NTDs と—— 13-14, 243, 246-247
INCOSUR（南米シャーガス病対策イニシアティブ） 151, 158
INSight 計画，トラコーマ 107
LDL（低密度リポタンパク質） 140
MDT（多剤併用療法），ハンセン病 124, 128-129
OCP（オンコセルカ症対策プログラム） 96-99, 101
ORSTOM（フランス開発局科学部門海外事務所） 96
OSD（オンコセルカ皮膚炎） 94
PEPFAR（大統領エイズ救済緊急計画） 4, 13, 232, 247, 283, 286
PMI（大統領マラリアイニシアティブ） 4, 13, 232, 247, 284, 286
RTI インターナショナル 242
SAFE 戦略，トラコーマ 104-107, 227
TIME グローバルヘルスサミット 2
WHO → 世界保健機関

著者・監訳者・訳者紹介

ピーター J ホッテズ　Peter J. Hotez, MD, PhD

ベイラー医科大学（テキサス州ヒューストン）
　国立熱帯医学校 創設学長
　小児医学および分子ウイルス学・微生物学 教授
テキサス子ども病院
　熱帯小児医学寄付基金 教授
　ワクチン開発センター 代表
セービンワクチン研究所 所長
ライス大学 ベイカー研究所 病気と貧困特別研究員
PLOS Neglected Tropical Diseases 創刊編集長
イエール大学卒業，博士（ロックフェラー大学），医学博士（ワイルコーネル医科大学）

監　訳

北　潔（きた きよし）

東京大学大学院 医学系研究科 国際保健学専攻 教授
長崎大学大学院 熱帯医学・グローバルヘルス研究科長
東京大学薬学部卒業，薬学博士（東京大学 薬学系研究科）

訳

BT スリングスビー　BT Slingsby

グローバルヘルス技術振興基金（GHIT Fund）　CEO
ブラウン大学卒業，公衆衛生修士（京都大学　医学研究科），博士（東京大学　医学系研究科），医学博士（ジョージワシントン大学 医学部）

鹿角 契（かつの けい）

グローバルヘルス技術振興基金（GHIT Fund）　投資戦略・開発事業担当部長
東京大学医学部医学科卒業，公衆衛生学修士（ジョンズホプキンス大学）

顧みられない熱帯病――グローバルヘルスへの挑戦

2015 年 6 月 12 日 初 版

[検印廃止]

著 者 ピーター J ホッテズ

監訳者 北 潔

訳 者 BT スリングスビー・鹿角 契

発行所 一般財団法人 東京大学出版会
代表者 古田元夫
〒 153-0041 東京都目黒区駒場 4-5-29
電話 03-6407-1069 Fax 03-6407-1991
振替 00160-6-59964

印刷所 三美印刷株式会社
製本所 牧製本印刷株式会社

ISBN 978-4-13-060412-3 Printed in Japan